# 心理治疗实战录

## Doing Psychotherapy

［美］迈克尔·弗朗兹·巴史克（Michael Franz Basch）◎著

寿彤军　薛　畅◎译

中国轻工业出版社

**图书在版编目（CIP）数据**

心理治疗实战录／（美）巴史克（Basch, M. F.）著；
寿彤军, 薛畅译. —北京：中国轻工业出版社，2014.1
（2025.3重印）
ISBN 978-7-5019-9468-7

Ⅰ. ①心…　Ⅱ. ①巴…　②寿…　③薛…　Ⅲ. ①精
神疗法－案例　Ⅳ. ①R749.055

中国版本图书馆CIP数据核字（2013）第227162号

责任编辑：戴　婕　　责任终审：杜文勇
策划编辑：阎　兰　　责任校对：刘志颖　　责任监印：吴维斌

出版发行：中国轻工业出版社（北京鲁谷东街5号，邮编：100040）
印　　刷：三河市鑫金马印装有限公司
经　　销：各地新华书店
版　　次：2025年3月第1版第11次印刷
开　　本：710×1000　1/16　印张：18
字　　数：186千字
书　　号：ISBN 978-7-5019-9468-7　　定价：45.00元
读者热线：010-65181109
发行电话：010-85119832　　010-85119912
网　　址：http://www.chlip.com.cn　http://www.wqedu.com
电子信箱：1012305542@qq.com
版权所有　侵权必究
如发现图书残缺请拨打读者热线联系调换
250299Y2C111ZYW

# 推荐序

《心理治疗实战录》，我坚定地认为这是我到目前为止，看到过的当代精神分析和心理动力学临床教学方面最好的一部作品。在作者巴史克逝世的讣告上，国际精神分析学会突出地赞扬了他的临床教学作品中所表现的理论条理的清晰性和临床经验的杰出成就。

2003 年，我在香港阅读到巴史克的诸多作品时——包括《心理治疗实战录》，我很意外临床案例工作过程居然是可以这样进行的——那么朴实、简单、生动，但绝对不缺乏深度和广度，对来访者的实际状态充满着共情性的深入。后来在自己的临床工作过程中，我越来越体会到巴史克在作品中所展示反应、技术、理解的确切性和逼真性，由此我对巴史克产生了很大兴趣。我了解到他是美国 Rush 医学院精神医学教授、芝加哥精神分析中心精神分析家和精神分析督导。更加意外的是，我突然发现巴史克和我所喜欢的科胡特的自体心理学是一派的。科胡特其实就是巴史科的精神分析督导师，在科胡特等人一起创立的精神分析新进展的自体心理学的过程中，他是参与自体心理学团体早期发展的核心成员之一。

同时，巴史克的精神分析观点有他的独特性和独立性，在传统精神分析以及新发展的自体心理学界中，他并不满足于自己已有的成就，也并不将自己局限在自体心理学的圈子中，他是曾经尝试将精神分析与认知心理学等当代心理科学研究成果结合起来几位重要作者之一。所以在他的作品中，你不但可以看到他传统精神分析的临床观点，也可以看到自体心理学临床观点，甚至可以看出一些认知心理学的观点。

科胡特和巴史克之间有一个公案，在此我提供给大家，读者或许可以因此更多了解巴史克本人以及他后来是如何成长为一个那么成熟和老到的精神分析家的。在某一段时间，巴史克创作了一篇精神分析研讨自恋的论文，其中有一些对科胡特自恋观点的批评，这篇论文被呈送给科胡特。但由于科胡特是巴史克的老师，所以巴史克内心惴惴不安，担心这是否可能会冒犯到老师，让科胡特生气。所以在和科胡特见面时，巴史克一上来有点尴尬和拘谨。科胡特对巴史克说，"我理解你的担忧，同时理解你保持独立思考的动力。我知道你这些批评的背后，真正的是保护之心。"巴史克对科胡特的表达松了一口气，回应道，"我感到松了一口气，你理解了我的初衷，我知道你可以理解我，并且一直如此"。之后科胡特和巴史克就其中的观点进行了开放的和充分的讨论。这些过程对巴史克的人格和独立思考的塑造无疑是有很大影响的。其实，作为精神科医生、精神分析家、心理学家的身份，能发展出自己人格的独立性，对临床工作以及学术研究思考都是十分重要的事。

《心理治疗实战录》围绕案例的发展阶段进行阐述，也包含了对解释等精神分析高级技术运用的指导，结合实际案例，十分具有可读性和学习性。其中一些观点更是完全建立在临床实战性上的，如非结构式的诊断方式。许多初接触精神分析的心理咨询师总希望有个什么标准化结构诊断，可以帮助他们一目了然地明白所有来访者，其实这种方式对精神科收治住院病患的评估或许是有意义的，但对于临床的面谈咨询和治疗其实是蛮荒诞的。我的督导马科特医生（Friedrich Markert），一位有三十多年精神分析训练经验的德国分析家，曾经在教学时对我说，"你们真的相信通过三到六次的标准评估，就可以全面地判断一个人的全部人格面向？我不是这么看的。"而巴史克也在书中指出，如果进行真正的诊断是通过移情与反移情的体验过程，以及跟踪其移情的发展过程，才能真正逐步地给予来访者以真正的理解和诊断，同时在诊断的时候，治疗也同步发生了。还有巴史克所提到的，诸如心理咨询师需要如流水一样不带太多预设地倾听等等，都是十分宝贵的心理咨询经验。而这些多年积累才有临床经验性的例子在本书中比比皆是。所以，我认为《心理治疗实战录》是精神分析和动力学取向的心理咨询师必须学习的作品，在此我推荐给所有的心理咨询师与心理治疗师阅读此书。

徐　钧

于上海南嘉心理咨询中心

2013 年中元节

# 译序：相遇

两年前我正参加中德格式塔心理治疗的培训。一天清晨，我独自坐在"南京大学 - 约翰斯·霍普金斯大学中美文化研究中心"的一间会议室里，静静地等待着。耳畔忽有脚步声，我蓦然抬头，见一位身形臃肿却又不失健硕的老太太稳步走进来，她微笑地看着我，上前来握我的手，跟我打招呼。她的笑容是那般的温暖，竟让我觉得自己整个人像被激活了一样。她是 Rasmus Brigitte 博士，是我的培训导师。第一眼见到她时，我并不知道，与她的相遇会让我的人生产生巨大的改变。

我想，生活或许就是这样的吧：我们永远无法笃定自己在未来会有怎样的一场相遇，有时候是遇到一个人，有时候是遇见一本书；甚至更多的时候，我们无法想象自己将遇到什么。对我而言，翻译《心理治疗实战录》，无疑是我与这本书的一次美好相遇。

在我看来，心理治疗师与他们的来访者一道工作，无疑也是一场相遇。一次好的心理治疗工作，或许可以理解为咨访双方在人性层面上的一次相遇。在治疗的过程中，治疗师绝不是在拿着放大镜或者显微镜，从来访者身上机械地寻找答案；治疗师首先与自己相遇，继而借由体察、感受自身，以"自己"为桥梁，从而与来访者"相遇"。心理治疗，是一门有关相遇的艺术。

我坚信，巴史克的这本《心理治疗实战录》必会让心理治疗师们大有获益，尤其是对新手治疗师们来说，善用本书当受益匪浅。假如说，我的翻译工作能更好地促成读者与这本书相遇，这将是我的莫大荣幸。

在很大程度上，我译这本书，与我在茫茫人海中遇到了我的妻子有关；当然，那又是另一个故事了。我的妻子，教会我用更大的善意看待这个世界，让我体察到更多的温暖、美丽和善良。同时，没有她的鼎力协助，我无法想象自己能够完成这本书的翻译工作。

感谢万千心理给我机会翻译这本书，感谢编辑阎兰在翻译过程中给予我的指导与宽容；感谢我的同事尚媛媛、李朱虹、王前荣，以及我曾经的学生周静，她们都给予了我极大的帮助。

寿彤军

2013 年 9 月

# 前　言

　　"谈话，真的会产生疗效么？"这个问题常常让精神病学、心理学以及社工专业的学生感到疑惑，他们觉得这不可思议。对此，我的回答是肯定的。在这本书里，我将阐释心理治疗产生疗效的方式及原因，以此澄清对这一问题的疑惑。我的目标是，为刚刚涉足心理治疗领域的人（无论他们具有怎样的专业背景），提供个体治疗、领悟疗法的实践指南。普通精神病学的教科书，大多在传授检查精神状态、建立鉴别诊断，处置罹患急性心理疾病且（或）住院治疗的病人的技术。而本书则着眼于对另一类人——情绪上受到困扰的人——的治疗。

　　对某些病人来说，医生若是依照克雷普林（Kraepelinian）精神病评估模式，来探查其症状与外在行为表现，是难以澄清其困扰的，而且对他们实施生物医学取向的治疗，往往又疗效不彰；而这一类人，恰恰是我所关注的。当我们用浅表的社会评价标准做判断时，会发现这一类人具有良好的社会功能，甚至还可能是成功人士；然而，他们的人际关系却往往存在问题，难以令人满意，常具有破坏性。尽管他们通常显示出某种巨大的潜力，但他们的创造力、独创精神，以及获得切实成就的能力，却因其病况而遭到了破坏。问题的根本原因在于，他们长期以来所抱持的某种认知及行为模式，干扰了他们健康生活、乐享人生。这些陷入苦恼、极不快乐的人常常感到极度焦虑与抑郁，他们需要深入治疗以解决其难题。我发现，根据对治疗师与来访者之间移情关系的理解，所建立起来的一种主动的、目标导向、动力取向的治疗方法，能为这类病例的治疗提供绝佳机会，以取得良好的疗效；同时，这一治疗方法也很容易传授给学生。

我丝毫无意于建立一个新的心理治疗流派，使之与其他学派对立；我希望超越流派之争去描述这一治疗方法，尽管它基于精神分析理论，但它不受任一治疗方式或治疗哲学所局限。

通常，在心理治疗教学的理论框架背景里，有这样一种期待：学生能够自行调整其所学，以适应来访者的需求。然而，从我的经验看，这一期待的结果往往会令人感到沮丧。不难理解，期待学生能够像治疗师一样地工作，这会让他们感到焦虑；他们想要获得某种更便于直接实施、能够立即适用的技能。让他们间接参与到资深治疗师的工作里来，可以帮他们学到其所需的治疗原理，掌握成为专业治疗师所必需的理论背景知识。我对临床治疗的素材做了详尽而广泛地节选，按照面询发展的顺序加以编排，由此描绘出心理治疗师有可能会遇到的诸多典型情境；从而利用这些案例，引申出治疗技巧的原理，以及个人成长发展的相关基础理论，而后者是治疗性干预的基础。我将描绘在治疗过程里实际发生的事情，而不会试图掩盖治疗师所遭遇的困难，或者隐瞒治疗结果的局限性；我希望展示出心理治疗在实践中是如何运作的，而不想虚构不切实际的情境，假想"完美"的治疗师遇上了"理想"的来访者时，心理治疗应该发生什么或可能发生什么。我希望，这一方法可以帮助治疗师学习恰当的技巧并获得疗效；同时，也帮助他们能够对自己、对接受治疗的来访者建立起合理的期待。

我发现，在撰写的过程里，我常常会联想到某个相关议题、记起自己曾有过某一疑问却最终没找出答案，或者回想到自己有某种相关临床经验。（于是，我也就知道自己在下一章节里该写什么了。）我建议读者在阅读本书时，也可以试试用上这一方式。

　　我们在读侦探小说时会相信，那个可以将所有悬念——道破的"答案"，最终总会浮现；而在本书中，尽管我不可能为读者提供什么了不起的结局，但我还是希望，读者可以像读侦探小说一样，将本书从头至尾一页不漏地读完。

# 目 录

# 第一章

# 引子：心理治疗师怎样倾听

在日常生活里，人们依照直觉去处理人际关系；心理治疗师在面谈中所做的，其实在很多方面跟这个差不多。治疗师跟来访者谈话，慢慢了解对方的内在感受，了解来访者在会谈中激发出的想法和回忆；治疗师始终关注着谈话的全部内容，逐渐形成了自己对来访者的印象。治疗师对咨访互动所做出的最终判断，既建立在来访者所说的内容上，也建立在治疗师自己的内在反应上。

治疗师一边听着来访者的叙述，一边形成对其个性的一些看法，初步了解来访者想从治疗师这里索求什么；他的需求是否合理，是否可行；下一步如何跟他沟通；如何去实现或拒绝来访者的愿望——那些愿望可能是明示的，也可能是隐含的（Grinker，1959）。

的确存在这样的情况，来访者"不肯"告诉治疗师他们想要什么——而事实是，他们常常不知道自己想要的是什么。所以，治疗师必须有思想准备，有可能在一段时间内都会处于困惑中，要过一阵子，在跟来访者不断澄清之后才能逐渐清晰起来。

然而，心理咨询中的互动，真的与日常生活里的互动差异悬殊么？在与朋友或家人谈话时，我们可能很快就能识别出对方所表达的不同层次意涵，因为我们相信自己了解对方是哪种人，知道什么对他们重要，了解曾令他们满足或失望的过往经历，了解他们会怎样去应对。

然而，第一次到访的来访者则完全是个陌生人；是这种陌生感，而不是其症状本身，让人觉得他是个谜。在临床的初始访谈中，我降低自己焦虑的办法是：告诉自己，首要的工作只是好好熟悉眼前这个人——这个被难题纠缠着的人。我发现，这样做对他会更为有益，要远胜于把关注焦点放在来访者的某一症状或者主诉上。

在试图理解来访者之前，治疗师必须先弄清楚，来访者在用什么样的方式让自己被他人理解，以及他这种方式的效果如何。在来访者与治疗师相处的方式里，也可以获得来访者大量的信息。关注来访者说话的内容固然重要，而同样重要的还有听他说话时自己的感受如何。治疗师要觉察：来访者逢迎么？实事求是么？无礼么？居高临下么？仰慕？冷漠？不经意？多种情绪的混杂？或是其他。

要准确评估来访者的行为，治疗师还应该觉察自己被来访者所激发出的内在感受。来访者说话时，治疗师是否会怜悯，愤怒，厌倦，好奇，感兴趣，或者无助？会有强烈的冲动想要帮助来访者么？会想要把来访者从一个不体谅的家庭里营救出来么？会想要获得来访者好感么？或者，只想尽快打发他走？

来访者所说的内容，可能会跟听者内在被激发出的心理反应迥然不同。例如治疗师耳中听着来访者在他的悲惨故事中遭受灾祸、希望破灭，心里却觉得对方纯属咎由自取；或者反过来，听上去来访者不过是在喃喃自语，陈述着一些客观事实，可是，治疗师却感到对方心里在忍受着一种极大的悲伤。在评估来访者状态时，治疗师的内在反应是最为重要的，尤其是当来访者试图传递的信息和治疗师内心被激起的反应有落差时。

治疗师倘若陷入一种迷思，认为在与来访者的互动中自己不应该受到影响；那么来访者的行为及其给治疗师带来的影响，就很难被治疗师充分加以利用，从而，治疗师在工作中就会变得缚手缚脚。治疗师们早在做学生时，就深信那些或直白或隐晦的教导：治疗师要像空白的荧幕一样面朝来访者，"我"不会被来访者那些言辞或非言辞的行为所扰，"我"须冷静而中立，"我"能包容自己听到和察觉到的一切。

这种观念或源于一个未获证实的弗洛伊德的评论：一旦精神性神经症（psychoneurotic）患者被分析者的个人冲突或困扰所影响，那么治疗即告失败。治疗中发生的某些事会激发治疗师的自我分析，但分析过程一点儿都不能让来访者接触到；治疗师应该像一面镜子似的，只是将来访者所说的内容及内涵"反射"回给来访者（Freud，1912）。

这种观点常被误解为，治疗师总是要保持冷静，沉默寡言的，且无论来访者说了什么做了什么，治疗师都能不动如山。于是，原本礼貌友善、乐于助人，且对生活充满好奇心和求知欲的人，一走进了咨询室，常常就变成了一个僵硬刻板的机器人：连初次会见来访者时该不该握手、能不能微笑，都要逐一斟酌，有时还拿捏不定，他在担心这些举动会不会"污染"了双方的关系；好像在两个活生生的人之间，关系变成了物理、化学实验一样，可以用一次控制一个变量的方式去调控。

待人处世有自己的风格，工作时坚持合理的专业客观立场，这两者其实并不冲突。对治疗师来说，工作中不存在什么硬性规定或理想方式可供参照执行；心理治疗师的工作既是一个具有挑战性的任务，有时也会是一项极艰苦的劳动，但绝不会是从事一种角色扮演。在和来访者接触的时候，治疗师既没有一整套实验室装备可供摆弄，也不会有"思维 X 光机"或"内心透视镜"能借以看透一切。治疗师唯一可以借助的工具就是自己；他置身于咨询工作之中，同时也怀抱着自己的各种希望、恐惧、愿望和抱负，若是硬要假装自己能够不对外界事物作出反应，能够不受其影响，那反而会阻碍自己成为良好的治疗工具；毕竟，治疗师也是人。

无论是精神分析治疗还是一般的心理治疗，弗洛伊德（1915）都告诫治疗师要避免将自己的反移情情感行动化；但是他从没说过，治疗师在倾听时要刻意不为所动，或者诠释来访者生活时要冷冰冰得像一架机器。

治疗师尤其在其早期职业生涯中，比较容易受到来访者态度的影响。治疗师由于不确信自己该做什么或怎么做，会非常地焦虑；他会忍不住间接地去向来访者寻求肯定，以证明自己胜任其工作；但同时他还怀着担心，生怕结果会尴尬地凸显出他的不胜任。这种情形必然会影响到治疗新手的表现，但是如果治疗师不是隐藏，而是接受自己的反应，那么这些内在感受则可以转化为很好的治疗资源加以利用。

关于哪些是治疗中最优的介入手段，哪些是妨碍治疗任务达成的糟糕范例，存在着很多的误解（虽然它们流传已久，甚至被奉为圭臬）。比如，坚信只要提供了一个接纳的氛围，来访者就会适时地"敞开"，容许治疗师深入自己的世界里去探索；由此带来的推论是，治疗师的任何言行都会对治疗过程施加影响；于是乎，即便治疗师可能对来访者生活的某个方面充满好奇，即便他对于来访者所说的内容尚存迷惑，即便他困惑于来访者当下的想法与其之前的经历不符，但治疗师都不应要求来访者澄清，或者补充更多信息。似乎一旦这么做了，就降低了来访者联想的自发性，相当于告知来访者治疗师想要听什么，而妨碍了来访者跟随其潜意识自由前行。

这个观念，就像之前提及的认为"治疗师要无感受、无回应"一样，也是误解了"不干涉来访者"这一信条的原意。的确，有些场合需要治疗师保持沉默。比如，来访者很显然正在探索某个对他自己极为重要的议题，治疗师就应鼓励来访者继续说下去，要节制干预，尽可能听完。相关提问和评论都可以延后，甚或在出现更重要议题时也可以搁置提问、评论。然而，在绝大多数情况下，来访者需要治疗师的积极参与，以免面谈蜕变成无意义的自说自话、自怨自艾，或者成了空洞的理论说教。

那么，治疗师应该在什么时候发问呢？他应该问些什么呢？这里，我们再次强调，治疗师此刻的内在反应是最好的，事实上也是唯一的线索；而这些内在反应源自来访者叙述的内容，以及他刻意回避没说的内容。

治疗师倾听来访者叙述时，或许他会逐渐觉察到自己一直在怀疑来访者叙述的真实性；或许，他意识到某个事态发展可能至为重要，但却一直在被忽略；或许，他总觉得哪里不对劲，像是少了什么；或许，来访者描述某一情态中的真人真事时含糊其辞，由此治疗师听得云山雾罩；或许，来访者谈到某个事件时一直在用技术术语，治疗师完全不明就里……当此类情形出现时，就需要治疗师出面干预了，他要建议（没错，以建议的方式）来访者详细描述事件，或者与来访者就某事做澄清，或者请来访者再说一次，或者用其他方式。

我问过我所督导的新手治疗师们很多次：在发现咨询治疗渐渐陷入僵局的那一刻，你们都在想什么。结果大部分情况下，他们那一刻想问的问题、觉得该做的评论、感觉该提的意见，恰恰都是我认为该做的恰当干预；然而，他们却因为担心影响了来访者，而不敢有所作为。事实上这种情形下的无所作为，才是对治疗有害的。影响来访者，这本身没有错。事实上，没有治疗师对来访者的影响，治疗就不成其为治疗。

不管你喜欢不喜欢，治疗师需要具有影响力，他不能回避这一职业责任。而心理治疗的艺术，恰恰就在于巧妙地提升并运用一个人的影响力。

# 第二章

# 初访接触

治疗师的个人生活不应向来访者敞开，这样才能让来访者自由地去重构（re-create）其早年生活中的重要人物形象；但遵循这句格言，并不意味着治疗师在治疗情境的社交层面上，不对来访者做回应。

我主张在接待来访者时，治疗师要做自己。自我介绍时尽量友好些。如果来访者问你："今天，你过得怎么样啊？"你无须犹豫，直接回答就行。"挺好的。谢谢你。"别担心，这种回应不会暴露你的任何"隐私"，反倒是想要完全地保守住所谓的"个人隐私"，而忽略掉有礼貌的开场白，这样反而会切断你与来访者的连结，会令来访者感到不安、生气。

假如来访者跟你打招呼或者聊天气，而你却不予理睬，这种做法根本不可能让你守住所谓的个人隐私；"不回应"的做法，其实也在传递着某种关于你自己的信息，来访者会因此而误解你。他会开始怀疑，是否你总是这么严苛，是否他有哪里让你不喜欢了，或者你其实并不关心他，只想着尽快打发掉他，是否……天知道在这一刻，来访者的脑海里还会有哪些念头！但无论如何，此刻来访者得出的结论，将关系到他随后会说些什么，以及怎样去说。

你可能不是因为缺乏友善，而是出于有利于治疗的某种考虑，而特意选择了不在此刻回答他，或者不在此刻"多聊两句"；那么，这一点你应该另择时机加以解释，而不能假定来访者已然懂得了你的用意，或者一厢情愿地认为：来访者不会在意那些在他看来怪异的行为，不会因此消极地回应你。

在面询开始和结束时，治疗师一边在礼貌地回应着来访者，一边也在从社交层面上留意观察来访者，这个做法已然合乎治疗环节中的治疗师角色。在咨询过程里，来访者必然会不时出现一些在其他场合里绝对无法被接受的举止。在叙述时，治疗师会要求来访者直陈其言，不去预想说话的意义或后果；在这个过程中，来访者时常会退行，或者以其他不加遮掩的方式暴露自己。然而，他在离开咨询室后，还是要重新回到成人角色里去的。所以，治疗师以礼相待，愿意展现自我，有利于帮助来访者完成这样的角色转换，并且意识到无论自己在咨询室里说了什么，都不会被轻视。

不过，这并不意味着治疗师可以忽略这样一个事实：那些表面上看到的举止得体，背后可能还藏有别的意义。所以，我们一边在社交层面上回应着对方，一边还在留心对方所说的是什么，在用什么方式说，他所说的话是如何影响会谈本身的，面询开始和结束时是否呈现出某种具有防御意味的模式，等等。但是，在初始访谈阶段，此类举止我们只需要在其表层意义上去认识和理解就好了，而不必过分地关注。

来访者走进我的咨询室，我会示意他可以在哪里挂衣服，可以坐在哪里。座椅面对面摆放，留下对话的距离，其远近以你感到舒服为宜，当然也要依咨询室的房型及大小而定。我觉得最舒服的位置是，椅子摆得比一般社交距离稍稍远一点。用这个方式我在传达一个讯息：你我之间有一道"沟"，我们必须用交谈来搭一座桥越过它；这座桥不会从天而降，我们只有靠彼此协作，才能拉近关系、变得亲密；不过，假如你没兴趣，或者不打算和我一起工作的话，我也无意强迫你接受我。事实上，即使是我跟来访者达成了咨询协议，一起开始工作后，我还是倾向于给彼此留一点空间；这个空间，既可以是距离上的，也可以是象征意义上的。这使得我们能够在每次会面时再去调整一下彼此的关系；

即使在一起，还是可以有一些私人空间的。

　　偶尔，首次会面的来访者会自行移动椅子，来靠近我一点，或者离我远一点，他们会解释说原来的位置让他们感到不舒服。虽然我们显然已经进入了咨询状态，但对于他们这样的举动，我不会去做什么评论。或许，来访者不喜欢的是治疗师的某一部分，而借由对椅子摆放的不满来表达一下呢；也可能是来访者无法接受被掌控的感觉，诸如被告知该坐在哪儿之类，所以他哪怕在我的咨询室里能留下点"自己的印记"也是好的；或者还有其他原因吧。总之，来访者对于"坐在哪儿"的反应，其原因有多种可能，而治疗师此刻匆忙诠释则很可能有误。我的做法是，留心注意发生了什么，等待，在咨询发展进程中再去判断这件事是否需要拿出来加以讨论、澄清。

　　通常，心理治疗师不会和来访者隔着一张桌子坐，对此的解释是，来访者在非正式氛围中会感觉更自在些。我也觉得拿走桌子比较好，但我的理由不同。传统诊室（医患间隔着桌子）带给患者这样一种对医患关系的预期：医生负责主动开处方，病人只需被动接受；而心理治疗师的办公室摆设，则应经过精心设置，成为来访者的舞台——来访者不再预期自己只能被动接受，而成为了治疗过程中积极主动的治疗搭档。

　　无论如何，关于咨访双方会面的礼节或者咨询室的摆放，我的这些想法都仅仅是建议而已。来访者感觉舒适固然重要，但是从长远看，对来访者更重要的是治疗师要能感到足够舒适；假如治疗师盲目依从、照抄别人的互动方式以及咨询室的摆放，而事实上这些并不适合他的实际情况，那么在咨询中就势必难以避免受到干扰，难以专注。

　　见面、落座之后，初始访谈就开始了。假如来访者先开口，治疗师当然就应专注于倾听他在说什么；而通常情况是治疗师需要先开口。我一般喜欢先花几分钟时间确保我拼写对、读对了来访者的姓名，与来访者核对他的通讯地址和电话号码，以备需要联系时用。这样做可以让来访者有机会适应我、适应周遭环境，慢慢安定下来，准备进入工作。

对治疗师来说，"自己为什么要说"会比"具体说了什么"更为重要。在初始访谈中，治疗师必须确认来访者是否愿意接受心理咨询治疗，以及他能否从中获益。提问时不带主观判断，问开放式问题，比如："请说说你为什么到这儿来？"或者"你来见我，有什么事么？"这能让来访者有机会说出自己的想法。

临床上，大多数学生接受训练时所接触的来访者，经过了预先筛选，被认为适于做咨询治疗；但即便如此，做进一步的评估也不是多余的。因为在预选时所做的面询存在出错的可能；或者，从上次面询到与你初次会面之间，来访者有可能发生了根本性的变化。如果你做进一步评估发现，来访者回答问题时存在严重的思维障碍，或者有证据表明来访者存在自杀风险，或者处于精神病性的心理抑郁状态，或者有中毒症状或器质性脑损伤，或者以其他形式表现出来缺乏独立、安全的社会功能；那么，面询的焦点则转为了此类紧急危机的处理，工作目标则是安排恰当的住院治疗 (Redlich and Freedman 1966; Freedman, A.M., et al. 1975)。

假定我们所遇到的不是上述情况，那么你听到的故事则大致能概括为如下描述中的一种或几种：

1. 来访者抱怨，他无法和别人建立或维持某种人际关系，要不就是抱怨无法在关系中获得快乐。

2. 来访者设定了一个自己难以实现的目标。

3. 来访者内心混乱，且（或）烦躁不安，而这些内在感受他既无法理解又难以掌控。

4. 虽然在世俗大众看来来访者已经很成功了，但是来访者自己感到很不快乐——对自己，也对自己所取得的成就。

听到此类抱怨的时候，我会告诉来访者，在他能够更为积极、更为有效地经营生活之前，似乎还需要对自己以及自己的行为有更多的理解和认识，看来针对他所遇到的困扰，进行心理治疗会是一种较为恰当的选择。（当然，处理这个议题，区区一次初访咨询显然是不够的。）

接下去，我会看来访者是否接受我的建议，假如他能够接受，那就可以着手制定咨询会谈的规则了，之后就是着手治疗。

## 初始访谈

心理治疗的整个过程都会受到初始访谈的影响，初始访谈会为随后的咨询会谈定下基调。在我看来，误解其功能会带来不必要的困难，不利于治疗过程。

常规教导的初始访谈技巧，基于医疗上询问既往病史的模式。全科医生在初访时，会尝试从患者那里获得尽可能完整的既往病史。医生仔细研读发病情形、病情描述以及症状起伏，以期能从中浮现出某种固定的模式，能够揭示其病症性质，并由此制定相应的治疗方案。心理治疗师被教导：这一套方式也适用于其来访者，于是治疗师也必须努力从来访者那里获得类似的完整病史。假如来访者所罹患的似乎是精神病或者器质性脑病变，那么从患者身上或从其他信息渠道里获取既往病史是有道理的；否则此种努力则全无意义，甚至适得其反。如果治疗师试图去搜集各种症状细节，则可能会妨碍自己在来访者有机会自我表达时，看清楚来访者选择"去哪里"以及"走多远"的意愿。此外，初访中探寻完整既往病史的做法，还会强化来访者去过度关注其症状，并将症状视为痛苦的根源；来访者会有这种倾向可以理解，但这却是一个误区。在初始治疗阶段，固执地去获取完整症状病史是毫无意义的，因为判断是否需要治疗，或者判断该选用何种方法去治疗，其决定依据都不是症状模式。当然，这并不是说症状不值得去研究；症状需要被详尽地加以研究，症状中显现出了来访者的性格结构和适应能力，但是这些细节如果能在治疗过程中逐步浮现，则更具有治疗效果（Freud，1913）。让症状细节得以浮现的那一情境，是了解其症状潜在意义的最佳线索；而在预设的模式或纲要笼罩之下，经人为割裂的、被生拉硬拽出来的症状信息，则全然没有这个效果。

新手治疗师另有一项不必要的负担，他们被要求在初始访谈结束后，要能描绘出来访者人格的所谓动力心理学模型。这意味着在探寻症状史之外，他们还必须追溯来访者童年、青少年发展，分析他对双亲、兄弟姐妹以及其他重要关系人的印象；接下来他们还要去"解释"其症状的意义，而解释的基础则是来访者认为，他的种种失望、挫折，以及经受（或自以为曾经受到）的伤害，都是其抚养者有意无意间一手造成的。要是真的能做到这些，的确就可以合理地解释，来访者的童年经历如何决定了他的性格，同时也能解释其成年之后的行为；这就是所谓"起源学的重构"（genetic reconstruction）。然而这个结果是极其来之不易的，它需要相当多次的精心的咨询治疗，其间来访者要不断地增进对自身的认识，获得相当程度的心理成长。这不是一种"对号入座"的游戏，根本不是新手治疗师在一两次访谈后，凭借着自己对来访者的印象，再对照之前被灌输的理论说教，就能玩得起来的。这种投机式的推测不仅仅毫无意义，而且有害——它使得治疗师误以为自己对来访者的人格结构和形成过程"已经"有所认识，就满足于业已做出的结论，止步不再探索。了解来访者，应该在治疗的行进过程里逐渐达成，治疗师对于自己将会遇到什么，不抱成见不作预判，而是随着时间的推移去探索来访者的世界；过早得出某种特定结论，会干扰治疗师自由的探索。

此外，假如用归咎过去的方式来解释来访者的当下难题，对来访者过往经历的探索就会带有倾向性，这会强化来访者原本可能就有的观念：我是一个"受害者"，我有权获得补偿和拯救。治疗师于是就会被他选作充当拯救者，而更糟的是，治疗师可能还会认为这个期待是合理的。想要了解来访者在他的世界里是如何掌握主动或如何失控的，治疗师就必须给来访者展现的机会，从而得以观察来访者如何面对、调控当前的情境；来访者在面对治疗师时，以及在会谈中，都会产生紧张，这要靠他自己创造性地去调适自我，加以缓解，而不是依靠从治疗师这里得到一堆预先想好的问题，借以回避或缓解紧张。

治疗师一旦排除了来访者患有精神科急症，那么心理治疗中紧接着的任务就是要去体察自己对来访者的印象，以及避免对来访者及其问题过早地下结论。治疗师也不该在问题的背景仍需加以了解之时，就勉强接受恳请或因来访者急切需求，便立即提供帮助或给出建议，这样都可能给治疗带来危害。治疗师可付不起这个代价。初始访谈的任务是让治疗师初步熟悉来访者，也给来访者机会回应治疗师。

并不是每一个来访者都能有条理、有意义地去表述自己。事实上，尤其是在初始访谈时，来访者通常不具备这种自发能力，他们需要治疗师予以必要的引导。来访者难于表述自己及其问题，可能是由于与治疗师面对面时的紧张，也可能反映了他平素不擅长口头交流，还有可能那是他用以应对困扰时的防御。不管是哪种情况，面谈时他都会需要得到治疗师的帮助，而治疗师——尤其是缺乏经验的新手——则需要依靠来访者推动面谈发展。也许新手治疗师最大的担心是，自己所提的问题、做的评论会把水搅混，把情况弄糟，他们担心自己引领了谈话，使得面谈偏转到了治疗师想要听的方向，而不是专注于来访者自己想要谈的内容。这其实是有点过虑了。假如来访者不去说他该说的内容，面谈陷入了僵局，则治疗师需要主动介入、加以化解。如果治疗师能调动来访者谈自己，那么来访者通常会围绕着重要问题去讲述，即便不是这样，也能明显看出来他在刻意地回避某些东西；而无论是那些重要的话题，还是被回避的东西，都可以成为焦点，供治疗师发表意见。

此刻，我觉得再提供一些咨询实例，要比继续单纯地谈咨询技巧好；这些咨询实例描绘了在不同阶段里实施治疗的情况，并且我在觉得恰当的、有帮助效果的地方，会穿插些理论和技巧的评论。之所以选择了这种方式来呈现我的观点，是因为我记得自己还是学生时，总在追问治疗师到底做了什么；我听过也读过一些理论：该这样或该那样做诠释，该如何如何面质来访者；然而最终这些帮不上什么忙。我真正想要知道的是：在治疗过程中，治疗师具体说了些什么，他是怎么想到要那样说的，以及接下去又发生了什么。最重要的是，什么话是说了没用的，以及（像我常常做的那样）在面质、澄清、诠释中，说了不精准的、无效的甚至是错误的话后，治疗师该如何将咨询拉回正轨。从我做老师的经验来看，学生们总是会有此类问题的。

在新手治疗师能自信满满地胜任其职之前，最必要的功课是咨询实践。只有与最直接真切的具体个案联系起来，理论才会显得有意义。

我从自己的以及所督导的个案中，选取临床实例，但这些节选并不能被当做是相应类型心理病症或患者的治疗指南或治疗规范。我在自认为有一定展示效果的治疗关系中，选出不同回合、不同片段，再加以重组、混合或对调，以保护来访者，免得他们被人认出来。我更想传达的是在治疗里相互影响、相互作用而呈现出来的那种"味道"，并不是逐字逐句来展示特定来访者的治疗过程。所以我尽可能地剔除了那些无关紧要的枝节，使得对这些案例的研究更具有可读性，对特定治疗主题加以讨论时也更具有针对性。

毫无疑问，对这些案例的治疗主张，其他治疗师会有不同见解。然而，这不是重点。每个治疗师都必须依据其个性与经验，发展出属于他自己的治疗风格。就如同一道复杂的数学题可以有不同解法一样，任何来访者的困难也都可以因所选治疗师的不同，而有不同的处置方式。然而即便如此，我还是希望，在治疗经验相当的不同治疗师手中，来访者所获得的洞察与自我了解能够大致相当。我写这本书，并无意于提倡某种特定治疗模式，而是意图描绘那些我认为在心理治疗的实践中，具有帮助意义的基本原则，同时也让刚刚踏进心理治疗这一领域的治疗师有机会间接体验到：在咨询室中，在咨访双方之间，会真实发生些什么。

# 第三章

# 一个较单纯的案例：
# 展开治疗并维持动力

## 第 1 次面询

Harry Arianes 先生，35 岁，某建筑公司工头，长期以来饱受肠胃问题的困扰，可是内科门诊的检查却找不出相应的器质性病变，因此他被转介来尝试做心理治疗。

治疗师做了自我介绍，来访者也友好地做了回应。在对谈中，来访者惯用短句，不时会停下来望着治疗师，仿佛在考虑接下去该说什么；他似乎显得有些不自在。

治疗师（以下简称"治"）：【看着来访者的病历】我知道你去过内科门诊了，他们认为，你肠胃不舒服可能是情绪困扰所引发的。

来访者（以下简称"访"）：我猜是因为紧张吧。

治：你觉察到了自己有心理方面的问题么？

访：我老婆和我吵架时，我的胃就揪成一团。

治：是怎么回事？跟我说说看。

访：有什么好说的呢？结了婚的人，可不都成天吵嘛，我猜我只是受不了吧。

　　显然，来访者是不打算把他的烦恼说清楚了，这时候治疗师势必该去做点什么了。然而，有些问题治疗师问过以后只会把自己逼进死胡同，"问了"不见得比"没问"好。比如：

　　1. 治：嗯，总还有些可以说说的吧？

　　　访：不，没有了。

　　2. 治：你说的"受不了"，是什么意思？

　　　访：就是让我觉得紧张。没有了。

　　3. 治疗师去质疑来访者的表达。

　　　治："结了婚的人，都成天吵"，真是这样么？

　　　访：我认识的人都这样。

　　问此类问题，不仅会让会谈没进展，甚至还可能将整个咨访关系导向敌对；此类提问会形成一种言语之外的暗示。来访者会觉得自己不可能被治疗师所理解，因为看上去治疗师像是一个高高在上的、不食人间烟火的"上流社会"人士，不可能理解像自己这样的夫妻间的"鸡吵鹅斗"。甚至，此刻来访者说不定已经开始怀疑治疗师正偷偷鄙夷自己呢。咨询以此种方式"开局"，其后续令人堪忧。

　　4. 治疗师可能选择不说话。

　　这时，一些新手治疗师可能会因为不知该做什么或害怕做错，而产生焦虑，并在焦虑中选择沉默以对；他们实际上是躲进了"沉默"里，或许还会将此种沉默解释为"精神分析取向的沉默"。然而，治疗师此刻言语上的"不作为"，本质上依然是一种咨询应对上的"有所作为"——"没出声"不代表"没影响"。治疗师单方的沉默，会将来访者置于一个无回应的情境中，于是来访者无从得知治疗师此刻想要什么，或有什么感觉；这跟"刺激剥夺试验"中所呈现的情形有点类似，治疗师采取了沉默，来访者的焦虑感因之而提升，这迫使来访者只能独自调动其内在资源去应对。"沉默"作为一种咨询技术，有其特定的应用场合，即：来访者清楚地明白，他可以在这段沉默过程里，无阻滞地去展开联想，并且他有证据相信自己会由此获益。假如不是这种情境，那我是不建议治疗师"沉默"的；尤其在咨询的初始访谈阶段，使用"沉默"技术并没有什么好处，它只会让来访者更害怕，并难以与治疗师合作；或者，来访者会由此推断（事实的确也如此）：治疗师其实不知道自己此刻在做什么。

"沉默"这项技术有另一种使用形式，它"告诉"来访者："说说看此刻你在想什么。"或者是，"想到什么，就说什么"。如果你有理由相信来访者能够自己说下去，如果去尝试引领他只会招致他的防御，那么可取的策略就是开放性地鼓励来访者。然而，在跟来访者的初次访谈中，运用沉默技术并不适合。这一刻生搬硬套"沉默"技术，能预见到的唯一后果就是，来访者会变得更加焦虑，会认为或许治疗帮不了自己。

5. 治疗师可以引导来访者。

治：跟我说说你自己的情况吧。

访：说什么呢？

治：嗯，比如你是哪里人呀，你的家庭怎样呀，诸如此类。

访：我就是本地人。我父亲酗酒成性，我 14 岁的时候他就死了，所以我妈就只好去工作了……

尽管了解来访者的个人成长史相当重要，但是此刻的做法会让来访者没法去完整描述他当前的情况；这样会把初始访谈搞得过于松散而模糊，成了"泛泛之谈"，谈完之后咨访双方可能都是一头雾水。

　　在迎接来访者时，如果说有什么原则可循的话，那就是"不怕做你自己"；而在评估、诊断时的原则是做个有一般常识的专家（Master of the obvious）。治疗师无须绞尽脑汁地去揣摩那些"更专业"的专家在这一刻会问什么、说什么，然后"装"成那副样子。这时你不如想想看，你和朋友聊天时是怎么说话的。比如他告诉你，他和妻子吵架了，烦得身体都出毛病了；你多半会问："出了什么事儿？啥时发生的？怎么回事呢？"

治：你最近一次和妻子吵架是什么时候？

访：嗯，是昨天。什么时候吵架，有差别么？

治：如果你们之间的争吵足以让你得病，那么对我来说，详细了解细节就很重要了，只有这样我才能确认自己是真的听懂了你的意思。比如，你们之间是瞪眼了，还是吼叫了，或者是已经大打出手了，这些终归还是差别很大的，不是么？

　　治疗师这样回答，不仅仅是在解释自己搜集信息的理由；更重要的是，治疗师承认，没有来访者的协助自己无法知道需要了解什么信息，治疗师借这个方式让来访者明白，心理治疗必须依靠咨访双方的共同合作。治疗师为来访者列举了人们吵架时会发生的若干情形，这间接安抚了来访者，表明治疗师明白接下去将要谈论的是哪类事情，并为此做好了准备，治疗师不是一个高高在上、谈不得夫妻吵架甚或暴力事件的人。

访：哦，可能听上去蛮严重的，但是我还是得说，我没动手，也没有其他类似的事。你想想看，当你每天晚上回到家，本想着到家就能放松放松了，结果呢，却看见老婆在厨房里一个劲儿地闲扯。没有晚饭，什么都没有！

治：闲扯？和谁啊？

访：她姐姐呗，她离婚了，不得不去工作，我老婆只好整天帮她带小孩，给绑得死死的。她姐姐下班以后来接小孩，然后她们就开始闲扯，扯个没完没了，从她姐姐的老板好不好，扯到会计室的老姑娘被复印机绊倒了受没受伤……天啊，这些人我老婆根本都不认识啊！我天天累死累活地上班，她都从来没问过我怎么样，她唯一关心的就是发工资时，钱有没有交给她。对，跟我有关的，她只关心这个！你知道么，医生？

治：怎么？

访：光是说说这些，就让我非常痛苦了，我感到这里像是火烧火燎的痛。【来访者指着自己】

治：你看来真的气坏了。

访：是啊，我从小就受他妈的这种气！哎哟，对不起，我说脏话了。别人放学了都能去玩儿，或者偷个懒什么的，而我呢，必须回家去照顾弟妹，给那些小家伙当保姆，周末都不得闲。

治：那时你妈妈不在家么？

访：她必须上班。我爸在我 14 岁时就去世了，她必须养活我和其他六个弟妹。

治：你爸爸在你 14 岁的时候就去世了？

访：车祸，他喝醉了，跟他平时一样。

像这样，来访者成长史中的资料以一种自然而然的方式浮现出来，这对于来访者和治疗师双方而言，都远比直接提问更有意义。

治：听起来照顾一堆小孩，让你很吃不消？

这时，治疗师将来访者从关于父亲的话题中引开了，这样做有两个原因：一方面，治疗师想更多地去了解来访者在心里划的那个"等号"——在他青少年时挤占了他生活空间的弟妹，"等于"眼下霸占了他妻子的孩子；另一方面，这一节咨询的结束时间快到了，治疗师不想让来访者刚开启一个牵涉情绪较多的新话题，却马上又要结束讨论。

访：真的是这样，医生。三年前结婚时，我就跟老婆说，我告诉过她的，我当时说：
　　"Shirley，接下来就是你我的美好时光了，我们不要小孩，我要改变一下，
　　好好地享受生活。如果我们打算看电影，好，就直接去看，不用担心谁来
　　带小孩；如果打算去旅游，好，就直接去旅游，我可不想听到'钱要留着
　　买鞋子买大衣'之类的。"Shirley 她答应我的。她也是从大家庭里出来的，
　　知道那是种什么感觉。所以，有好几年呢，我们的生活都好端端的，可是
　　现在呢，咣唧一下，我的家变成什么样啦！什么烂房子，连闻上去都像是过
　　去的家——到处是尿布和婴儿食品。你要是能走到大门口就算你本事，你
　　不被绊倒才怪呢，满地都是自行车啊，溜冰鞋啊，滑板啊，玩具车啊，现
　　在的小孩怎么有那么多鬼玩意儿！

　　这时距离会谈结束还有 10 分钟，治疗师打算伺机为本节咨询做个恰当的结
束，同时他也已经得出了结论，认为这位来访者适合做、也有必要做心理治疗，
接下去他要了解的是，来访者能否接受治疗方案。

治：嗯，Arianes 先生，今天的结束时间快到了，我同意你的看法，你的胃痛是
　　由情绪问题引起的，我想我们应该进一步做些探索，来深入了解这个问题，
　　你觉得从现在开始每周做一次面谈，怎么样？

访：我没问题，你是医生嘛；不过，只是谈话，就真的会有用么？

治：很多人也遇到过和你类似的困扰，就是用这种谈话治疗的方式获得帮助的，
　　我确信这值得试一试。

访：谈话是怎么起作用的呢？我是说，你总不能替我去改变家里的现状吧，
　　对不？

治：情况是这样的。你身体感到不舒服，原因显然是情绪上的紧张，所以你到

我这里来了；你已经开始和我谈论这些事了，而我发现其实还有很多事情需要去弄清楚；你看，原本你觉得只需要告诉我那些和老婆争吵的事情就行了，而后来呢，你所说的事情远超出了这个范围，对吧？

访：这倒是的。

治：好的，这就是我们一起努力的方式，我们一边谈一边看，看看我们都会谈到些什么——基本上这和你平时工作或做别的事情一样，有时候情况有点不对劲了，就停下来研究一下，看看问题出在哪儿。有问题就会有答案，但是首先你需要从各个角度去研究，真正把情况都搞清楚。这么做，至少你能有机会去想办法解决；不然的话，就像是在一团漆黑中瞎撞，东试一下西试一下，想解决只能靠撞运气。生活里那些和你有关的、以及发生在你身上的事情，我们都需要去弄清楚它，而我的工作就是帮助你完成这些；你呢，要做的就像今天这样：把想到的跟我说出来就行，无需有所保留，这样我们会尽可能早地发现，我们是否走对了路。

访：我愿意试试看，毕竟，我得做点什么。

治：那么，我们下周还在这个时间见面，怎么样？

访：好的。

治：【起身】好的，我们到时见。

访：【起身】医生，真高兴遇上你。【伸出手来】

治：【与来访者握手】我也很高兴。


治疗师用结束时的那番话，为未来即将展开的治疗搭了个舞台。他相信来访者能够得到帮助。治疗师不必因害怕为来访者做出治疗承诺，而隐藏由此引发的感受，说诸如"好啊，我们慢慢就会明白的"或者"嗯，如果你愿意，这个问题我们放到下一次来讨论"之类的话，只会让来访者感到莫测高深、一头雾水。治疗师不必用这类回答去搪塞、敷衍来访者。来访者有权知道为什么治疗师要他再来咨询，而且他也有权（用他能听得懂的方式）知道：治疗将可能涉及、触碰到哪些东西。在本案例中，治疗师再次抓住机会强调：什么是自己可以为来访者提供的，以及哪些是来访者需要去承担的责任。治疗师还通过这番话鼓励了（以委婉的方式）来访者：来访者已经做了该做的，而且做得很好。

也许有人会认为，我是挑选或创设了一个"理想"案例，以阐明我在访谈技巧上的观点。治疗师要求 Arianes 描述与妻子争吵时的那些具体而真实的细节，这时他被激发了，他那些极富情绪的描述奔涌而出，这为接下去的咨询提供了动力，也为其后将展开的咨询做了准备和铺垫。但是，假如来访者在治疗师的推动下，并没有如此容易地出现此种反应，治疗师又该怎么办呢？其实，原则还是一样的：除非你有更好的理由需要转个方向，否则就继续探索来访者主诉的内容。正如之前指出的那样，这不是为了获得完整的个人成长史资料，而是为了帮助来访者更清晰地表达，将他来见你的理由表达清楚。这本身就是对来访者起疗愈作用的，并且能帮助他梳理自我，准备将治疗推进下去。

1.

治：跟我多谈谈你和老婆昨晚吵架的事吧。

访：那些全是私事，不是么？我可不是来这里说她坏话的。你知道么，她这个人不坏，只是我们偶尔会吵吵架而已，就这样。

治：尽管会吵架，但你还是觉得她这个人很好。我们就来谈谈这些吧。我同意你的想法，人们通常会倾向记得那些不愉快的事儿，而忘掉其他的事。你能找出在你们关系里，那些她值得赞赏的事儿么？

访：她在运动方面挺厉害。我喜欢足球，我看电视转播时，她从来不像别人老婆那样唠叨。她很在意我，无论是我的生日还是圣诞节，她总有很棒的礼物给我。她对我很好，至少曾经是这样的。

治："曾经"么？

访：是啊，直到她姐姐离婚后，开始整天泡在我们家，一切就不同了。

治：她姐姐离婚后，整天都泡在你们家么？

访：是啊，带着她那几个小孩。我们就是吵这个……

　　在一次访谈中，没必要盯住一个点就"穷追猛打"。如果来访者在某个点上曾引起你的兴趣，但后来在这个点上又走不下去了，或者是索性被转到别的方向上去了，那你只需跟着他就好。不管怎样，假如他所"绕开"的那个部分是值得被讨论的话，那么待会儿——也可能是之后的某天吧——你总还是能再次回到这个点上来的，来讨论那些曾被悬置的事。在接下来的例子中，如果来访者似乎不愿再继续谈下去，那你可以在对话中找出他持不同意见的部分，围绕那一部分去讨论，在这个框架下往你的目标方向行进。


　　2.

访：医生，我不知道你要我说什么，我说过了，我老婆和我吵架，这让我身体不舒服，我能说的就这些了。

治：你们为什么事吵呢？

访：我记不得了。我想也不为什么吧。

治：嗯，我感觉，你好像不是那种没事找事的人啊，你不是为了吵架而吵架，也不是一逮到机会就吵一架，对么？

访：我也不想吵架啊，我总是避免吵架呢。

治：也许你是因为很不喜欢吵架，所以要忘掉所有跟吵架有关的事，最后就变得像是完全记不得了。但是，你来我这儿，是为了和我谈那些对你来说很重要的事情，看我能否帮助你。显然，吵架很重要，你似乎有理由认为是那些争吵让你身体不舒服的，所以即使让你感到痛苦，我还是不得不问你这些问题，这样我可以将发生的事情重组起来。跟我说说，最近一次吵架是什么时候？

访：昨天晚上。

治：几点呢？

访：大约 6 点吧。

治：在哪里？

访：我想想……在厨房吧。

治：你在吃晚饭么？

访：不是的。她又没做晚饭，我猜那就是我发脾气的原因……

　　如果来访者的言行表现得像个生气或者疑心重重的孩子，不愿告诉别人自己做了什么，那么，在这一刻，治疗师如果能顺应着来访者所表现出来的样子（孩子气），去回应他，通常很有效；治疗师的问题明确而具体："你在哪里？""谁和你在一起？""当时几点？""你当时穿着什么？"诸如此类。一旦来访者开始回答此类具体问题了，他很快就能自发地做详尽描述了；这和治疗师之前的期望是一致的。

　　初始会谈和开始治疗，两者之间并不存在明显的分界线。对来访者而言，因为感到不快乐、不舒服而决定为此去做点什么，并且确实采取行动去见了治疗师，他能这样做就已经产生了相当大的治疗效用；有机会在一个专家面前（这个专家不会因听到的话而恼怒），让专家认真地对待来访者所面临的困难，同时来访者也能在这个情境中反思自己的困难；这对来访者也会有潜在的帮助作用。但是严格来说，领悟取向的心理疗法（insight-oriented psychotherapy）始于：治疗师确认了来访者认同"自我了解"（self-understanding）的必要性和可行性，同时，来访者也初步接受自己将要参与治疗。

　　自我了解，是每个人都向往的目标，同时又是一个极少被清晰定义的概念。不过，在这个问题上，与其试着去创立一个定义来解释"自我"（self），我建议倒还不如在"自我了解"的操作层面上来做点工作。我们说"一个人了解自己"，这意味着，他能够拉开一定距离去看待自己的行为和愿望，并能从"过去、现在、未来"的角度去评估自己的动机。许多病人抱怨的不快乐，即源于他们无法用适合其当下需要（present needs）的方式去思考和行动。在弗洛伊德的临床工作中，其初期治疗阶段的经验一再证实了这一点：无论病人的自我挫败行为（self-defeating conduct）表现为单一症状，还是表现为更宽泛的人际态度或行为模式，其引发原因都是：这个被症状所拖累的人没有办法认识到，在他身上所呈现出来的那些症状、态度或者行为模式，在做怎样的隐秘诉求，有着怎样的隐含目的。

　　从原理上说，一个人无法真正理解自己的所思所为，原因在于他有着知觉定势（perceptual set）上的局限。一个人的过往经验，加上他对这些经验的诠释，构筑出属于他自己的期待模式，通常这个期待模式留在潜意识中；然后，这个模式被他用来去适应新的情境，因而人们所能看到的世界，便仅仅是他们"准备"去看的那些部分。在成长过程里，一个人建立起属于自己的一套感受框架，他不仅在这套框架下去认识世界的物质层面，还以此去解释、判断人际关系中"孰亲孰疏"，以及那些关系的意义所在。在理想状态下，这套感受框架可以随着经验的调整而灵活变通，以使其能适应外界变化；然而，在人们的生活里，当一些在早期人际交往中所形成的感受再次浮现时，由于这些感受附着了恐惧、羞耻或者罪责感，会令人感到痛苦而难以忍受，因此，感受系统的灵活变通能力就往往成了牺牲品——人们为了避免感受到焦虑，会以丧失感受的变通能力为代价以求自我保护。（或许）可以毫不夸张地说，大脑的机能破坏了，即大脑用以整合信号、沟通信息的能力受损了。此时，如果他所面对的情境需要他以某种方式调用过往经验去应对，而那些经验却又是需要回避的，那么他在现有不完整的感受框架下，就会表现出对相关信息无法感知，而不是去尽可能的整合信息。这样，回避倾向就形成了。

　　有时候，我们会发现，来访者的难题明明有显见的解决方案，甚或来访者自己也清楚这一点，或者是别人告诉他解决办法了，但问题还是得不到解决；这是因为，来访者陷在了一个不恰当的感知参照系中，他没有办法自由地去处理他所遇到的难题。当然，在很多时候，那些隐藏在主诉背后的潜在问题，或者所谓的"解决之道"，其本身也都并不清晰。无论如何，治疗师的首要任务是了解来访者在面临困难时在用怎样的方式感知、解释，而治疗师最终能在多大程度上帮助来访者，则更多地取决于他能在多大程度上使来访者正视而不曲解其自身处境。原先，来访者在面对困境时并没有多少选择的余地，他就是卡在那里而已；帮助他不加扭曲地感知自己的处境，可以帮助他扩大选择的空间。找到难题的解决之道，这一点取决于来访者，在感知获得解放之后，他可以找到跟先前截然不同的解决方式，甚至会远胜于治疗师在类似情形下能想出来的办法。来访者过去的成长历程，使他的某些体验能力、组织能力，被选择性地排除在其认知之外了；而现在，治疗师的工作任务则是去修复或者提升它们。

在初始访谈中逐渐了解来访者，是指给他机会说出自己是如何感知其处境的；换言之，他在用怎样的理论框架去诠释发生在自己身上或者周边的事情。假如他不能自发地讲述，那么治疗师可以协助他将那些他想费力表达却力不能及的部分，或者他试图隐藏的部分，转为语言呈现出来。在接下去的治疗里，这一过程将持续，与此同时治疗师要对来访者"不去感知"及"扭曲感知"的部分，保持警觉。治疗师一旦对来访者"艰于感知"或"感知不足"的部分有所认识，则可对其加以运用，有选择地去诠释、澄清，或者面质。这样做的目的，既在于帮助来访者增进对问题的思考与认识，也在于最终修复其感知能力。

如果错误地认为，来访者只专责于说出其内心所想，而治疗师则专职于洞悉并诠释听到的内容，那么，对来访者主诉内容的探索，就会常常被这种误解引领着，在不知不觉中迷失了方向。这种方式在治疗的早期阶段通常是行不通的，因为治疗师更需要搞清楚来访者没说的那些部分是什么，才便于清晰地"描画"出来访者生活里所发生的事件及情态。与通常的观念相反，事实上无论治疗师多么有耐心，那些没有被提及的部分都不会自动地浮现，它们必须靠治疗师直接探引才能呈现。若非如此，治疗就容易在原地打转；来访者则会在不同情境中，以不同方式不断重复其症状言行——这是他旧有的适应方式。这种重复通常会以指责的方式呈现，有些人陷于麻烦后会自怨自艾，而更多的人则是指责，指责过去或现在的环境、他人对自己的影响，使得自己陷于困窘而不得不前来治疗。治疗师当然应该认真倾听来访者，这会让你得以熟悉他的防御机制。可是，即便来访者对自己的评估是正确的，但那又有什么用呢？只是弄"清楚"了该去责怪谁，这能帮他解决难题么？他的不快乐必定是和他"此时此刻"（here and now）正做的，或者正回避做的事有关，也就是说，治疗师务必设法澄清，来访者做了什么事，以及没做的事情又是什么。

既往史虽然重要，但了解来访者人格发展或梳理其成长经历，这样做本身并不具有治疗的效用。让来访者谈既往史，作用在于要澄清来访者所发展建立起的那个知觉定势是怎样的——这一定势在当下决定着他看待世事的特定角度和眼光，铸就了他的生活模式与因应世事的典型反应。然而，恰恰又是这个有待认识的定势，造成了他在认知上的疏漏。只要他还滞留在这个感知模式中，他就无法跳脱出来去认知世界。治疗师必须建立一个感知框架，借以观察到来访者的疏漏缺失，并帮助来访者也看到这一点，从而使得其感知框架得以拓宽。

## 第 2 次面询

访：你好，医生。

治：你好，请进，坐吧。

访：嗯，今天我该说点什么呢？

治：我没想到什么特别的议题，我们上次见过之后，你有没有什么是一直在想的？

访：我不是很清楚上次发生了什么，但是那之后我倒是不那么紧张了。

治：知道有人在和你一起解决这些事，试着去理解你的困境，这的确能让你纾缓不少紧张。

访：我觉得是这样吧。我老婆，Shirley，也注意到我从你这里回去后有些不同。

治：你们讨论过我们的会谈么？

访：那倒没有，只是那天晚上，我们打算睡觉前，她提起过我看起来轻松了很多，做起事来也是……【停下，看着治疗师，等着进一步的指示】

治：你只管说下去好了，不用停下来等我反应或提问。假如我有什么要说要问的，会直接说的。你呢，无论想到什么，都只管说出来就好，跟着你的感觉就好，不管谈到哪里都可以的。刚才你说到，你和老婆在睡觉前说……

访：嗯，我刚才说到，她告诉我，觉得我从这里回去后，人变得轻松多了。我们还聊到我之前为什么会感到紧张，我说我不懂为什么她姐姐要这样赖在我家里，Shirley 听了就很生气，说我应该更体谅一点，说等到 Grace，就是她姐姐，把老大送进学校、给老二找到保姆带，一切就都好了，毕竟也只是麻烦这个暑假而已。

治：你没和她说过这种安排让你有多烦么？还有，你老婆之前也没说过她姐姐只呆一个暑假？

访：我觉得我们从未认真谈过这些。

治：所以你老婆其实并不知道你有多生气，是么？她没有将这两件事联系起来？

访：真可笑，你知道么，我隐约跟她提过的，但你知道她怎么回答我吗？她说我跟原先一样——"凡事就是爱发火。"她就是这么说的。

治：听上去你被伤害了。

访：【悲伤的】一开始我气坏了，就和她吵，但她就说："看看，我就说吧，无论我想和你说点什么，你都会失控。"她这么一来，我就被堵得没话说了。

治：你觉得她说得对么？她对你说的这些，有什么是说中的吗？


像 Arianes 的这种情况并不少见，来访者在和治疗师有过一次面谈后，往往和家人的关系就会有变化。这是因为专业人士介入后，在来访者这端，那些原先用以掩盖、钝化彼此潜在冲突的防御，失去了维持的必要。来访者妻子面质了来访者，其面质过程当然基于妻子这端对来访者的认知感受，这使治疗师得以了解来访者潜在的另一面。一开始我们觉得来访者的妻子占尽上风，会禁不住为来访者感到难过，而现在我们明白，妻子也受伤了。正如治疗师在初始访谈中并不"选边站"那样，现在他依然保持着中立，专注于尽可能多地了解，从更多的角度去了解来访者。目标始终如一，即在根本上帮助来访者更了解自己，而不是在家庭纠纷中做一个裁判或顾问。

这里并非要治疗师不做价值判断，或者不对来访者所说的话做情感回应，而是说，治疗与一般的社会交流不同，治疗师不一定要去和来访者分享其观点，或者将其态度、观点在与来访者的关系中展露出来。正如之前面谈所显示的那样，任何时候，从来访者那里得来的印象，必有所扭曲，治疗师得出的所有判断都必须被视为是暂时性的、不完整的，且很可能在重要的环节上是有误的。

访：嗯，要是她来干我这份活儿，她也会恼火的。每个人都来折腾工头，哪儿哪儿都是事儿，你要是不一快再快，老板就来收拾你，只要有哪里不达标了，市政监督员就来收拾你，而那帮手底下干活的家伙呢，就说你把他们当奴隶了。

治：那你是怎么处理好这些的呢？

这时，治疗师做了个决定——让来访者继续谈他的工作。来访者需要为自己做一番辩护，才能去谈妻子说他"易怒"这事儿。而他为此做辩护，就已经在间接证实妻子的判断了。不过，以后还会有不少机会可以去重拾易怒这一话题，做深入讨论；而眼下，对来访者来说，治疗师能从工作层面上理解其压力，则会更有意义，顺着工作的话题往下走，治疗师开始接触、了解来访者生活的另一面。此外，还有一个非常重要的考量：来访者和妻子似乎已经开始在做一些有益的对话了，治疗师不想干扰这个进程，或者卷入其中。

访：嗯，他们还没解雇我就是啦。他们把所有苦活儿难活儿都丢给我，我是公司里最年轻的工头。

治：听起来确实是苦差事呀，不过我觉得你是在迎接这种挑战，而且用自己的方式乐在其中。

访：算是吧，反正除此之外我也不知道自己还能做什么。我只会干这个，从十六岁起，我几乎都一直待在这家公司。

治：怎么开始的？

　　治疗师让来访者继续谈他那些让人印象深刻的工作实绩，以帮助维护其自尊。切记，尽管治疗最终期待的是来访者能以不粉饰的方式去看清自己，但是绝不要为此而"扒光"来访者，使其产生不必要的尴尬困窘。如果来访者能够感受到，治疗师不仅仅是对发现问题感兴趣，并不是一味吹毛求疵地挑毛病，而是想要去让来访者全方面整体地理解自己，其中也包括了自己的优点和成就，那么他就会处在一个较有利的位置上，去积攒勇气，直面他给自己或别人造成的困难。不要让来访者在你面前表现得绝对负面，他还需要去面对自己好的那一面。令人惊讶的是，有时候让来访者承认自己有优点，会比让他们面对其缺点更难。这背后的隐含意义是，来访者在潜意识里，试图以退行的方式应对其困境，即假如他将自己描绘成"全坏"或"彻底无能"，那么治愈他的责任就属于医生了。可是，一旦他能像面对缺点一样，去面对并接受自己有优点的这一面，这就意味着，无论治疗师能为他提供的帮助是什么，其实他都有潜在的自助能力。

访：我其实不太说得清了。我跟你说过我爸爸的情况，那时候家里钱总是不够用，就算我那时还只是个小孩子，也不得不去工地跑跑腿，挣点小钱，给人家代买个三明治啊、冷饮啊之类。当我长大到能工作时，他们就用我了，一开始是暑假打工，等我休学了就做全职。

治：你休学了？

访：是的，16岁时我休的学。后来我去夜校读完了高中。我知道，要是我不毕业，我一辈子就只能是个工人。

此处，来访者所传递的信息绝不仅限于字面。治疗师了解其既往史，可以通过对照其陷于困境前后的状态，确定其社会功能基准，这关系到来访者有怎样的潜能，有助于治疗师形成并确定治疗目标。在这个案例中，Arianes 显示出他具有面对缺点、迎接挑战的能力，只要他弄清了自己的处境，就有其一定的自适应能力。他过去的生活经历预示了他适于心理治疗，我们可以预期，只要来访者认清了当前所面临的挑战，他也一样能去面对它。

治：在我看来，好像你已经实现了你设定的目标。即便你的工作很难，但还是你想要的，我想其中一定也会有令你满意的地方。

访：是啊。只要事情都一一落实了，也就顺了。有时候，我礼拜天会骑着车，去工作的地方转一圈看一眼，会对自己说"瞧，这些都是你盖的哎"。我是说，你能清楚地指明哪些东西是自己做出来的，假如有一天，我的小孩问我靠什么谋生，我就可以这样跟他说："来，上车，我带你去看看。"

治疗师注意到来访者将来想要孩子，好像此时他并不排斥做父亲以及为此承担责任。不过，眼下还不适合向 Arianes 指明这一点——治疗师也不会忘掉这件事，在以后的治疗中，会选择恰当的时机去讨论。

治：虽然工作成就让你挺骄傲，也挺满足的，但你好像告诉过我，在你老婆看来，你总是很容易发脾气。你觉得她说得对么？或者，这只是她的凭空想象？

此时来访者被引回到咨访的焦点上。刚才，治疗师给他机会去解释自己，从积极的、有价值的角度去描述、感知自我；而现在，他可能已准备好去面对"妻子眼中的自己"了。然而，我们不能认定妻子对他的判断必然正确，因此，治疗师表明态度：自己准备好了接受来访者对妻子说法的评价。

访：我以前从未用她的眼光看事情，但我也不觉得她说的全错。我的确有点容易烦躁。我整天都必须冲人吼叫："要这么做！""不许那么做！"工作上总是有人在混，你不得不每一分钟都盯紧了。或许就是这个原因吧，下班后我也没办法停下来不冲人嚷嚷。

此时，来访者合理化了自己的行为模式，对此治疗师不该立即去接受。不好的习惯会导致事情"适得其反"或"事与愿违"，而那或许只需要对其重新调整即可；可是对 Arianes 的情况来说，在将愤怒归因于如此明显的理由之前，治疗师要深入探究另一种可能，是否这些愤怒所表现出的，是某些非经诠释难以浮现的潜在态度和冲突。

治：在你老婆的姐姐成为你生气的对象之前，你会为什么事情发脾气呢，用什么方式发脾气呢？

访：哦，好像是假如 Shirley 没听懂我意思的时候，我会冲她吼叫，骂她笨。如果我们吵起来了，我就会摔门走人。有一次我气坏了，在外面呆了一整夜。

治：你们会为什么事吵架？

访：老实说，我大都不记得了。

这里再次显示，让来访者的叙述落在实处是重要的。不仅治疗师能以此了解真实发生的事件，而且通过和治疗师谈论事件的具体细节，来访者对那些"问题事件"的认知，也能从原先的模糊、封闭，走向明朗且更具现实感。在陈述中逐渐明晰起来的现实感，与原先那些留在印象里的对事件的混沌感受，有本质区别。

治：好的，你能试着回忆一下么？把你的心想象成一个空白画面或者空舞台，试试看，能否浮现出你和老婆争吵的画面或场景？

访：【脸红，颇有些慌乱】我什么也没有想到，医生，我觉得我做不来这个。

治：没关系。我们可以试试看从别的角度探索这一部分。在我第一次和你会面的时候，你曾提到过，你老婆在意她姐姐的一举一动，但是对你，除了拿薪水回家，就没把你当做一个活生生的人看。或许，这种感觉引发了你和老婆争吵。

访：嗯，我只是在我气疯了的时候，才那么说的。

治：当然，我明白，而且我知道你很爱她。不过呢，在情绪压力之下会冒出来的东西，也总会有些原因，不会完全无缘无故，对么？

访：嗯，这个，我得认真想想。

治：【注意到本节的时间快到了】好的。今天的时间差不多了。怎么样，你还有别的话想说吗，或者，有没有别的什么问题？

访：没有了。我还要再来么？

治：是的。很抱歉，我之前没有说清楚。如果你的时间允许，我们就固定在这个时段面谈。

访：我没问题。

治：【起身】那么，我们下次见。

访：再见，医生。

来访者谈到和妻子争吵的事情时，显得有些不知所措，难以进行下去。治疗师试着让他在无协助的情况下做自我内省，即所谓的自由联想；来访者在这样的压力下，显得有些焦虑，于是治疗师适时退回去一点，尽可能减轻来访者的挫败感，并积极引导他转向一个新话题。

当来访者谈话时卡住，或者没话可说的时候，治疗师可以择机引导他重拾一些之前没有充分展开的话题，可以是本次面谈里的前段内容，也可以是前次面谈里的。通常，新手治疗师因为担心掉进来访者的防御里，也担心帮着来访者掩盖了原本有可能暴露出来的东西，而害怕去引领来访者做联想。不过，对很多来访者而言，尤其是在治疗的初始阶段，缺乏这样的引导，却会使得他们过度紧张。鼓励但不引领，允许任何念头随机产生、自由浮现，这会使一个有能力内省的来访者处于一种适度焦虑的状态；而对其他来访者而言，这样做却又可能是具有破坏性的，使其处于近乎惊恐的状态。

治疗师建议 Arianes 进一步去探索和妻子之间的冲突，但是这一尝试未能如愿，并没有成功引起来访者的相关联想。但不管怎样，这个话题被提出来了，之后就总有机会再次开启，哪怕不是来访者主动提及也无妨。

在临近一节咨询结束时去开启新话题，恐怕是欠妥的。来访者回应治疗师提问时，一旦展开有效联想，他就必须得到足够的时间去完成探索，直到有合适的中断点出现才停；这时候可以视情况适当延长几分钟，而所谓"一节咨询的时长"应该是 45 分钟或者五六十分钟，在这一刻则并非是不可动摇的铁律。来访者对于咨询时长的变化倘有反应，不论直接或隐晦、正面或负面，皆可留待在后续治疗中再加以检验。我们的经验是，治疗师要在具体情境中以自己感觉最恰当的那个方式去应对，并做好处理任何后续复杂情况的准备——这，同样也适用于治疗中可能会出现的其他联想情境。

本节咨询的最后一段不太令人满意，或许来访者在被要求做自由联想时，他明显的烦乱让治疗师感到焦虑了。尽管治疗师很快对此做了弥补，但咨询结束得还是挺尴尬的——来访者似乎搞不清自己是否还要来。治疗师再一次以就事论事（但并非不友善）的态度去处理这一状况，为的是要尽可能减轻来访者的焦虑。治疗师觉得自己把事情搞砸了，对他来说这毕竟是挺沮丧的；不过心理咨询事实上就是这样的：它是如此复杂，以致于即使是最富有经验的治疗师，其记忆中也鲜有哪次咨询是集"完美开局、完美过程、完美结束"于一体的。治疗师必须习惯于这样的想法：一次咨询不需要到达完美的程度才具有治疗性。通常，来访者能包容治疗师，正如治疗师包容来访者那样；只要我们愿意将那些势难避免的误解、莽撞以及其他错误，当做治疗的材料与促进治疗的资源，那么它们通常不会造成伤害。假如治疗师因担心犯错而无所作为的话，那么与为了积极帮助来访者看清自己而可能犯下的过失相比，显然是前者的不良后果要严重得多。

# 第 3 次面询

　　彼此打过招呼后，来访者进屋、坐下，什么也没说；期待地看着治疗师。

治：自从上次见面后，情况如何？

访：挺好的。我不再经常胃疼了。

治：但有时还会痛？

访：我刚回到家时，有点绞痛，不过我对自己说，那是因为紧张的缘故，我试着让自己放松下来。

治：怎么放松？

访：我没有直接进屋，我在后院呆了一会儿。抽了根烟，摆弄了一会儿玫瑰花，这算是我的爱好吧，后院的植物差不多都是我种的，我有几丛玫瑰挺好的，照顾起来挺不容易，得及时给它们浇水，生了病得打药，——它们就像孩子一样。明年吧，我打算再种些蔬菜，西红柿、扁豆什么的。或许我们能省点钱，现在店里东西都挺贵的。

治：你老婆的姐姐和她的孩子不再那么烦你了么？

　　治疗师主动将来访者拉回到最初抱怨并促其就诊的事件上。假如任其继续谈论花园，或者促其讨论爱好的发展历程，那么治疗则失去了焦点。此刻，来访者谈论他关于花园的爱好，其重要意义在于这可以帮助他缓解压力；他的这个行为，恰恰显示出他所具有的内在资源及调适自我的能力。充分注意到这一点后，治疗师决定将工作焦点放在其婚姻关系的变迁上。治疗师认为这个议题是来访者了解自我时，需要最先面对的。不过，假如在此刻治疗师还不能明确工作重心的话，那他也不妨让来访者继续说下去，看看能否在接下去的联想中提取出重心。但是，听凭来访者无目的、无边际地漫谈，则不仅无效且无益。心理咨询的初学者会偏执地坚持"不在治疗方向上左右来访者"，却常常为此把自己搞得沮丧不堪，同时咨询场面也一片混乱——来访者要么在各个话题间游移不定，要么不断重复连他自己都厌烦的单一内容；而治疗师却还抱着一线希望，总以为熬过这个阶段就能自然浮现出某个整合的观念，来解释之前的一切混乱驳杂，以为最终还能将来访者送上洞悉自我之路。

访：Shirley 做得挺好，她在试着改变，现在她能按时烧好晚饭，而且，不管怎样，我到家后，她姐姐和她的孩子很快也就走了。有时候我回家之前她们就已经离开了。

治：听上去你老婆的确在试着配合你。不过，我上次也提到过，你面谈里常提到，你觉得她不在乎你。

　　治疗师利用这个机会，回到上次没有完成的部分，他相信这是一个关键点，有助于来访者看清自己。

访：我上次回去后也想过这个问题，有天晚上我跟 Shirley 谈到她姐姐的时候，还谈过这个，我们说了好多呢，挺不错的。她把 Grace 告诉她的办公室同事的趣事讲给我听，我就说："你好像认识她办公室的每一个人嘛，我跟你赌十块钱，你连我公司两个老板姓什么叫什么都说不上来。"她听后就火了，说我一回到家就处处挑刺儿，根本就没法和我说话；比如她要是问我："今天怎么过的？"我就会发火嚷嚷，说"跟你讲你也不懂"。所以，她怎么知道我每天在做什么、跟谁在一起呢？然后她沉下脸，那一刻感觉我们像是接下去就要大吵一场了；但是，我告诉她，可能她说得对，只是我也不想那样的，而且也一直努力想改变。她哭了一会儿，不过不像是生气，然后告诉我，她看得出我在努力。

治：你在改变自己对待老婆的方式么？

访：我现在的确是在尝试跟她谈事情，如果工作上有什么烦心事，我就跟她聊一下，虽然我觉得她也不是真的理解这些事儿，不过呢，能跟人说说，毕竟感觉好一点。

治：听上去你做得挺好，和老婆的关系有改善，对自己的看法也变好了。只要你跨过一个坎儿，就比较容易回头看清楚，这一路走来都经历了什么。我有一种感觉：你觉得老婆不在乎你，是因为你们俩之间沟通不够。

　　治疗师对于来访者自尊的提升予以了肯定，同时提示他：虽有进步，但那些使他前来求助的难题，仍然有探索的空间，以及探索的必要。

访：我想你说对了，医生。我们的确没有什么沟通，我不想告诉她哪里不对劲了，或者我想向她索取什么，或许是，我期望不用等到我说出来，她就懂我。

治：这个期待就像一个孩子对他的妈妈一样么？

访：我可没有对我妈有期待！

治：哦？

访：是的，没期待。我一直觉得我妈已经忙得不可开交了，根本不可能顾得上我。我记得有一次，我骑车摔伤了，找她的时候浑身是血。看到我后她气疯了，大声训斥我，说我尽给她找麻烦，让她雪上加霜。那时候她全部精力都在我爸爸那儿。

治：你记得当时的感受么？

访：我想不起来了，不过我记得，从那以后，我遇到任何麻烦都从不去烦她。

治：你记得那时候你多大么？

访：9岁。我记得，因为我是在九岁生日时得到那辆自行车的。不过，自行车对我来说毕竟还是大了一点，所以我才会受伤的。

治：或许，你把这种态度带进了你的婚姻关系。

访：什么态度？

治：感觉上，你老婆会像你妈一样对你的困难无动于衷。把你的事儿告诉她是没有意义的，因为她要么在顾别的事儿，要么忙得不可开交，总之，不可能顾得上你。

访：但是她跟我妈妈截然不同啊，我第一次来这里求助，还是她陪我来的呢。

治：我是说，这是某个层面上的比较，而更深层的，你或许有一种对他人的恐惧，也许这只针对女性，又或者只是针对那些和你亲近的女性，你觉得她们都会表现得一样；你不愿意遭受需求被再次拒绝的危险。

访：可能你说得对，医生，但是，那都是很久很久以前的事儿了，我现在应该早就不在意了。

治：内心感受的运行方式可不是这样的。假如震惊或者失望的强度非常大，就可能将我们对自己的感受、对世界的期待，都永久"冻结"在那里。我们的其余部分会随着阅历丰富、见闻增广或者借由汲取他人经验，而不断成长，可是我们曾被严重伤害的那一部分，则会停滞不前。所以，在我说你"可能将那种态度带进了你的婚姻关系"时，我的意思是，每当你希望被理解或者被满足的时候，你就会感到受伤害或者被生活凌虐；你会感到自己似乎依然是那个九岁的小男孩——他的需求被断然拒绝，他为此断了念，不再期待有人愿意或者能够回应他。

　　治疗师在本次面谈里指出，来访者可能将自己童年所形成的、延续至今未曾改变的某种态度，带入了自己成年后的生活。治疗师把来访者对妻子的期待，比喻成其童年时对母亲的期待，这个做法至为关键，引发了来访者去深入地探索、感受自己。新手治疗师此时会问："治疗师如何判断，该在何时做这样的比喻呢？治疗师的这种干预，依循什么规则呢？"对此我的回答是："没法预知，没有规则。"治疗师心里形成了一个念头：来访者像是个小孩子，行为举止很孩子气，他期待无需解释就可自动获得理解和安慰。"形成这样的念头"的途径，只有一个，即从自身的成长经验里获取。事实上，很可能在治疗师心里闪现出他自己的类似经验，以成年人之身却仍有小孩般的作为。治疗师认为这个经验与来访者的情形相似，并确信就 Arianes 的情况来说，当下生活状态良好，治疗进展顺利，足以接受这样的比喻。

这些或许听起来不够科学，但事实上，这样说有其道理。人们今天所表现出来的状态，皆塑形于各自的早期教养方式。在西方国家，在核心家庭观念占主导地位的教养环境里，尽管人们可能来自不同的亚文化，但对童年成长经历加以比较，还是能找出相当多的共性。各人的实际教养情形尽管有差异，但是面对期待无法得到满足，由此衍生出的预期与愿望，以及或适度的或创伤的失望，却都是相似的。终其一生，人们都在行为、外表和态度上，暗暗流露出那些源于童年的希望、梦想以及恐惧；而人们用合乎所谓成人角色的举止，去掩藏这些"童年痕迹"，使得自己或他人都无从觉察它们的存在。人们是否快乐，很大程度上取决于他们能否将童年的早期需求，与成年后的自我期待、别人对自己的期待，三者进行有效地整合。而所谓一个人需要去接受心理咨询或治疗，实际上是指他未能在某个重要环节上达成以上这个目标。在心理治疗中，要帮助来访者去获得跟原先不同的、更为清晰的自我感知，实现它的另一途径是，治疗师必须帮助来访者看到，他在童年时期所建立的自我期待，以及当时周围人对他的期待，是如何影响着他目前的行为的。在 Arianes 的案例中，治疗师基于对情况的分析，做了一个推测：尽管来访者似乎在很多方面是积极的，且适应能力相对良好，但实际上他在情感需求的满足方面，却是失败的。按说他有婚姻，应能满足其情感需求，但他总以将遭受拒绝的预期去靠近妻子，他的行为成了一个"自我实现的预言"（self-fulfilling prophecy）：他的态度促使他遭受拒绝，而且可悲的是，那套很久之前形成的情感模式还由此一遍遍地在被强化。当治疗师能够自由地以自身为工具并加以运用，与来访者产生共鸣，在沟通中对言语化的、非言语化的部分都能共情，他就有能力来对来访者做这样的推测或假设。大多数心理治疗师都有很好的共情倾听能力，或许，更好的说法是，那些具备共情能力，且将"理解和被理解"的价值置于咨询首位的人，会选择成为一名心理治疗师。

假如能将 Arianes 的联想内容"摊在明处"，那么我想，多数新手治疗师也能做出类似的推想吧。然而，新手治疗师却可能不具备全面领会并运用这一推想的能力，因为他所接受的训练把他对发展的认识限制在了一个极为狭窄的区域内，即框在俄狄浦斯情结与性心理学里。如此一来，他无法体会治疗师对来访者做共情回应的重要性；同样也难以领会，贴近来访者困境，其重要性胜于性心理学知识。至于性心理学知识的运用，在某些特定案例中有其重要意义。（详见第四章与第九章）。其次，新手治疗师假如相信只有一个答案是正确的，他便不敢冒险猜测。然而他迟早必须明白，大多数的心理治疗介入是基于已获信息的猜测，而几乎没有哪个是基于治疗师在诠释上的绝对精准。

虽然在所有形式的心理治疗中，或多或少都包含一些教育的意味，但是治疗师切不可认为，自己和来访者在分别承担专家和学生的角色——专家令人敬畏、永远正确，于是学生则拜伏在导师的优越智慧面前。其实，治疗师和来访者常常会觉得他们自己就像是两个攀岩者——这样说，并没有忽视或低估治疗师的专业能力的意思；攀登时，治疗师和来访者系在一起，彼此依靠，努力登顶。若有任何一方滑倒，都必须依靠对方采取措施，并予以配合，挽回局面。若是一人退却，则意味着双方都要退回来，然后稳住脚步后再次前行；双方共担艰险、彼此救助解困，因而关系变得更近，彼此贴得更紧。

当然，不能指望这样的合作关系在每一次的治疗里都出现。有些来访者会坚持治疗师应该要全知全能，对此种坚持应该去加以检视，而不是迎合它；在治疗过程里，来访者在治疗师的帮助下，学会成为治疗任务的承担者及治疗关系中的伙伴。治疗师不要害怕犯错，也不要害怕来访者认为你出了错。之前将咨访关系和过程比成攀岩，而在此处，攀岩比喻会有点不恰当——当然，任何比喻都会存在缺陷，攀岩的比喻也一样。和攀岩时犯错不一样，心理治疗中犯的错，极少会是致命的错。恰恰相反，检视咨访双方间的某些误解，最终能转化为一次很好的探索，并由此获得出乎意料的洞察。治疗师会有无心之过，也会有职责失误；而假如来访者对此后果执意夸大，且无论治疗师怎样承认过失并加以纠正，来访者依然放不下，那么在来访者这种"放不下"底下所藏着的动机，则可以因势利导成为治疗的焦点。如果治疗师犯了一次错，或者无意间伤害了来访者的感情，或者外表不够机灵，或有其他原因令人失望，为此来访者就选择离开的话，那么他很可能和其他治疗师也处不来。哪儿有完美治疗师呢？拥有完美父母的需求，只能被探索，被理解，被诠释；它无法被满足。

访：我刚想起一些很久之前的事情。

治：嗯？

访：说来好笑，我只是回忆起一种味道而已，是醉酒的人睡觉时呼出来的味道。
   我小时候常偷偷溜进我爸爸的房间，只是看着他，看他毫无知觉地躺在那里。

治：是在你需要帮助，可是别人都不理不管你的时候么？

访：可能是吧。

治：继续说吧，只管让你的念头冒出来，不用去担心它们有没有意义，是不是合理。

访：【笑了一下】有时候他也没那么坏。他清醒的时候，会让我跟着他修个东西什么的，跟他房前屋后地转。虽然他从不怎么说，可是我感觉得到，他喜欢我。

治：生活也不全是非黑即白，对么？酗酒，并不是你爸爸的全部，对么？他对你还有其他的意义。

访：我猜他也是身不由己吧。以他的方式看，他都对。

治：我想这是非常有意思的，也非常重要。很抱歉我们必须就此打住了，不过下次来时，如果你愿意从这个角度继续的话，我们可以再谈。

访：我会的。再见，医生。

治：再见，Arianes 先生。

来访者原本在回忆他被母亲拒绝，结果这让他想起了对父亲的渴望。这一点意味着什么，目前还不完全清楚。治疗师的评论，意在强调来访者所说的话，这或许能引发来访者回去以后再想想他的父子关系。

# 第 4 次面询

访：【坐下，看上去愉快，有活力】医生，我告诉你，我感觉好极了，自从我和老婆能真正沟通以来，现在一切都变好了。看来只要我给她机会了解我，她真的很在乎我呢。

治：也就是说，你真的学到了一些对彼此关系很重要的东西，一旦你能理出头绪，把当下生活和过往经历区分开，情况就变好了。

访：Shirley 要比我妈妈更了解我，她只想要和我好好过日子，而我过去待她真的太差了。

治：当然，你老婆没有嫁给一个酗酒的丈夫，没有一屋子孩子要养，也不缺钱。

此时，治疗师尝试着阻止来访者用责备母亲的方式，来对其所遭遇的困境做简单归因。在 Arianes 与他母亲的关系里，可能还藏有更多的东西可供探索。假如他和母亲的早期互动如他描述的那般，都是创伤与挫折，那他也不可能从治疗中获益这么多，跟妻子的关系也不会有如此的改善。

访：那倒是的。她那时候忙得不可开交，我永远都记得。那就是为什么我总要当个好孩子的原因，我为她做了好多好多事呢：照顾小孩，刷盘子，去杂货店买东西……

治：你这么卖力，你妈妈夸过你么？

访：有啊，用她的方式。她有时会说，要是没有我，她都不知道该怎么办了；还说我是家里的男人——这是指我能照顾她，关心她。不过你知道，还是小孩子的时候，你有很多事情其实是搞不懂的。她常常脾气很坏，不管你做什么她都会发脾气："你应该做快点，你应该那样做……"没办法让她满意。我常觉得她不喜欢我。【眼泪涌出】你看，到现在，想起这些还让我感到伤痛。

　　这些联想，帮助来访者对其母子关系的认识和感受更趋于平衡。或许你会把这些当做一次机会，以平复或诠释俄狄浦斯情结，即在母亲眼里，儿子取代了父亲的角色。但这样做可能会是个错误。在上述描述中，看不到儿童"性器期"竞争母亲的迹象，事实上这个孩子想要的只是母亲的理解。他感到痛苦的，并不是不能拥有她，而是觉得自己只是母亲发泄情绪的对象，且无论自己怎么卖力做家事，怎么听话乖巧，都无法避免母亲发脾气。

治：是啊，我明白你的感觉。过去别人留给我们的感受和态度，现在在我们身上依然会很明显。

访：医生，我什么时候才能克服呢？

治：从某种角度说，我们永远无法真正克服童年经验，那是每个人的人格基础，这些童年经验造就了你是你的样子，我是我的样子。但是，就像你发现的那样，当我们学着去理解我们处世方式的背后原因时，我们就对自己的感情有了新的掌控，就能不再自我伤害。比如你，由于某些早期经历，当你有情感需求的时候就会预期自己一定会遭遇他人的冷漠对待；这种态度并不会就此消失，但是，了解了这一点，就有可能去避免它破坏你和老婆的关系。

访：不仅是和她的关系而已，医生。我也注意到我在其他场合的言行。过去，我总以为没有人会看到我的努力，我只能听到他们的抱怨。而现在，他们说谢谢，或者老板夸我工作干得好，我都听得到了。真好笑，人能够把自己的心扭曲改造成什么样啊，居然自己从来都不知道是怎么回事，哪怕陷入麻烦了，还是不知道。

治：当你第一次发现时，那真是个惊人启示，对吧？

至此，Arianes 展现出，他在理解自己的行为上获得了一种全新的观点，而且他的这种了解，不是只建立在理智层面上的，或浮于表面的，当然也不是为了取悦治疗师而装出来的；他有能力在不同场合中加以运用。新近建立的这种能力，让他得以摆脱过去在类似场合里的感知束缚，转而用更富弹性、更有效能的感受框架去调度其生活经验，获得选择的余地和自由，因而他显得精神百倍，更富有活力。

现在，治疗师可以自问：（1）是什么让来访者可以在短短几次面询中，就获得这么多成就？（2）治疗应该于此时停止么？（3）如果治疗继续的话，治疗目标是什么？

为了回答这些问题，移情关系必须纳入考虑。

# 第四章

# 移情关系：定义和使用

　　"希望"、"期盼"、"恐惧"，这类字眼指的都是预期模式；它们既可以直接从自身经验发展而来，也可以学自他人。预期模式的形成各有其初始情境；一旦建立之后，每当其他的类似（或仿佛类似）情境出现时，这些具有预期效能的心理构型就会被调动起来，去做回应。这一过程就叫做移情。

　　预期模式可能会随着人的逐渐成熟和经验积累而发生改变，也可能会一直维持不变。在任何情境里，目标导向的行为都会对人产生正向或负向的激励作用；由于移情的过程以目标导向的行为为基础，所以，"预期"被带进一个新情境或一段新关系中后，能否做适当的调适，其最终结果会有很大的差别。

　　所有心理动力取向的心理治疗，都基于弗洛伊德的一项发现：行为的理由，通常不被当事人所知。一个人嘴上说自己想要什么、内心在期盼什么，很可能与他在实际行动上所追求的东西是不一致的。人们想达成的某种目标最终没能得以实现，其原因并非是由于外在环境太过窘迫，而是由于人们在决定行为时，更大程度上受到某种未知的、自相矛盾的动机模式的影响；这种情形被称之为内在心理冲突。正如 Grinker（1959）所指出的那样，来访者的外显角色（explicit role）可能与藏在其行为中的内隐角色不同：意识层面上他所觉知的那个目标，可能与那个被移转而来的预期模式不相吻合。

在 Arianes 的案例中，探索其主诉的问题，引出了他的一种移情关系模式，那是他陷入困境的原因。来访者痛苦、烦恼，因为妻子更在意她姐姐的生活交困，却忽视来访者。Arianes 被工作上的责任、失望弄得筋疲力竭，他也需要得到妻子的安慰、支持与关爱。然而，Arianes 毫无觉察的是，他将自己童年阶段与母亲的关系，移转到现在与妻子的关系上了；在童年的那段关系里，小 Arianes 深信，所有期待被母亲理解的愿望都会落空；那时候，表达自己的需求只会让他感到挫败、丢脸。于是，他不是设法去让妻子了解自己的愿望，而是用性急、暴怒、自大的态度去对待妻子，好像妻子已经对他不公、冷淡了一样；这样，他那被移转的负面预期，自然就成为了一种"自我实现的预言"。当来访者渐渐明白了其移情行为的本质，也意识到这并不恰当之后，他也意识到了，在当年他跟母亲的关系里他有理由保护自己，而此刻在与妻子的关系里，他却不必那么做；于是，改变就发生了。在一段成功的治疗里，来访者学着用不同于之前的方式去感受自己；或者，换个角度说，通过治疗，一种移情关系模式（即一套预期定势）发生了改变。

尽管常常有人将移情关系的现象只局限在病理学中，但这是错的。移情关系，是一切有意义的人际关系的基础，其中当然也包括治疗关系。Arianes 之所以能很快地得到改善，是因为在他的移情关系里，自我挫败（self-defeating）的部分并未泛化，他不觉得治疗师像是个需要反抗或超越的"敌手"。在他和治疗师的关系里，他没有表现得好像自己一定会遭到拒绝、需求一定会被忽略。他表现得友善、好相处、易合作，能够向治疗师学习。换言之，他具有建立积极而恰当的人际关系的潜在能力；他把这种潜能带进了治疗，并相信治疗师会帮助他，做好准备完成他在治疗中的分内工作。

治疗走到这一步，正向的移情关系一直在很好地发挥作用，我们不需要质疑其本质或起源。不过，一般情况下治疗不会这么顺。来访者可能会从一开始就将治疗师牵扯进一种负向的移情关系里：他会责怪治疗师的某种态度，而那个态度实际上属于他早年经历中的某个重要关系人，可他对此却毫无觉察；他采取行动保护自己，对抗自己的某种预期——那些预期从他的潜意识幻想中而来。结果，他的一举一动，就像是把治疗师当做了敌人；而治疗则是一场战斗，一场最终只有一方能得以存活的战斗。在这样的个案里，治疗的任务是帮助来访者去看清他所假设的是什么，并探索是怎样的恐惧让他的一举一动如此具有防御性。

在 Arianes 的治疗里，下一步该做什么呢？让他前来求诊的问题似乎已经解决了。他和妻子在其治疗成果的基础上得以进一步有所提升，婚姻也趋于稳定。这时候，治疗应该告一段落了么？还是治疗师应该看得更深远些，超越来访者的主诉，去深入探索其人格的其他层面呢？要做这个决定并无硬性规章可循，亦无简捷渠道，即所谓法无定法。确定治疗进程的最合理方式是，将来访者自发联想的素材当做治疗师的指引。在任何情况下，治疗都绝不该仅因为被探讨的问题似乎已得到了解决，便戛然止步。如果治疗要做终结，也应该逐步完成；给来访者和治疗师机会，去看看来访者是否真的已经做好了准备，无需依靠进一步的帮助也能独立运用他在治疗中获得的自我了解。同时，这也给治疗师多一点时间和机会，去评估来访者对治疗师移情关系的本质，以确定来访者是否准备好了放弃那个关系。也就是说，在治疗师和来访者一道工作的过程里，来访者曾将自己源于童年的某些希望与期盼附着在治疗师身上；现在，来访者能够化解这些希望和期盼吗？或者他能否用其他健康的方式对此加以处理呢？

# 第5次面询

访：我不知道今天要说点什么，一切都挺好的，真的。

治：何不就说说这些呢？

访：我是说，我没有什么困扰可说了。

治：我们要做的是了解你这个人，也了解你正在做什么。如果一切都挺好，那自然很棒。不过这种状态下的你，也一定还是有些地方可以加以了解的，所以呢，你可以就像往常那样说说看，可以说说现在正在想的事，然后，我们可以看看都有什么。

访：哎呦，我说不好，真的没有什么可说了。

治：总会有东西冒出来的，只要你愿意给它机会。

访：【脸红】说出来会有点尴尬。

治：嗯？

访：那事是跟你有关的——真的是跟我无关的事。

治：你若是不说出来，我就没法跟你去讨论它，对么？所以，说吧。

访：我不知道你怎么能做到的，能这样日复一日地听别人抱怨。

治：你今天怎么会想到这个的呢？

访：今天你看起来有点累的样子。

就治疗师自己而言，他没有觉得累，或者也没感到今天与往日有什么不同；因此，来访者所谓"看出治疗师累了"就一定会有他自己的理由。

治：我想，可能你原本有什么想说但是忍住了，你觉得我看起来累了，不该被打扰。

访：我觉得好像不是这样。

治：我们试试看，能否从中探明点什么。你所说的这个，或许挺重要的。你第一次觉得我看上去有点累，是在什么时候？

访：你走出来，到接待室接我的时候。

治：你等我的时候，在想什么？

访：【又一次脸红】哦，没什么。

治：你看起来有点不自然，脸都有点红了。——嗯，一定是有什么事儿吧。我觉得，无论你现在在想什么，似乎仅仅是让你把它说给我听，就让你觉得尴尬了，是么？不过，为了治疗起见，你恐怕还是要尽可能说出来比较好。一直以来你做得都挺好的，我们不要因为回避某些念头，而错失了治疗进程，对么？

治疗师在此处运用"胡萝卜加大棒"的策略，即所谓"恩威并济"。为了鼓励来访者去处理其所遭受的困扰，治疗师夸奖了 Arianes 迄今为止在治疗中的表现，与此同时还预测，如果 Arianes 转而不再和治疗师坦诚相见，那么治疗可能将难以为继。不过，治疗师的评述还另有深层意涵，即移情关系。起先，本次面询开始时，来访者只是因为找不出有什么特别困扰可以说，并感到有些不自在。很多来访者都出现这种情形，会将心理分析师视为"只关心问题的医生"，觉得自己一旦在某种程度上不再受困于"问题"了，治疗师就会失去对他的兴趣，不再关心他。治疗师试着向 Arianes 解释，让他明白治疗师不会因为来访者"没了问题"而感到烦恼。治疗师当然有能力针对来访者的正面成就做工作，并不是只有来访者陷入到悲惨的境地里，才能增进其对自我的了解。治疗师正在用这个方式为以后的数次面询奠定基础，在其后的面询中他可以进而测试来访者妥善应对生活的能力，在那之后，治疗师可以着手引导治疗走向结束了。

然而，事实上，我们发现来访者原先之所以不愿说，其原因并非如他所声称的那样，只是"与治疗师有关"。这表明咨访双方的关系——移情关系，即将成为治疗的焦点，而非只为治疗的推进提供潜在动力。于是，心理治疗师接下去会着力于帮助来访者，让他尽可能自如开放地、如同谈论其他生活境遇一样，去谈论这些议题；治疗师会使用升华的移情关系作为治疗杠杆，来实现这一结果。当治疗师夸奖来访者迄今为止的表现时，即便不在意识层面上至少也是在潜意识层面上，暗示了来访者：治疗师到目前为止一直感到满意，但是倘若来访者不能继续保持积极，无法谈论这些议题，就会使得治疗师不悦。

在移情关系建立的初始，即童年阶段，如果孩子所作所为合乎父母（此时治疗师还不知道自己所面对的移情关系，是来自来访者的母亲还是父亲，或者是他早年生活里的其他重要关系人）的意愿，父母就会一直微笑、始终愉悦，会对孩子充满兴趣；但是如果孩子违背了父母的意愿，父母就会不悦，他们的语调也变了，或以其他具有惩罚性质的方式去对待孩子。抽象地说，孩子配合父母的期待，就会获得爱；而违背忤逆，则意味着要失去爱。恰恰是这一动机，也仅此一点，就足以提供动力，使得治疗在此刻依然能继续向前推进。若非如此，来访者就会调动出其一贯的自我调适机制为自己做开脱，用"仅此一次、下不为例"的合理化方式，去回避治疗中应遵守的诚实原则——他本该一开始就坦陈其内心真实感受。

移情关系是所有心理动力取向治疗的基础，在精神分析治疗中是这样，在相对不那么密集的其他心理治疗中也是这样。对移情关系处理得越透彻，治疗效果往往就越好。可事实上常常有这样一个"伪问题"，阻碍着新手治疗师学习如何有效处理移情现象：他们担心如果鼓励移情现象发生，治疗师就打开了"潘多拉之盒"，释放出那些无法控制的性欲与攻击。然而，这种担忧实际上是混淆了"移情"与"移情神经症"：前者是一种无处不在的现象；而后者则是一种较为罕见的移情关系变形，它因实施精神分析这一特定目的，而在治疗中形成。移情神经症，如其名所示，原本以神经症症状的形式所裹藏的那些"俄狄浦斯乱伦愿望"，在治疗过程里被移转到分析师身上。因为担心治疗师会在无意间触发移情神经症，从而使得咨访双方陷入一种难以为继的治疗情境，于是新手治疗师会觉得治疗中的移情关系应该尽可能去避免，而一旦移情出现了，也应该用回避或者以笼统化的方式加以淡化处理。所以，举例来说，在当前这个案例中，来访者说他有点尴尬，因为心里所想的事与治疗师有关，那治疗师可以说："哦，如果有点尴尬的话，那我们这次就尽可能不去触碰它吧，毕竟我们在这儿是为了谈你的事，而不是谈我，对吧？要不，你谈谈看在上次咨询之后，你和你老婆之间都发生了什么吧？"或者，在来访者觉得他看见了治疗师有点累时，治疗师可以回应他说："你觉得我有点累么？真有意思，但我一点也不累啊。一定是接待室里昏黄的灯光让一切都看起来有点灰暗吧。"这种处理未必就有错，也未必不合治疗。有时候，治疗师确实有理由决定暂时回避处理移情关系会比较好，然而无论如何，对移情关系采取回避策略，绝不应该只是因为治疗师害怕处理移情关系。

移情神经症，仅仅是移情关系表现形式中的一种可能性。以我的经验，能发展出移情神经症，不仅是来访者要具备某种罕见的神经症性格结构，还必须是在精神分析情境中频繁地会谈，同时分析师所采用的技巧，也在促成移情神经症的生成。而在实践中，做分析取向的工作常常要在一年以上（至少一年），才会出现移情神经症的征兆；在一般心理治疗中，出现移情神经症的危险，其几率几乎为零。即便在微乎其微的可能性里，治疗即便暴露出那些被潜抑的、与婴儿期性欲有关的移情关系内容，也不会成为一个无法处置的危机。俄狄浦斯情结的移情神经症不会刚一露头，就已经充分发展成熟了；恰恰相反，它在初露端倪时会采取试探性行动，这足以供人识别，在其尚未进一步发展前，治疗师可以从容应对、加以处置。在此类个案中，治疗师当然应该去考虑：建议来访者做精神分析是否合适。而如果治疗师无法独力做出判断，也应该安排必要的会诊。*

访：好吧医生，我告诉你；不过，这真的是和我无关的事。我之前是在琢磨这间房子呢。

治：哦？

访：还真不太好说，不过，说实话这房子真的很差劲。

治：哪里不对劲儿呢？

访：嗯，地基很糟，是水泥没浇筑好，你看，地板都不是平整的。

治：是么？

---

\* 依照对 Arianes 的诊断，他具有精神性神经症性格结构。这意味着他在"适当"的治疗情境中将有可能构成移情神经症。不过，依其心理治疗的实际情形所示，治疗并未造成令人棘手的并发症。此诊断分类及治疗方式选择，将在第九与第十一章中进一步加以讨论。

关于被潜抑的性欲在治疗中该做何处置，将在第八章里做进一步讨论。

访：对啊，医生，你看你的桌子，看到了么，抽屉都朝一边歪了，对不对？就是因为地板不平。

治：对哦，你说的没错。我之前从没有注意到呢，我还总奇怪为什么抽屉抽拉不顺呢，现在我知道是怎么回事了。这事还真蛮有趣的，不过好像你说的时候，没觉得有趣，你似乎挺不开心的。这是刚才你觉得告诉我会感到尴尬的事儿么？

访：嗯，是这件事。我是觉得自己不该去贬低你的东西，你都从来没有这样对待过我……

治：嗯，显然你是觉得，我会把你对房子的批评看成是对我个人的冒犯，是这样么？

访：是啊。好像你被人耍了，他们骗了你，像这种地基根本就不该通过验收的。

　　由于这个治疗是发生在一所大型医院的诊疗室里，显然治疗师是不可能拥有这个建筑的，哪怕只是其中的一间。而此刻来访者谈论时，却似乎全然不能意识到这一点，这无法用他无知去做解释，而只能解释为他似乎需要将治疗师看成是一直被建筑商蒙骗的人。这表明，来访者正在构建一个与治疗师有关的剧本，借由它，来访者过去的某些心态便合理地移情至治疗师身上。不过，治疗师要是在此刻就去呈现所谓事实——申明不致于用了这样的办公室，就使自己良好的声誉和经济情形受到影响——这就会阻断移情关系的发展。

治：听起来你似乎对我在这样一个不完美的环境里工作感到失望，好像是工作场所不够好"感染"到我了，使得我也不完美了，好像是我本人的什么地方显得不对劲了。

访：我本来不想这么说的，不过，你显得像是个失败者。

治：失败者么？

访：一个不抓住机会的人，永远都不会交好运；哪怕人不坏，还很努力，但永远就是个失败者。建筑行业里这样的人多了去了，其中不少人都挺聪明的，能操作大型机械，挖土机，赚不少钱，但就是总会把自己搞得一团糟。我猜我没跟你说过吧，我之前去阿拉伯呆过一年，说过么？嗯，我去过。那时候他们总在找人过去工作，我当时单身，我妈需要用钱，而我当时也想着要出去冒险吧。他们提供机票、食宿，一个月付我一千两百美元，这在当时可是一大笔钱；所以我就去了。我们在那里扩建码头，他们就能把大油轮停进去了。重点不是这个。在那里我们一天干 10 个小时然后回宿舍，不过没人来和你交朋友，那里的威士忌很便宜，每个家伙床底下都搞了一箱，他们就躺着那儿整夜喝酒，喝到不省人事为止。失败者！他们统统都是！其中有个人跟我多少有点交情，我们一起工作过几个月，他告诉我他已经在沙漠里工作二十年了。在每一段工作开始时，他都打定了主意，赚到够回国做小生意的钱就收手。我忘了他要开什么店，可是每次他一踏进美国，就能被人当做傻瓜骗光了钱，他还永远不吸取教训，每次都能碰到个骗子把他弄进天马行空的项目上去投一大笔钱；到最后，他跟其他人一样，沦为个醉鬼。他告诉我，每次回家他第一件事就是买一辆昂贵的车，不是为了开，而是为了在他耗尽钱后，能有东西供他变卖，让他在重新找到海外工作机会前能勉强渡日。他就是个不折不扣的失败者，但不是个坏人，或者无能的人，我从没见过有谁比他更会开推土机。

在来访者说话的时候，治疗师发现自己回想起早些时候的治疗里，来访者曾描述过他爸爸是个酒鬼。

治：你曾经提过你爸爸酒精成瘾，你觉得他也是个失败者么？

访：哦，是啊。我爸是个梦想家，有他自己的伟大规划，就像总有什么了不得的大买卖眼看着就要给他撞上一样，可到头来呢，都是一场空。不过，他倒还真是有几个挺不赖的点子，在麦当劳那些连锁店做大之前，他就努力打进了快餐业，只不过人家干成了，他没有。

治：是不是你爸爸在那些规划落空后，就开始酗酒了？

访：我妈说，他有几分是被家庭责任给搞垮的。家里有好几张嘴等着吃饭呢，你总不能还去做梦吧。我猜，在那些规划落空后，他某种程度上就垮掉了，就彻底放弃了。

治：眼下你开始信赖、依靠我；我在想，你会不会把我看成了一个失败者，像你爸爸那样，一个不能勇于承担责任压力的人。似乎你一旦让自己依靠某个人后，就会预期：等待着你的，只有无可避免的失望。

访：我明白你的意思，医生。不过，我从没想到过这些，真的……

　　由于来访者的联想渐次展开，治疗师感受到有个关于父亲的移情关系正在显现，他向来访者解释了这一现象。在一般心理治疗中，来访者接受面诊的间隔要长于精神分析心理治疗，对治疗师而言有一个技术要点：他们要比精神分析师更为积极主动，并且准备好把握机会更多地做诠释。每一节会谈都应被视为一个整体，围绕某一待处理的特定主题而展开；在这种围绕特定主题而设置的治疗中，要让来访者看到，治疗师有准备并且有能力去直接处理跟移情关系有关的感受。至于治疗师的诠释是否正确，则可以留待进一步观察。正如在精神分析中一样，来访者是否赞同或否定治疗师的假设，并不是检验其假设正确与否的标准（Freud, 1937）。如果在下次面谈中，Arianes 显现出对其父子关系有了进一步的洞察，那将意味着在本节面询中治疗师所做诠释很可能是正确的。

　　对此节面询的处置，还可以有另一种选择，即以 Arianes 过去所经历的父子关系为基础，向他诠释为什么他现在会认为：男人都不合格、且倾向于逃避责任。选择这样做是因为，眼下尚无证据显示 Arianes 的那些担心集中在了治疗师身上。选择这样去处置，对诠释移情关系来说是较为渐进的方式，但也可能是一种逃避。来访者已经因为自己在贬抑治疗师而感到心烦意乱；所以，不要对这些念头做笼统化解释，比如说"男人都会这样"；治疗师要直接面对这些念头做处理——可能这是唯一有说服力的方式，治疗师要让来访者明白他无需感到抱歉或者尴尬，而且治疗师有能力去处理这一情境。治疗师也在间接地告诉来访者：如果来访者出于某种内在期待的需要，觉得治疗师软弱且不胜任的话，那么，在这一移情关系中，来访者可以安全地向治疗师去表达那些担心与愤怒；这是因为对治疗师而言，他在对自体概念的认识上有足够的把握，能用治疗的专业态度和方式去处理来访者所表达的内容，而不会视其为人身攻击，也不会因为禁受不住而垮掉。

# 第 6 - 31 次面询

访：我真高兴来这儿，一整天了，我这会儿是第一次有机会坐下来。

治：工作很辛苦么？

　　在治疗师听来，来访者前半句"我真高兴来这儿"，表达的是对正向移情关系的感受。治疗师觉得，自己在上次咨询中，对来访者表达出对治疗师能力的怀疑，以直接的方式加以处理，很可能是达到预期效果了。从某种意义上来说，来访者吃了颗定心丸，他确信治疗师有能力去处理来访者的需求。所以，治疗师从字面意义上去理解来访者的话，并邀请来访者继续讲述其生活。假如此刻治疗师什么都不说，这样做不仅无济于事，还可能会让来访者觉得受到了侮辱。此时此刻，治疗师的沉默会干扰来访者联想的动力，而不是增进其动力。而另一方面，仅凭来访者的开场白，治疗师对其真实意图的判断也只能停留在推测上而已，还远不到深入诠释的程度。

访：哦，是啊，目前手上的工作还真难啊……【接下去来访者开始详尽叙述；治疗师兴味盎然并不时评论一下，在这种鼓励下，来访者生动地描述了他为

公司所完成的专项任务。大约 20 分钟后，来访者发现自己在讲述故事时如此兴奋，觉得有点尴尬。】

访：天啊，我一口气讲了好多，医生，你一定感到无聊了吧。

治：一点也不啊，我觉得你讲的内容本身就很有趣；不过，更重要的是，这是你所描述的你的生活，而这恰恰就是我们需要了解的。听了你的工作细节后，我觉得自己更了解你了。

访：我猜从来就没什么人认真听我讲过吧。我是说，我也有一些朋友，可是跟他们说的时候，你只能看到他们在盼你早点讲完，好让他们去说所谓"更好的主意"。不过呢，我觉得，其实他们听不听我讲，无所谓，没有什么区别。

治：我觉得不是这样的，其实区别很大；一个对你来说挺重要的人，听你说话，这证明了你对他（她）来说也是重要的人；这个时候，差别就很大了。

访：至少，那让你不会凭感觉走极端，不会冲动莽撞做傻事。

治：对啊。你可以借此确认自己；让你对自己的想法更为确信；可是如果想法都还只是停在脑海里，你就做不到这一点。同样的，向别人去解释自己，也常会让你最终能以一种不同以往的方式去看待自己。在你去征求他人意见时，你会用一种新的方式亲耳听到自己的这些想法。

访：是啊，今天我跟你说我的工作计划时，我就感觉蛮好的，对那个工程方案我有个新的主意，比我原先想的好多了。

治：我在想，你在阿拉伯的日子里一定挺受挫，你身在一群人当中，却还是感到孤独，他们都退缩在各自的世界里。

访：我从没这么想过，不过你这么说也有道理。在合约到期后我再没有回去那儿，哪怕工资很好，工作也轻松。但不知怎么的，我就是再也忍受不了那儿了。

治：是不是你和你爸爸的关系，也像那样呢？你想和他谈谈，结果他却身陷困境，只能醉醺醺地躲在他自己的世界里。

访：我曾跟你说过，我就那么走进他房间，只是看着他。也有时候我会喊他："爸爸，爸爸，"不过他什么都听不见。他在酒醒后，有时会对我很好；会把我举起来，向我保证要带我去动物园，或者去河边钓鱼，就我们两个一起去；但实际上，那些他从来都没做过。我不认为他许诺的时候是在撒谎，我觉得他许诺时是认真的，只是他有些软弱，总在逃避，甚至对小孩子也这样。

治：我想，这就是为什么上次你担心我很疲累，还把我看作是个失败者的原因吧。和我谈话，让你再度唤起童年对爸爸的感受，还伴随了同样的失望预期，你觉得我迟早也会和你父亲一样让你失望。你不得不把我看成一个失败者，一个沉浸在自己的失败里以致于无暇顾及你的人。

访：可是，医生，我为什么要这样做呢？如果我很想要这么做的话，为什么你在帮助我、听我说话时，我又很高兴呢？

治：我明白你说的感觉，不过在感觉背后，如果还有另外一种声音的话，我也不会惊讶；这个声音会说："千万别指望会一直顺利；做好准备吧，你最后肯定会失望的。爸爸不也保证过一切都会变好么？小时候不也曾相信一切都会好起来么？你还想再次受到伤害么？"

访：当身边事情都很顺利的时候，我确实是会心存怀疑。你觉得这种怀疑也从那儿来么？

治：我们会觉得，童年时代早已离我们远去；可是，成年后的我们如何看待这个世界，跟孩童时这个世界曾怎样看待我们，这两者有着紧密的联系。


　　现在，会谈主题已不再是来访者早期主诉的内容，焦点变成了来访者与治疗师的关系，这是动力取向的心理治疗的显著特征。早先将 Arianes "带进"治疗室里的，是他与妻子的紧张关系以及伴随的躯体反应，尽管这些问题现在看来已经不复存在，但来访者并没有提出终止治疗，而是在治疗中唤起了另一番期待，他开始检视自己早先并未显现出的那部分人格。具体地说，他的愿望是将治疗师当做他父亲的替身———一个有时间也有兴趣倾听他的人，一个不因自己身陷困境、无力负担就退缩、弃孩子于不顾的人。

一旦来访者发现，只要给妻子机会，妻子的回应和他原本的预期（他会遭遇母亲曾经给予他的回应）是不一样的；他就从他的夫妻关系中有所获益了。同样的，这也会呈现在他与治疗师的关系中。治疗师不会放过机会做诠释，把眼下的处境与来访者的过去做连结；同时，治疗师也在鼓励来访者，让来访者尽可能利用治疗关系去满足自己的需要，使两人间的互动更为成功；这是他以前跟父亲没办法做到的。毫无疑问，治疗师是在给来访者一个满足儿时愿望的机会。许多学生在这种情形下会变得手足无措，因为他们曾被这样教导：潜意识的愿望应被诠释，而不是纵容。所以他们会倾向于诠释给来访者听：你此时此刻的，对于跟治疗师之间关系的愿望，只是童年时期的愿望套上了"成人"这件外衣。但这样做，只会强化来访者的羞耻感（他们会觉得，渴望依附是一件羞耻的事），并阻碍他们在治疗中呈现对依附的渴望。

治疗师处理潜抑的婴儿乱伦愿望时，尽可能少做诠释确实非常重要，而且还要尽可能避免对此类愿望做象征性的满足。对此有两个令人信服的理由。第一，来访者的满足，会干扰潜抑内容的呈现与揭示；只有挫折（弗洛伊德称之为"节制"）能营造氛围，使潜抑内容以言语形式浮现至意识层面。第二，乱伦愿望无法被直接满足，哪怕其衍生形式也不能；这些愿望属于童年和幻想，必须被诠释，识别其本质，然后由来访者去放弃；而留下的空虚则需借由兴趣来做转向，用可实现的、有意义的成熟目标去填补。然而，通常治疗师要处理的不是潜抑的婴孩性愿望，而是一些在成人后（和在孩童时一样重要）的渴望。这些渴望无法被来访者正确而系统地整合进认知系统，于是也无法得到成熟的满足。这是因为来访者的发展中断，或知觉定势（perceptual set）在此类议题上制造了太多的焦虑，以致于此类议题一旦被提及，即遭来访者否认。一旦治疗师帮助来访者矫正了这个缺陷，会有一段时期，此前从未被来访者觉知的成长潜能，将在移情关系的背景下呈现出来。在这个案例中，来访者在移情关系中期待满足的愿望，并没有成为他回避面对童年处境的阻力；在这里，满足和洞察，两者紧密关联，并行不悖。

第三章结尾所提的第三个问题，在这里可以作答了。治疗继续下去，在纾解来访者主诉的初始问题后，可以另有目标。各种迹象表明，Ariances 有能力、有兴趣，也有需要和治疗师一起工作，探索在他的成长历程中，其人际关系上的知觉定势是如何形成的。Ariances 似乎无需对其更深层潜意识中的婴儿期愿望做检视，便可获得以上的认识和理解。（更深层潜意识中的婴儿期愿望，是其性格发展的背景。）

接下去的 25 次会谈细节不再赘述，其间，来访者相当主动地以不同视角回望他的童年。通常每次会谈开始，他先回顾上一周的生活事件，然后很得意地讲述他对自己行为的新洞察，或者举例说明在压力情境中，他的自控力和维护自尊的意识都有提升；在治疗师的协助下，他讲述的某些日常生活事件或者夜梦，让他回想起一些早期的生活经历。来访者的家庭图景渐渐浮现出来，尽管父亲醉酒总引发争吵，但家庭各成员彼此间依然有紧密的连结；虽然父亲丧失工作能力，使得家庭财务状况在走下坡路，但并没有动摇父亲的家庭核心地位，家庭也一直还算完整。在浮现出的这些既往史里，来访者一直被称为"家里的男人"，这似乎更大程度上是出于母亲的绝望，并不是她在排斥丈夫，或暗示了来访者在俄狄浦斯关系中胜出。矛盾的是，母亲的抱怨里总还暗含着对昔日丈夫的情感与尊敬。这个小男孩还很迷惑，为什么母亲会认为，没生孩子前她生活得挺好，而生活变糟了完全是因为后来每两年就有一个孩子。

对于来访者在角色上的这种替代关系，他的应对方式是：强调自己在家庭里的长子身份，认为自己理应承担很多照顾弟妹的责任。他提到，这些行为让妈妈很满意，能得到妈妈的夸奖。回顾过去，他对于自己小时候被套上各种家务、还必须照看弟妹，有一种被骗的感觉。他曾在早些时候说过，在最近的会谈里也强调了，对他妈妈来说，孩子是多余的累赘，而他自己则觉得弟妹们夺走了他大部分的童年。他现在还不想为了当爸爸而放弃自己的快乐。

精神分析揭示过手足相争现象的意涵，以此为基础，治疗师会合理地做推测：来访者的怨恨在更深层次上是由于父亲对母亲的性霸占。来访者的竞争方式是试图成为母亲的帮手——这是他父亲未能尽到的责任，然而，尽管他付出的努力得到了适当的奖赏（以获得母亲表扬、被母亲欣赏等形式），但是他依然无法推翻（对他而言这是幸运的）父亲的地位，弟妹们的相继出生证实了这一点。在意识层面上他怨恨弟妹，觉得他们是负担，而这很可能反映出的是他更深层的怨恨——在俄狄浦斯关系上受挫所带来的痛苦。

　　然而，上述公式化的构想，都只是推测而已，把来访者置入其中是毫无意义的。在这里有现实意义的重要部分是，似乎不存在围绕着俄狄浦斯议题的明显冲突。Arianes用以调适其手足之争的方式是：不生孩子。这样他就确保女人——他的妻子——完全为他所有。在工作方面，他坐稳了工头的位置，类同长子的地位，他是两个老板的最好员工。尽管这些议题并没有被直接加以处理，但它们也在其他层次上受到了治疗工作的影响。Arianes成功地利用治疗修补了自己成长发展中的不足，他把心理治疗当做一次自我检视的机会，而在孩童时期，他从未有过机会这样去检视自己。在其成长过程中，他极度渴望父母的直接帮助，可是他的双亲对此既没有时间也不感兴趣。他的父亲始终不能兑现诺言花时间单独陪着他，让他无从体会与令他敬仰的父母一道生活是种什么感觉。他的母亲有太多的负担，以致于无力再去担负儿子的个人问题；于是来访者不是被母亲照顾，反而是尽其所能去减轻母亲的负担。在治疗中，Arianes有机会和自己所尊敬的人一起工作，他知道这个治疗师在关注自己，治疗师不会沉浸在自身的困难中而无暇顾及其他，于是他和这个治疗师一起去检视自己，检视自己对未来的憧憬，也检视自己过去的岁月。Arianes弥补了他失去的时光，在心理治疗里建立并运用了正向的双亲移情关系。他原有的人格平衡由此而发生改变，使得他和妻子、和同事有了更好的关系，他对生活的满意度提高了。在随后的章节里我们将看到，在临近治疗结束的阶段，他对自己的基本感观已经发生了改变。

# 第32次面询

访：【来访者迟到了20分钟，这是以前没有过的】对不起，我迟到了。天气暖和了，现在我们真的很忙，我没法像以前那样提早下班准时来这儿。【暂停】前几次好像就没什么可说了，今天也是。

治：其实你不是搞不清要说什么，我想你的意思是你不再需要到这儿来寻求答案了，现在你能自己找到答案，并能告诉我你都做了什么，而不再像刚来的时候那样需要依赖我。

访：现在一切都挺好的……【长时间的暂停】

治：是么？

访：我刚才在想，我还需要来多久。

治：现在你遇到问题能够深思熟虑，做得挺好的，以前我为你做的那些工作，现在你也能自己独力去做。所以，问题不在于你是否还必须来，而在于通过心理治疗你能为自己做的事是否差不多都做完了。归根到底，这取决于，在这里的收获你是否已经感到满足了。

来访者潜意识中试图让治疗师去承担责任，做终结治疗的决定，治疗师拒绝了。自主决定终结心理治疗，是来访者必须去面对的事，对他而言这也是积极的一步。从某种观点来看，治疗的终结不是一切的结束，而是一个新阶段的开始，这个阶段由来访者积极准备、最终促成，并付诸实践。治疗师在临近治疗终结的处理中，要强化来访者的自尊，支持其增进幸福、把握命运的信念。

访：嗯，我是这么想的，现在一切都上了轨道，而我工作上又忙得厉害，或许我以后可以不用再来了。

治：我觉得你这个决定有一定道理，不过呢，就像在之前治疗里那样，每下一个结论，我们都要给个机会来验证它一下。你想要什么时候停止呢？

访：我想过，如果我没有什么可说了，今天就可以停止。

治：我觉得这恐怕不是个好主意。我相信我们应该花多点时间来讨论一下你这个决定，看看一旦做了这个决定，是否会引发什么联想，假如有的话，我们可以一起做些有意义的检视。

访：那么，我该再来几次呢？

治：这我倒没法确定。要不然，我们先不着急定下具体的结束期限，先看看这么走下去会发生什么再说，怎么样？我估摸着大约再有两三次，三四次吧。

访：我觉得可以，不过，我可真的忙坏了呢。

对治疗师来说，这样的对话确实挺痛苦的。感觉上是来访者在治疗上投入了大量时间和精力后，现在却打算要放弃了；好像治疗是个奢侈品，一旦时间上安排不过来，便可以在日程表上删掉一样。然而，Arianes 一直以来都是彬彬有礼、充满感激的，甚至有点毕恭毕敬，他觉得自己在会谈中获益良多，所以现在他不太可能是因为轻视治疗或者瞧不起治疗师而要退出。

来访者因想到治疗要结束而感到不适，通常有下列情形：

1. 他觉得，对于自己想要独立的愿望，治疗师会不满或怨恨；
2. 对将要面临与治疗师分离，他心生排斥。

在这种情形下，来访者常会不顾及他人感受、轻率地说话，而治疗师则应比平时更为深入地去理解来访者，更不能停留在这些话语的表面意涵上；所以，治疗师要去觉察来访者愿望中可能蕴藏着的合理因素，并鼓励来访者去通彻理解这些愿望的意义。

# 第 33 次面询

访：那么，我们现在要做什么呢？

治：和以往一样，你可以说说在想什么，然后我们一起来看看能发现什么。

访：【一个人笑了起来】生活真是有意思。你还记得么，之前我老婆姐姐的小孩让我有多烦？

治：嗯。

访：昨天我在院子里扫地整理东西，奇怪嘞，我那个六岁的小侄子 Bobby，就像个影子似的到处跟着我。我跟他说："Bobby，你不用在这儿晃来晃去的，要不然你去隔壁找 Jimmy 玩吧？"他光是摇头，一直黏着我，直到吃晚饭。

治：你有什么感觉呢？

访：我惊讶极了。不过我不介意，他没妨碍我做事，而且现在我还觉得他蛮可爱的，不像小时候那样，完全是个小婴儿，现在更像一个"人"了。

治：Bobby 父母离婚后，他是否常见到他爸爸呢？你知道么？

访：不常见到。那家伙算是跑掉了吧，他妈妈唯一能做的就是从他那儿拿到赡养费。

治：看上去 Bobby 现在是转向你了，他需要个成年男人供自己模仿，孩子要个榜样。

访：我也这么想，不过这让我有点不安。

治：怎么说？

访：我不太确定自己该怎么去处理这件事，说到底，我毕竟不是他爸。

治：你能不能描述一种较为具体的情境？在哪种情境中 Bobby 会让你感到不自在。

访：好，就像刚才说的情况，小家伙缠着我好几个小时，然后我们进屋洗了手，我想这下他总该跟别的孩子一起去看电视了吧，可当我坐在餐桌边，想喝杯咖啡看张报纸时，他也在"这儿"。【暂停】接着他靠在了我身上，嗯……有点像块橡皮泥一样，他黏上我了。

治：是身体接触让你感到不舒服么？

访：对啊。我是觉得这孩子是不是哪里不对劲啊？嗯，我可不想这孩子以后变成个同性恋。这一点困扰着我。

治：天啊，当然不是这样。他可能只是想坐在你腿上，或者让你摸摸他的头发。你不想抱抱这个可爱的小家伙么，他显然是把你当做世上最棒的人了。

访：【如释重负地笑了】我想是吧，不过我就是不想他变成个同性恋什么的。

治：如果 Bobby 继续缺乏恰当的父性关爱，也包括身体接触方式的关爱，那么他成为同性恋的可能性倒或许会更大些呢。我想，Bobby 正经历的事情和你小时候一样呢，那时候你站在卧室门口，看着你的父亲，渴望着被关注。

访：蛮有道理。

治：我想，Booby 凭直觉知道你是个好父亲，或者说，你对他而言是个好姨父。他信任你。

访：那你觉得我该怎么做才好呢？

治：这种情形下怎么做会更好，其实没什么固定模式可以照搬。不过呢，你是个敏感的人，你我都该相信你的直觉，它可以引导你做好一切，要是你觉得该和 Bobby 呆在一起，或者觉得做点什么对他有好处，那你就只管去做。或许你还可以和你老婆说说，再听听她的想法。而重要的是，你可以享受和这个小男孩相处的乐趣。别害怕享受他带给你的快乐——被小孩子爱着，是种独特而奇妙的体验。

访：我本想告诉你，或许下一次再来就是最后一次了，可是现在我又不太确定了，看起来好像我们找到了新话题可以讨论，是不是？

治：就像我之前说的，我们可以不去预设，暂且就跟着感觉走——"见机行事"。我相信，会谈停止的确切时间点，是慢慢清晰起来并浮现的。而现在呢，

*我们只需要看着，看这一切会怎么发生，就好了。*

　　来访者经历着与治疗师的分离，某种意义上这相当于他准备与自己的父亲分离了，即准备放弃在治疗关系中去满足自己对父亲的移情；此时，他发现自己认同了治疗师。在我看来，他的侄子此刻开始去亲近他，这一点儿都不意外，这意味着这个男人准备好了从"需要父亲"走向"成为父亲"。在本节会谈里出现的这些担心，不应解释为来访者尚未准备好终结治疗；相反的，来访者在成功治疗接近尾声时，出现此类现象并不罕见，他们勇于拓宽视野，积极关注其自身发展中那些悬而未决的问题，这种新的投入会促进其加深探索与发展。

　　和治疗的其他阶段一样，在治疗尾声此种情形也未必会自然而然出现，这同样需要治疗师的积极介入，去帮助来访者聚焦于需要工作的部分。

　　在本案中，此次面询的转捩点在于，治疗师坚持让来访者对其感到烦扰的问题加以具体说明，而不是在抽象层面上（来访者需要一个父亲，而 Bobby 也有此种需要，就此去加以比较）去谈论父亲。在治疗的初始阶段或者中期，治疗师不会满足于对会谈内容概括化、笼统化处理，而此刻，治疗进入了终结阶段，显然更无理由要这么做。

　　对来访者与其侄子的关系，治疗师给予了直接的建议，这样做有几个层面的意义。治疗师向来访者表明立场，他不会耻于来访者有所谓"同性恋"的感受，那些感受其实是来访者的爱意，而不是同性恋情或者同性欲望。借由向 Arianes 直接提出行动建议，治疗师认可了来访者对治疗师角色的认同；Arianes 即将"放下"作为父亲角色的那个治疗师，但是他又有了一种内隐的认识，即他现在也能像治疗师一样行事：能促进他人的发展。关于提建议，有些治疗师担心这会妨碍来访者在会谈中或会谈外的自发性，于是便不敢这样做。然而，如果治疗师认为时机恰当，其实就可以去做，而并没有什么定律能囊括可能发生的一切情形，从而限定治疗师不应去引导或者建议来访者。重要的是，治疗师要明白自己为什么要给建议，以及明白这样的介入对来访者而言，其治疗意义何在。

"治疗终结"作为治疗过程里的一项议题，已经被摆上了台面；这一点来访者已经清楚地意识到了，而此时，他内心感受是适度的，已没有了刚一接触此议题时的纠结和冲突。

# 第 34 次面询

访：我觉得一切都恢复正常了。我和小家伙之间也调整得不错，我们处得挺好，我还答应下礼拜天带他去看球赛，你都想象不出那孩子有多兴奋。Bobby 和我走得挺近，这让我老婆和她姐姐都很高兴。我老婆本来以为我会随时受不了这孩子呢。我向她解释，那孩子需要一个父亲，或者像父亲一样的人做榜样，我可不愿让那孩子失望，我自己知道那种失望是什么滋味。她说她为我感到骄傲，不过我告诉她，其实我自己也感到很快乐呢，那么做不是为了要当别人眼中的好人。

治：听起来真棒呀。我想，过不了多久别的孩子也要围着你了吧。

访：好啊，那 Bobby 可要学着和别的孩子来分享我了。我想我还能和他说说要怎样才能当好老大呢，我可以说是当老大的专家呢。

治：有了你的帮助，我相信 Bobby 会比你小时候过得顺呢。

访：我也期待是这样。如果我能让他过得好一点儿，那么我过去遭的罪就不算白费，对吧？

治：不仅仅如此，当你能够富有成效地利用你过去的经历，而不是只让它侵蚀、困扰你，你就能更容易地面对过去的经历了。

访：我现在就是这样，或者说至少我正试着在这么做呢。不过，我也一直在想自己会不会搞砸啊。你说上次我要是没跟你讨论 Bobby 的事，恐怕我就搞砸了吧。现在呢，我觉得真的准备好了靠自己走下去，我要结束治疗了。不过呢，我拿不准自己是不是还会需要再来面谈？

治：那么你希望怎么做呢？

访：如果我需要的话，能再来见你么？

治：当然可以，我很乐意。我们可以有两个方式来处理。一个是，如果你愿意，我们现在就可以约定，一个月或者两个月后再见一次；或者，另一个办法是，由你来决定，在需要和我谈的时候给我打电话。

访：此刻我想最好不要约定具体时间，我希望在有什么需要谈的时候，再给你打电话。

治：我觉得这样很好。无论如何，即使不是遇到了困难，我都很愿意听到你的消息，有兴趣了解你过得如何。

访：好了，那么我该走了。我很感激你为我做的这一切，医生。我觉得每件事都好起来了，嗯，不仅仅是胃的事。

治：很好，我很高兴能帮得上你。毫无疑问，你做得很棒，和你一起工作很愉快。

访、治：【握手】再见。

访：再次感谢。

治：祝你好运。


治疗结束的发生方式，会让治疗师有很多复杂的感受。尽管试着延长治疗，可以帮助来访者将其人际关系中的新近表现处理得更为成熟，还能帮助他去探索这一段成长历程的意义；但是，治疗师还是认为更好的做法是让 Arianes 带着如下信念前行，即他在前期治疗中已经打好了基础，今后有能力靠自己的力量走下去。和很多来访者一样，Arianes 回避了去修通治疗终结所引发的哀伤。产生分离痛苦的原因，不仅仅在于失去和治疗师的联系本身，更重要的是要放弃用依附治疗师的方式满足其潜意识幻想。Arianes 原本将治疗师视为父亲，能帮他"修补过去"，而现在，这个期待随着治疗的终结而落空；他并没有去面对这个失望，而是用转向侄子的方式去处理自己的愿望：那些他原本希望父亲为自己做的事，继而希望治疗师能为自己做的事，现在由他自己去为侄子做。同时，很可能治疗的终结调动起了来访者关于父亲死亡的感受，但是他并未准备好去处理这部分感受，所以他选择了匆匆结束治疗。不管怎么说，来访者在治疗中对父亲的移情并未得到解决，对此，治疗师和来访者的处理方式是达成协议，在后者需要的时候他们会再次见面。

来访者消极的移情关系愿望，已经转化为一种积极的认同；无论如何，这意味着治疗的成功。Arianes 不再认为自己被生活与责任压得喘不过气来，或时时受到攻击，他觉得自己正处于一种自恋盈余（narcissistic surplus）的状态，此时"给予"等同于"获得"，而不是"被剥削"。假如坚持认为，在治疗终结时，务求以诠释的方式完全化解咨访双方的连结，治疗才能算成功，那么这就会妨碍治疗师的自由度，进而来访者也难于用最适合自己的方式来使用治疗关系。

不管怎样，无论是一般的心理治疗还是精神分析心理治疗，没有人能达成一次所谓"彻底"的治疗。因为没有人能预测来访者在未来会发生什么，并为此帮他做好准备。治疗所能做的全部，只是帮助来访者去充分理解自己，这样在来访者面对其无可避免的生活压力时，他就不再是简单重复其旧有的防御模式，而能根据具体情境在当下与过去的重要意义，去加以斟酌，并据此应对。

# 第五章

# 负向移情关系的处置与转化

有很多来访者，他们的难题并不像前一章里 Arianes 的那样清晰明确。在接下去的这个面谈里，将呈现出这样一种并非罕见的情形：来访者展现自我的方式，使得评估成为治疗师智能上和情感上的双重挑战。

## 第 1 次面询

Lena Banks 小姐，27 岁，社会心理学研究生，此前她在另一座城市接受心理治疗。现在她转学了，所以来这里接受进一步的治疗。

治：你为什么来这家诊所呢，Banks 小姐？

访：【语气正式】我已经接受了为期三年的治疗，我的俄狄浦斯情结尚未得到化解。我的前任医生和我得出一致结论，我父亲爱我胜过爱我的母亲。我母亲总是抑郁而消沉，而我则相反，有趣而又聪慧，这像是我父亲一直想要的伴侣。你能想象得到，在我内心里建立起了多么强烈的超我负罪感。结果就是我总没办法跟异性建立起持久而有意义的关系。尽管我知道自己的问题出在哪里，但我好像还是找不到什么人，能达到我的标准，成为我合适的伴侣。这一定意味着我还需要接受进一步分析，以找出更深层的原因，所以我来了。坦率地讲，我不确定你是否帮得上我，你看上去太年轻了，还有，我现在需要的或许是一个女性的治疗师。

Banks 和之前案例中的来访者不一样，她没有将治疗师视为权威，从而寻求帮助；而是说话直白，主动运用专业术语，质疑治疗师的能力，怀疑治疗师的适任度，还断言很清楚自己的问题出在哪里。她这种态度会挑战如下这种治疗师（尤其是新手治疗师）：他们预计到自己将面对较为复杂的来访者时，会出现焦虑，担心自己会被拿来与其他治疗师做比较，而自己犯下的错，都会被一一揪出来。

治疗师在能力受到质疑的情况下，既受伤又焦虑，他或许会用如下几种方式作回应。

1. 他会就其字面意义去理解来访者的疑惑。

治：【冷冷地，怀着难掩的愤怒】既然你这么想，或许你另找个治疗师的确会比较好。看起来和我再谈下去好像也没什么意思了。

访：我不懂你为什么这么生气。我有权在这里表达我的感受。你这样还算个心理治疗师么，嗯？！

治：【此刻愤怒之外，多了点罪疚感】我没生气。你先前已经判定了我不是你要的治疗师，而我现在不过是赞同你而已。

访：我根本没那么说。

治：不，你就是那个意思。

访：既然这样，那我最好还是走吧。

治：我会把你的病历退回到登记处，你可以让他们给你改派治疗师。

访：【看上去很愤怒，眼眶含泪，起身离开】

治：再见。

访：【昂首大步径直走出，"砰"地甩门】

2. 治疗师或许因为自己的能力受到质疑，而以同样的方式针锋相对地去回应。

治：你说你"俄狄浦斯情结尚未得到化解"，这是什么意思？

访：你不懂么？

治：我当然懂，不过我要知道你懂不懂。

访：我的分析师给我详尽解释过，我不觉得需要在这里重头再来一遍。

治：你之前的治疗是按照什么频次做的？

访：一周一次，有时两次。

治：【洋洋得意地】那根本不算精神分析！

访：【愤怒，受伤】我才不在乎你怎么命名它，那个治疗给了我很多帮助。

面对来访者的轻视态度，治疗师用质疑的方式去回敬，以平复自己的愤怒。这一点他做到了，很成功地让来访者丢脸了，而如此一来，咨访双方就变成了敌人，这既无助于双方彼此熟悉、加深了解以利于治疗，也无助于帮助治疗师理解来访者的诉求。

3. 治疗师或许会忽视自己的感受，将关注焦点放在来访者希望找个更有经验的治疗师或者女性治疗师上。

治：为什么你确信自己需要的是一个女性治疗师呢？

访：男人不可能真正地理解一个女人。在我们当前这个社会里，男性对我们的态度总是带着偏见，把我们看作次等人类，还想象我们也是这样看待自己的；这一切不就合成了大家说的"阴茎嫉羡"嘛。我不想做个男人，也不想被迫认为我的所有问题都源于我不是个男人。

治：我根本没有对你的问题抱有那样的偏见呀。

访：或许在意识层面上没有，但是在潜意识中那种感觉肯定有。我需要确信你
有能力处理好我的问题，所以……像我这样的个案，你处理过几个呢？

面对来访者的攻击，尽管治疗师没用愤怒去回应，而是委婉地向来访者去
呈现自己与来访者之间的关系，但现在，他还是处在了一个不得不为自己辩护
的位置上。这就形成了一个模式：来访者会持续不断地质疑治疗师的适任能力，
而且依照来访者的焦虑水平看，很可能无论治疗师怎么说，都无法让对方满意
或安心。来访者将继续将其难题向外归因，从而回避面对那些潜在的根本问题，
而后者才是来访者走进咨询室的原因。

4. 治疗师能注意到自己愤怒、焦虑，以及遭受贬损的感受，或许他会直接
面对来访者。

治：你似乎在贬低我和我的能力。

访：不，我没有。

或者，来访者会说：

访：抱歉，我不是故意的。

又或者，来访者也可能会说：

访：如果你有这种感觉，那是你的问题。或许你比我更需要治疗。

有时候，治疗师以来访者对自己造成的影响去面质来访者，在治疗上是可

取的。然而此刻，这个办法却无法奏效，甚至还让来访者偏移了焦点，觉得问题在于自己与治疗师关系不睦，而不能专注于自己的真正问题。

5. 尽管感觉受到了伤害，治疗师可以告诉自己：或许她说得没错，我不是她需要的治疗师，但是如果她得偿所愿，找到一个富有经验的女性治疗师，那么她所抱怨的事情还在不在呢？可能她还是无法和异性建立起良好的关系。

进一步的想法是：如果她对其他男性也像对我一样，谁会愿意和她在一起呢？谁能日复一日地忍受被她那样践踏自尊呢？

想到这里，治疗师觉得原先的愤怒消失了，自己开始有点理解来访者了，同时也形成了一些初步的假设。可能来访者对治疗师的攻击并非指向具体个人；与治疗师本人其实无关，若是换做别的治疗师，即便是更有经验的，这个来访者大概也会找出其他方式去伤害、激怒治疗师。同样，或许这个来访者在日常生活里，也会对那些有可能对自己感兴趣的男性报以敌意；只不过她意识不到自己实际上都做了些什么，而只是以合理化的方式去解释，自己与男性之所以会关系恶劣，皆因与那些男性相比，自己太过优秀。

无论以上假设是对还是错，治疗师已在不忽略自己情绪的前提下，使自己超越了情绪层面，并形成了一个可供检验的假设。

治：【忽略来访者的挑衅】你说你无法找到合适的伴侣。在你现在的生活圈里有
　　男人么？

访：嗯，有一个，和我在同一个研讨小组。我们经常下课后一起喝喝咖啡。

治：其他时间也碰面么？

访：不会。我觉得和他谈话，面太窄了，他只会谈工作和他的学术理论。

治：你是说你们之所以不约会，是因为他太沉浸于他的工作么？

访：他和生物实验室的一个助理住在一起，那个女人年龄比他大很多。或许，
　　他有恋母情结吧。

治：那么，还有别的男人么？

访：没有……

治：你空闲时，比如周末，都怎么打发时间呢？

访：嗯，这说不好，我想多半是回家吧。我也是为了这个而转学的，现在住的
地方离我父母那儿差不多只要 1 小时。

治：转学之前，你的社交怎样呢？

访：有一阵子，我有个男朋友，他叫 Bill。回想起来，那时我搬去和他一起住，
真是个错误！那之后大概两个月吧，我们就分手了，而且之后也没想过要
复合。

治：能说说那段关系么？

访：好啊。他原本是我同学的男友，他们分手后我们在一起的。我们算是在一
家餐厅里认识的吧，我们两个都是独自一人到餐厅的，于是就凑到一起吃了。
再后来就一起去上课，课后聊聊天，似乎处得还不错。有天晚上，我们都
工作到很晚，于是——你知道，事情就自然发生了，最后嘛，那晚他就在
我那里过的夜。好，就这么多。

治：经你这么一说，你和 Bill 谈恋爱就像个意外似的。我是说，你们不像别人
那样"约会"么？比如一起去个什么地方。

访：我想啊，可是他不想去我愿去的地方，他就没办法穿得体面些，或者对我
体贴点。为这种事我们总是搞到以吵架收场……

治：哦，发生了什么事？

访：他开始是常常夜不归宿，和他的朋友们喝啤酒。至少，他告诉我是在喝啤酒。
后来，我们渐行渐远，最后他就再没回来过。

治：在认识 Bill 之前，高中或者大学里，你有过男友么？

访：高中时没怎么约会过。一度也有固定对象，但没成。

治：大学里呢？

访：没有。我想，对我周遭的男人来说，我太过耀眼了吧。我总是很成功，而
男人们讨厌这个。他们要那些无法跟他们竞争的女人，要能迎合他们的女人，

好让他们觉得自己很棒。

治：好的，今天会谈结束的时间就要到了，如果你愿意，下周还是这个时间我们再见面，如何？

访：可你什么都还没说呢。我怎么知道你能帮到我呢？你觉得女性治疗师会不会更能理解我一些呢？

治：到目前为止，我对你的了解还不够，没法对你的任何问题提出建议或意见。我说过，我们可以进一步谈谈看。当然，我们要不要进一步谈下去，最终必须取决于你。

访：我想我会再来吧。回去排队等着重新安排治疗师也没啥意思，除非你我进行不下去了。

治：【站起身】好的，那么我们下次再见。如果现在这个治疗时段你觉得可以的话，我们就定下来了。

访：【走出】

治：再见。

访：【没有回应，离开】


治疗师很明智，没有在会谈的尾声试图去追求圆满的结局。他不确定Banks是否适合领悟疗法的治疗，对Banks所面对的问题了解得也很有限。然而，这仍不失为一次富有成效的会谈，因为治疗师没有因来访者的敌对态度，而将自己置于一个不利的位置。在如何看待来访者的行为上，他能研定出自己的方法，从而借此自由地去践行初访所应达成的恰当目标——"认识"眼前这个来访者。他也向来访者传递了一个暗示：他有能力以治疗的态度去处理来访者的攻击。这使得来访者有可能再次前来面询，并做进一步的治疗。

# 第 2 次面询

在约定时间，治疗师走进等候室，而 Banks 陷没在一张椅子里，一脸焦虑，并没注意到治疗师进来；她手里正紧张地绞揉着一方手帕。待她认出治疗师后，她板着脸站了起来，带着怒容。

访：【讥讽地】瞧，我又来了！惊讶么？

治：请进来吧。

【两人落座】

访：我还是不确定我是否该来这里继续做治疗，我上次的疑问还在。我和几个朋友谈了上次的面谈，他们建议我给你一次机会，所以我才来的。

治：好啊，既然你来了，那我们继续吧。

访：我的前任治疗师总是让我先回顾一下对前次面谈的想法，你也要我这么做么？

治：此刻你想到什么就说什么。

访：你看你看，我问了你一个问题，而你回答我"此刻想到什么就说什么"，少来了，这种废话对我没用！那些书我也读过。

治：那么你也知道啊——或许这是老生常谈：你此刻所想的，恰恰就是我所需要知道的。此前我们仅谈过一次，所以我无从知道对此刻的你来说，什么是重要的议题，也没法对本次面谈的焦点提什么有效建议。或许，上次面谈的内容真的就是你此刻想要谈、需要谈的；又或者，你此刻所想的其实是眼下的生活、对未来的憧憬，假如是那样的话，那么那才是我们应该去倾听的。

访：我不想和你一直争下去，我也明白你说得没错，不过，我以前的治疗师似乎就懂得该怎么做，能让我启动。

治：嗯，和一个新治疗师从头开始，的确挺难的。

访：Ralph 医生那么了解我……

治：而现在，你必须重新开始让自己被人了解。

访：我觉得，这没用。

此刻，来访者的语调和态度戏剧性地发生了改变，现在她听上去悲伤而又恭顺。并非治疗师刚才说了什么特别的言辞，让来访者发生了变化，而是面对来访者的具有挑战性、贬抑性的态度，治疗师始终能保持体贴和理性，这一点似乎在很大程度上消解了来访者的疑虑，让她能够坦陈在此刻真正困扰她的问题——失去了前任治疗师。她主动地说出了那个男人的名字，这是个重要的标志，说明她已经准备好了接受治疗。

在来访者指名道姓地提到生活中的某人时，尤其是此前他从未做过这种事的话，即意味着他正在将治疗师视为自己现实生活的一部分；这不仅仅是"顺便提及某人姓名"那么简单。在心理治疗的过程中，来访者不可能做个旁观者，或者像是个看比赛的观众：他不可能退到边线之外，只是做旁白，去讲述场内正在演着他现实生活中的什么事件。心理治疗以及在场的治疗师，都应该"被看作"同时也"的确是"来访者生活的一部分。如果来访者用语拘谨而正式，表达做作或浮泛，语意含混模糊，或者迂回曲折——而非清晰有效地在表达、自然而然地去对话，那就意味着他需要跟治疗师保持一定距离，而这个距离会破坏治疗情境里特有的亲密。

曾有些来访者就用过这种腔调跟我谈他们的女友（都是各种"无名氏"）："你还记得我跟你说过的姑娘么，就是上周末我在一个聚会上认识的？不是音乐会上认识的那个，音乐会上认识的女孩后来跟了别的男生，那个男生我也认识，是另一个女孩介绍的，那女孩我跟你提过的，高中时我跟她约会过。"来访者指望我会明白他所说的都是谁，指望我跟得上他的思路。

还有个来访者跟我讲述他所取得的"一次极大的提升"，可故事里却连一个人物都没有提到；也有人告诉我他买了辆新车，却丝毫不提车的品牌或型号；诸如之类的来访者，不在少数。

当我提醒来访者，他的叙述所提供的信息不够充分时，有时来访者会对此感到极为惊讶；原来，来访者心里有个潜在的假设或要求："治疗师似乎就该知道来访者生活里都发生了什么，即使治疗师并未目睹那些事"。

也有来访者觉得，治疗师有窥探私密的习性或倾向，为此他有义务隐去那些人名，以保护朋友或家庭的声誉；假如治疗师认识那些人的话，则更须如此。还有的来访者觉得，提及其财务状况会引发治疗师的嫉羡或恼怒，搞不好治疗师还会提高咨询价格，占他的便宜。

通常，来访者会隐藏或扭曲有关信息（不过，来访者也会合理化这个过程），在这个做法的背后，他有一重恐惧，即他害怕承认自己需要治疗师。在意识或潜意识层面上他会预期：自己这一需要势必遭到冷落。因此，在领悟治疗中，对于来访者的这种回避、托词和冗杂陈述，治疗师迟早是要去加以面质的；除非是来访者由于卷入移情关系，这种表述上的困难自行消解了——就像在 Banks 的个案里这样。

治疗师能觉察到 Banks 的变化，这不仅是因为治疗师注意到了她的言辞或语调在变化，也因为他在倾听时发觉到自己的肌肉开始变得松弛；治疗师发现从刚才在等候室看见 Banks 的那一刻起，自己的身体就紧绷着，好像预感到将遭遇攻击一样。这会儿他明白了为何自己昨晚睡不好觉；很明显治疗师即将会面临来访者的蔑视，这种预感让他很不舒服。所以同样的，在心理治疗中，治疗师也绝无可能做个旁观者！

来访者声明自己不想跟治疗师争辩，而这恰恰表明了她能够——至少是有潜力——信任新治疗师，并把他当做自己情感需求的诉诸对象。这是一个极为重要的预后表征。Banks 表现出在情绪上具有一定的流动性或弹性，这标志着她内心拥有着力量。假如来访者不惜扭曲自己的全部经验，以使自己得以僵硬地固守某种情感、态度或立场的话，那么治疗将会变得极为艰难；事实上，这种人恐怕也是完全不适合接受领悟疗法治疗的。

治：你曾说过你已经做了三年的治疗——都是在 Ralph 医生那里么？

访：是的。

治：当时你们怎么做的决定？什么原因让你们决定结束或中断治疗的呢？

访：因为我转学来这儿了。这我跟你说过的。

治：对的。但是 Ralph 医生和你认为，你应该停止治疗、离开原来的城市，而不是留在那儿进一步做治疗；这个结论是怎么得出的呢？

访：当我决定搬家离父母近一点之后，我就再没去找他了。

治：哦？

访：【苦楚地】他从医院离职，去开私人诊所了……【停顿】

治：而你没跟他转去私人诊所，我猜。

访：【此刻她语气中的温和消失了，取而代之的是之前那种尖酸和愤怒】您"猜"得可真准，医生。我又付不起看私人诊所的费用，所以啦，还不赶紧"静悄悄地人间蒸发"呀——其实你们这种人都会搞这一套，不是么？

治：从你之前说的来看，他一点儿也不像那种人啊。能告诉我都发生了什么吗？

访：【泪水滑落，她猛地站起来，椅子翻倒在地；她尖声叫道】烦死人了！我真受够了！我可不是来这儿找不痛快的，你让我感觉自己比之前更加糟了。你这人差劲透了！你们总是在相互袒护，不是么？够了，我受够了，到此为止吧！【大步穿过房间，走向门口】

治：【惊愕】嘿，我们谈谈……

【来访者摔门而出。治疗师注意到她把太阳镜落在了桌上。】

似乎由于治疗师深入探究 Banks 前段治疗的终止原因，以及对离开 Ralph 医生的情感反应，惹得她大发了脾气。她的暴怒展现出她的情感强度，而对此情感做进一步探究的机会则被阻断，因为她突然决意离开。现在，治疗师遇到的一个实际问题是，如何回应来访者的行为。

他应该尝试给 Banks 打电话么？该说些什么呢？给她提供一次额外的面谈机会专门用来谈清楚这件事，怎么样？她会不会烦躁不安，以致于去自杀呢？要是电话联络不上她，该不该报警呢？治疗师该亲自驾车上门去评估她现在的状态么？又或者，治疗师可以把她自行离开咨询室的行为，视为一种非言语信息，至于这样做的意义则需要在下一次的常规面谈里再做探索和阐明；这样去处理，好不好呢？

根据对这个来访者的已知情况看，她似乎不太可能将矛头转向自身，而在绝望中自杀；之前她所表现出的情况是，在她感到不悦时可以很容易地去指责别人，从而让自己获得暂时的纾解。假如她打算惩罚什么人的话，恐怕会针对治疗师而不是对她自己。上一次她是去跟朋友们抱怨治疗师的，这次她很可能也会这么做。

当来访者在控制情绪冲动方面表现得不力时，很容易就被贴上"边缘型"的标签。通常下这样一个带有贬义味道的判断，只是证明了一个事实：来访者在治疗中不按照规则行事，使得治疗师对接下去该如何有效治疗感到困惑而茫然，为此治疗师对来访者产生了愤怒与不满。如果来访者是个"边缘型"，就意味着他实际上是个精神病人，在适应其生活需求方面处于临界状态，一旦他脆弱的防御趋于紧张，则陷入崩溃的高危风险中。

假若依据 Banks 的行为，把她诊断为临床意义上的边缘型，那么毫无疑问，治疗师接下去该做的就是：必须联络上 Banks；假如必要的话，还应为她离开治疗室这一行为去主动承担责任，为让她感到烦躁不安而道歉；诱导她回到治疗中来，至少眼下要暂时放弃对她做任何领悟疗法的治疗，要尽可能地去支撑巩固她的防御，以平息其内心的骚动不安，并帮助她去适应由边缘状态所引发的心理局限。然而，自治疗开始以来，并没有任何证据显示 Banks 存在思维松散的现象，或在现实知觉上存在误解，也没有被迫害的幻想或其他类似的妄想，同样也没有出现与其联想内容不相匹配的情绪。*

如果 Banks 不是边缘型人格的话，那么对她那些冲动、愤怒的行为，该如何做个初步的解释呢？为有助于理解，我们再次用"儿童的发展及其变迁"来做个类比。当一个孩子无法用现实的态度去面对某些挫折，彻底被无助感淹没而变得暴怒时，我们就会说：他正在乱发脾气呢。矛盾的是，他矛头所指的恰恰是他期待能帮助他的那个人。孩子发脾气，不仅仅是减轻其压力的途径，也是表达其绝望情绪的手段，表达其某种需求的手段：他需要得到外界的协助以促其恢复平衡。在勃然大怒的背后，藏着一种婴儿式的不切实际的期待：期待他的人生旅程上会有条畅通无阻的路，而一旦这条路不能如其所愿在脚下呈现的话，那么就该有个人为此受到责罚——这样，就必能迫使"那个人"把一切的不如意都改回来。

在这种情况下的处理技巧是：洞悉、善待孩子的需求，但不纵容其行为；要去帮助孩子，但不要看上去像是受制于孩子的愤怒；以免孩子得出结论："若想实现人际沟通，就必须依靠激发他人的恐惧与内疚。"不管一个孩子的愤怒有多大，他始终是依赖养育者、受控于养育者的；在这种情形下，孩子的选择空间是受到限制的，因此成人也得以能用坚定而直接的方式去处理问题。可是，如果发脾气是某个成人的习惯模式的话，情形就变得复杂了；因为尽管这个成人的行为显得孩子气，但他毕竟不是个孩子，也无法像对一个孩子一样去控制他。

Banks 勃然大怒，仿佛在威胁治疗师，而用来惩罚治疗师的手段即是"我不来做治疗了"（"你是个坏爸爸，我不喜欢你！"）。治疗师假设 Banks 的暴怒，相当于一个孩子在发脾气时拼命跺脚或屏气发作；这说明她在感到不快乐时，既渴望获得帮助，同时又缺乏获得有效帮助的能力。治疗师决定什么也不做，只是等待，等着来访者的下一着棋。在下一个预约时段，她可能会再来，因为

---

  *有关诊断及治疗边缘型人格的进一步讨论，请见第九、十章。

>> ▶

她落下的那副太阳镜在某种程度上就像一张期票等着被兑现。而此刻如果出于好心试图去缓解她的不安，则很可能被她看做是治疗师为其愤怒所屈折的信号。假如她能利用愤怒来控制治疗师的话，那么治疗师就无法进一步帮助她去面对其愤怒的本质和意义了。甚至，哪怕那些愤怒情绪完全真实，也很有可能是一种对治疗师的试探，她在潜意识里探询治疗师能否包容她的"坏"，能否帮助她去修通（work through）那个带有贬抑性质的自我认识：自己丑陋而具有破坏力。治疗师若是为了让自己感到舒适，而要求来访者在治疗情境里表现得既温和又可爱，那么来访者的这一问题就无从得以解决了。

在关注 Banks 离开前任治疗师的反应上，治疗师是否应对失当，而来访者情绪爆发会不会就是对这一失误的回应呢？通常，在来访者对治疗师所说的话做消极回应时，治疗师会倾向于立即自我检视，对某些疏失或错误做自我批评。这样的深刻自省肯定是需要的；然而，如果治疗师能判断出，无论自己有怎样的不足，那一刻他所说的是由"来访者呈现的内容"所激发，而非治疗师自身的近期问题或长期问题所激发，那么他或许就可以假定：来访者的消极回应，源于其自身原因。或许 Banks 以愤怒中断本次会谈，实际上是个积极的征兆，而非消极表现，或许她已经发觉了这个治疗师可靠、亲切、胜任，于是在潜意识里做了决定："很好，似乎你有能力理解我。现在，我要将自己'可怕的程度'，以及'极度不快乐的原因'呈现给你看了。"

不过，假如下次面询时她不来，从此退出治疗了呢？对这个问题的思考，不能被列入实施领悟治疗的考量因素。有些事，来访者会试图穷其一生去遗忘、去否定或者用其他方式去忽视，而要帮助他们去面对和理解这些事，其过程就绝不会一帆风顺，没有人在追求这一目标时能避免遭遇挑战。而具体到某一特定来访者身上，对他的治疗最终能走到哪一步，在治疗之初往往是看不清楚的。就像 Banks 所经历的这样，在治疗中所体验到的痛苦，是现实层面上的一重考验，它考验来访者对治疗师和治疗情境能否有足够的信任，从而在面对失望时仍能坚持治疗。为避免在工作时失去必需的独立性，新手治疗师必须意识到，他对自我的评价，绝不能以来访者对治疗师努力结果的评价为依据，这一点很重要。在治疗情境里，一旦治疗师过度关注来访者将如何评价自己，关注治疗师的亲友们会怎么评价，或者广大公众会怎么评价，那么他就势必会被无关治疗的诸多顾虑所牵绊；于是他会努力营求对自己的爱和钦慕，而不是一心一意专注于领悟治疗应有的目标：提升来访者对自身性格及内在动机的认识。治疗师作为专业人员，而非操作工匠，在特定情境里他要能创造性地工作，随机应变、从容应对。基于同样的道理，对治疗师的努力也不能单纯依据其结果做衡量；心理治疗，不是机械劳动，无法按图施工、照单验收。

## 第 3 次面询

访：嗯，上次咨询时我丢下你就走了，你生我气么？

治：我很遗憾你上次那么难过。不过，你退出了和 Ralph 医生的治疗，以及这件事对你的影响，我认为都还是必须谈谈的。

访：我也这么想。

治：你何不就用你的方式跟我详细说说，当时怎么离开 Ralph 医生的？我猜那件事跟他要去开私人诊所有关吧。

 

治疗师发现自己无意间用了"猜"这个词，就是这个词在上次咨询时触发了来访者的情绪爆发，而这个词无疑也和她当初的伤痛有关。在即将说出这个词的那一刻，治疗师心里曾闪过一丝犹豫，不过他没换词，这样做的第一个原因是：人不可能长时间刻意控制自己，不管怎样，每个人都有自己的言语习惯，如果治疗师和张三说话时必须避开这个词，和李四说话又要避开那个词，那么他的注意力就会被转移开，无法专注于来访者述说的内容。第二个原因：在某种程度上，治疗师必然是感受到了，来访者现在有能力参与治疗了；使用"猜"这个词，也在传达治疗师的信心，治疗师相信来访者有能力更有效地处理先前使她伤心难过的事情。

访：是的，他开始接受心理治疗训练时，我是他最初几个来访者之一。三年后，
　　他完成了培训，决定自己开诊所了。

治：在他离开之前，你们讨论过他的离开在你心理上，以及现实层面上的影
　　响么？

访：哦，这个讨论过。他在离开前大约六个月便告诉我了，在他确定知道自己
　　接下去要做什么时，就立即说了。【停住】

治：嗯？

访：我和他都知道，我可能还没完成关于我对父亲感觉的分析。毫无疑问，治
　　疗应该继续下去，或许还要好几年时间，可是治疗费用成了问题。

治：费用怎么了？

访：嗯，我那时只是个大学生啊，就跟现在一样，我不可能付得起看私人诊所
　　的费用。

治：那么，然后怎样了？

访：就这个问题我们争了起来，他让我向父亲索取治疗费，而我不愿意。

治：你的意思是，你觉得你父亲负担不起么？

访：哦，不是这个意思，我父亲是个医生，经济上很宽裕，只是我不想为这件
　　事去找他。

治：为什么呢？

访：唔，爸爸不相信心理治疗。直到今天，我也没告诉过他我在接受心理治疗。

治：而 Ralph 医生觉得你应该告诉他？

访：不，不是，事实上我都没跟 Ralph 医生说过我父亲的这个态度。我觉得没那
　　必要。我的想法是，Ralph 医生应该按原先的价格收我的治疗费，毕竟，他
　　利用我完成他的训练，还从来没回报过我呢。

治：你跟他说过这些想法么？

访：是啊，然后他就生我气了，气得不行。我记不得他当时具体都说了什么，不过在那之后变化挺大的。之前他一直是个挺温和的人，后来他就发火的事儿也向我道了歉，我们接下去又谈了几个月，但是，感觉就是不一样了。再然后，我决定要停止治疗，尽管他认为我应该继续，至少在他离开医院之前继续治疗；我也知道自己需要继续治疗，可是，或许我那会儿已经感受不到对他的信任了，我不相信他能够理解我，我猜。

治：在我听来似乎是这样：你预想自己不得不告诉父亲你正在接受心理治疗，而且还要请求他资助，然后就被吓着了；但是你没有将这些恐惧当做治疗的一部分，和 Ralph 医生详加讨论，而是用激怒他的方式把这个部分掩藏起来了，并且视他的恼怒为你退出治疗的一个理由。这样一来，你就无需让父亲知道你需要钱做治疗了。本质上，你是牺牲掉了自己的治疗，并承受着损失治疗所带来的痛苦，而这样做，是为了能规避一些东西，那些你似乎觉得会带给你更大伤害的东西。

访：治疗对我意义那么大，我都被迫放弃治疗了，还能有什么比这个更伤害我？

治：在你考虑到要去告诉父亲你在接受心理治疗，还要跟他要钱支付费用时，你会想到什么？

来：我爸脾气很可怕，只要惹到他了，根本就没法预料他会做什么。我确定，要是他知道我来见你，肯定会大发脾气。

治：在我们第一次碰面时，我的印象是，你跟父亲很亲密——他真会对你大发脾气么？

访：你不了解我爸，他能一件事儿记恨好久。我弟弟 Henry，小我 3 岁，生下来就弱智，这件事他一直都在怪我妈妈，认为都是她的错，怪我妈的家族有精神病史。

治：即便是基因遗传，也没法说是妈妈有错呀？

访：还不止这样呢。我爸一发现 Henry 是先天愚型，就立刻要把他送到收容所去；而我妈无法接受这么做。于是所有人、所有事，她都不管不顾了，只把全副身心都扑在这孩子身上。尽管如此，在 Henry 长到 10 岁左右时，妈妈最终还是意识到，她再也无力在家里应付这孩子了，我们最终还是不得不把他送走。

治：这整件事，你怎么想？

访：我没想过，或者说，我是试图不去想。或许早一点面对现实会好些吧，可是对一个母亲来说，这么做太难了。

治：尤其是，假如在这件事上她觉得自己有过失的话，就会更加难做。

访：我同意。

　　来访者开始积极讲述上次曾引发她强烈情绪的那些事，这是个很好的预后征兆。她自发地描述其个人生活里的重要事件，这表明了治疗在向前推进。

　　在本案的治疗情境中，"逐步熟悉来访者"这一初始目标，与"处理来访者的移情关系"联系在了一起。来访者对治疗师有那些反应，显然并非针对治疗师个人，而是她将其某种预设的态度带入治疗情境的结果。因此，帮助她用"对治疗师的态度"来面对眼前的新治疗师，揭示并检视她的困难，这个过程既是诊断，也是治疗。对来访者的那些行为，治疗师没有去诠释它可能存在什么重要意涵，而是审慎地停留在调节来访者过度反应的层面，不做深入探索；治疗师也没有去批评，或者以其同样的方式去回应来访者，而是为她创设了一个包容的氛围。另一方面，治疗师也没有轻易附和来访者的态度——即认同来访者的困难应归咎于自己或前任治疗师，认同所有的治疗师都会犯这种错。有时候，来访者对治疗师出言不逊、举止无礼，他有意无意地认为自己有权以这种态度对待治疗师。然而，有且只有在一种情况下来访者才有这种特权，即他也同意自己的言行都要在会谈中被拿出来加以仔细审查。换句话说，治疗师没有义务去忍受谩骂和侮辱——仅仅因为来访者想要侮辱人，或错误地认为治疗师收了费就不管来访者做什么都该全盘接受。除非来访者的行为能促进他对其性格和问题的深入理解，否则没有任何理由要求治疗师去忍受那些在治疗情境之外所不能忍受的事。而在 Banks 的案例里，这种咨访之间的博弈已不是她需要处理的议题了，因为从她在第三次咨询里的言行看，她已经不再"讨价还价"，而是默默接受了。

# 第 4 次面询

访：我不知道继续谈上周所说的事，这么做有没有用？

治：我们谈过很多事，你具体指哪一部分？

访：就是俄狄浦斯情结的事呀。

治：俄狄浦斯情结的事？

访：当然啊，就是我和父亲的关系呀。在之前的治疗中，医生向我解释过，因为我妈妈全部精力都放在了生病的弟弟身上，无疑这使得我父亲把重心转向了我。在这场俄狄浦斯争夺中，我胜出了。是我，而不是妈妈，成为父亲的情感中心。结果现在我成年了，却没法和男性建立起一段有意义的关系。不仅没有男人比得上我父亲——在一心倾慕父亲的小女孩眼里，父亲是无人能比的；而且在我心里还一定会涌出一些可怕的罪责感，使得我没法自由地和异性建立关系，没法有一个属于我的男人，哪怕是我找到了自己喜欢的人，也会是这样。

治：我相信，对你来说最有益的做法是：不预设、不评判自己的想法，而只需将此刻出现在脑海里的任何事说出来。这样，我们很快就能发现它会把我们引向何方，或者经过检视我们发现那是条死胡同。这样做，不容易漏失重点。假如今天你恰巧想到的是父亲，那就不妨继续说下去。毕竟，无论你过去曾怎么详尽地讨论过，事实上今天你又想到了他，这或许意味着还有很多东西需要被理解。所以，何不这样往前走走看呢？

来访者，尤其是那些在心理健康领域里工作的人，有时会用说套话、讲术语、生搬硬套地解说理论等方式，去处理其个人焦虑，就像 Banks 现在这样。治疗师没有试图去正面处理来访者的提问，那样做的结果只能是围绕着来访者受困于俄期情结这一假定，争辩其意义和价值，何况这一假定在 Banks 心里，又跟对她而言极为重要的 Ralph 医生有关；治疗师避开了这个挑战，在来访者关于"俄狄浦斯情结"的观点上不予置评，而是表明自己已经准备好了，可以来倾听来访者此刻所想到的任何内容了。在来访者宣称其前任治疗师曾说了什么、做了什么，而试图让现任治疗师直接或间接地与之做"交锋或对决"时，不接招是个恰当的技巧。来访者此类言论常伴随着露骨的敌意，而治疗师无需为此生气；治疗师必须意识到：在无意识中驱使来访者采取此类策略的，是其内在的某种需要——来访者需要保护自己，以回避去检视那些在切实困扰着他的事情。

访：哦，也没有什么特别的，只是想到了我以前必须找人筹钱，才能继续治疗的烦心事。唯一让我烦恼的是，这种烦心事，你我要一起再熬三年。

治：怎么会这么说？

　　注意，来访者已经完全信任了治疗师。尽管她还很有可能会抱怨治疗、隔段时间就宣称要退出，但是，这些表达不能从字面意义上去理解，而应该被视为来访者传达痛苦的信号，并在此基础上加以处理。此刻，可以依靠移情关系来加以处理，它是治疗师最有力的助手、最有用的工具。

访：你什么时候结束在这家医院的工作呢？有私人开业的打算么？

　　假如 Banks 能紧紧抓住自己和父亲关系这一话题，加以思考，这当然会很好；但是在现实情况中，事物往往又不会如此顺利发展。人的思考有个习惯，容易打岔或者偏离原先的方向。这时候，没有办法判明"新的方向"在来访者自我求知的过程里，是有帮助还是会形成阻碍。在治疗师能再次辨明方向之前，他必须让来访者引领着自己前行；或许，来访者丢过来那些题外话，反而会让治疗更为顺利。

治：我计划明年六月份开私人诊所。

访：所以，那之后你就不在这家医院了？

治：是的。

访：但是，那就只剩八个月了……【停住】

治：嗯？

访：【开始哭泣】哦，真糟糕。我又要和一个新治疗师从头开始了。或许，现在我就该停下，不要再试了。

治：从现在起到明年六月，我们可以利用这段时间来工作，看看能完成一些什么。

有相当多的来访者会设想，领悟疗法的治疗成果只有历经多年的努力，才能够显现；持同样看法的治疗师也不在少数。然而，治疗时长和治疗效果两者之间并无必然联系。来访者的问题，源于其自身的发展与冲突；他把这些问题带到治疗中来，不会对它们产生强烈的防御；他在了解、认识自己的过程里，所涉及的内容往往就跟这些问题紧密相连。换言之，这些问题是比较容易被来访者觉知的，我们没有理由认为，对这些问题的认识和深入理解，必然需要耗费大量的时间。

访：但是我甚至还不知道能不能信任你呢。我们能建立起治疗联盟么？首先我得了解你是哪种人，你真的有能力来理解我么？

治：我认为，到目前为止我对你的了解是：你被吓到了。而据我所知，我没有任何理由会吓到你，所以我必须假设这种恐惧是由你自己带进治疗里来的，它的存在与我是怎样的人其实无关。因此，我认为现在的问题不在于我要设法让你相信我的确心怀善意。如果没有事实显示我的确吓到了你，那么我们不妨先把这个放在一边；不如来看看，你之所以会如此焦虑，是因为在你的想象里我可能会做哪些事？

治疗师除了"与来访者一道工作"外，没有别的办法去"证明"自己。而来访者必须在此刻扩展自己对治疗师的信任度，相信治疗师能帮助自己。假如来访者不能足够地信任对方，那么治疗师就必须把"无法信任"这一点当作来访者所面临的问题，去加以面质。试图说服来访者相信治疗师心怀善意或具有能力，都是毫无意义的。正如本案中治疗师所做的那样，治疗师该做的事是，尝试将来访者拉回到更具治疗前景的轨道上来。附带说一句，在本节面询中，治疗师再次让来访者看到，她的怀疑或抗拒，都无法阻碍治疗师帮助她；让来访者明白无论她是愤怒还是绝望，都不能左右治疗师，这是治疗师能给予来访者的最佳保证。

访：我想不到有什么，除非是……

治：除非什么？

访：可是那毫无道理呀。

治：不管是什么，说说看呢。

访：就是觉得你会发火，认为我什么都没做而冲我发脾气，你不理解我一直在努力着。

治：是不是我做了什么，让你觉得我会这样？

访：没有啊，所以我刚才说这毫无道理呀。

治：我们先别急着说毫无道理，如果那种感觉指向的不是我，或许是指向其他情境中的其他人呢。你能想到会是谁吗？

访：我觉得是我父亲吧。只要他心情不好，就会对我大声嚷嚷，不管我怎么尽力对他好，他总能挑出毛病来。

治：你在想起他没道理地乱发脾气时，想到了什么具体的事么？

　　来访者会使用诸如"坏"、"爱"、"生气"、"情绪低落"之类附着特定情绪的词语，这时候的应对上策是，让他用具体例子来描述；这可以确保治疗师能理解来访者使用这些词时想要表达的意涵。只有经过了来访者和治疗师的共同讨论，才能用抽象化和概括化的方式指称这些词语。

访：我记得有一次他回家晚了，我帮他摆好餐具端上晚饭——饭菜是在烤箱里保温着的；他吃了一口，发现太烫，嘴给烫着了，就操起盘子砸过来，盘子越过我头顶砸在后面墙上，他冲我大声吼叫，就好像我是故意要烫他似的。

治：你那时多大？

访：10 岁。

治：10 岁？你就负责给他做晚饭？

访：哦，是呀。他们希望我能帮忙家务。妈妈一直忙着照顾弟弟 Henry，总之她不愿和父亲呆在一起，只要他们在一起就一定又吵又骂，我很早就明白了，如果我能站出来帮妈妈减轻一些家务负担，就能让家里多几分安宁。

　　当治疗师听到这里，他对来访者的态度进一步发生了变化，他觉得自己现在上了轨道，开始逐渐了解来访者难于人际交往的原因。同时，他满心同情那个一心想表现得更好却总遭责骂的小女孩。他无需再刻意提醒自己：来访者的不信任和愤怒情绪并非针对治疗师。他更清晰地看到，在某种程度上，来访者此刻的挑剔源自其过往的艰难遭遇，而与治疗师无关。

　　在处理一个讨人嫌的来访者时，若想要促进来访者的理解，促进他的知觉定势随着理解的增进而发生转变，其先决条件往往是治疗师要先能理解那些讨人嫌的行为，治疗师在态度上要先有转变。

治：你父亲对你的激烈行为，是比较罕见的呢，还是已经是家常便饭了？

这样问，意在鼓励来访者多说一些她和父亲的关系。还有个重要的意义在于，要借此辨明来访者所举事例是否只是个孤立事件——在来访者需要用某种特定的视角看待事物时，他往往会逮住个孤立事件就大做文章。

访：那时候我们都害怕过周末，因为爸爸会在家；他是那么易怒，你永远不知道
　　什么事儿会惹到他，一旦他被惹毛了就完全不可理喻。

治：现在我给搞糊涂了。之前我得到的印象是，你觉得自己和父亲的关系很亲密、
　　很不一般。而现在你说的情况和之前的不一致呀？怎么理解呢？

治疗师可以针对来访者所陈述内容里那些明显相悖的部分，用这种不带指责意味的方式加以面质。

访：我也给搞糊涂了。你现在问的事，都是我之前从没说过的。

治：你是说，在之前的治疗里？

访：是的。

治：尽管如此，你一定还是谈过你父亲的，才会认为你自己有某种"特殊性"。

访：对啊，那就是俄狄浦斯情结啊。在双亲分开后，母亲留下个空位，而女儿
　　便填补进去了。不是那样的么？你不是弗洛伊德学派的么？Ralph 医生就是
　　弗洛伊德学派的，我猜他现在还是。

治：你的意思是说，这些是你对你和父亲之间关系所做的推论，而实际上你并
　　不记得对父亲来说你很特殊？

访：对啊，我当然记不得。你知道的，俄狄浦斯情结是存在于潜意识里的。在
　　意识层面里，我所能记得的主要就是我们总在吵个不休、闹个不停。很可
　　能我们都在屏蔽各自潜意识里的真正感受——你知道啊，就是乱伦障碍嘛。

说这些，让我感到挺不舒服的。你的提问都在浮浅的层面上。重要的都在潜意识里呀，你为什么要停留在表层上呢？

治：在我看来，你的那些回忆对治疗都很有帮助。有些事情，不能仅仅因为你记得它们，就觉得它们不重要，不值得被认真对待。所以，我们还是别太快抛下你记得的那些事吧。

来访者退回到她最初的那种带有防御意味的傲慢态度里，不过这一次温和了很多。她用这一方式来应对自己尚未觉知的焦虑；恐怕现在这种焦虑还是被加重过的，因为她开始去面对真实的、未被她合理化过的父女关系。尽管焦虑，但她此刻能够让自己随着治疗师的建议和评论做联想了，结果她所想到的事情让她十分惊讶。原先，Banks 在潜意识里会担心，自己若是依赖了治疗师就会遭致伤害，而现在她有能力去做联想并且不受之前的那种局限。这表明恐惧已充分缓解，由此她可以走进其治疗的下一阶段了——在这个阶段里，她对治疗师的移情关系，可以拿来用以深化其治疗。

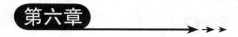

# 对疾病起源的探究与诠释

## 第5次面询

访：自从上次面询后，我总在回想童年的那些事，你有兴趣听听么？

治：当然，如果你一直想着这些事，那我们就该听一听。

治疗师该不该承认自己有兴趣呢？若是承认了，会不会是在引导来访者，建议她应该去说哪些内容呢？这样会不会妨碍了来访者继续做自由联想？

理解"自由联想"这一术语，不该望文生义。这是精神分析治疗与动力取向治疗的一项技术，它通常基于这样一个事实：来访者的言语并无所谓自由，言语时不存在"随口那么一说"或"心血来潮想起"这类事；至少在论及心理冲突时是这样的。来访者所说一切内容，皆由其潜意识目标所决定，都在某种程度上与潜意识目标有关联。一旦治疗师对来访者而言具有了意义——即成为其重要的移情关系对象，治疗师也就成为了那些潜意识愿望的诉求目标。唯有来访者为了满足其婴儿式愿望而抱持的期待，才能调动他去承担起他的治疗责任。而成年人，也跟他在童年期一样，只有对于获得爱有所期待，以及对于爱被夺走怀有恐惧，才能使他克服抗拒，去审视其防御模式；而归根结底，那些防御模式之所以会被建立，也还是为了规避焦虑。

对治疗师抱有正向移情的来访者，想要取悦治疗师，会去说那些他们自认为能让治疗师感兴趣的话。移情关系的呈现，即是成长发展历程的重现。儿童之所以有所遵从、有所表现，是为了在当下得到爱与表扬，绝不是未来的、抽象的目标在驱动着他。而来访者尽管也担心蒙羞和被罚，但是他之所以愿意让自己被人了解，也还是因为想要获得治疗师的喜爱与赞许，而不仅仅是为了痊愈。我之所以提示治疗师需要对来访者的这种心态有所了解，其目的是为了让治疗师对移情关系里存在的危险能有所警觉。在正向移情关系中，来访者会在无意识中竭尽全力遵从治疗师的意愿——不过，通常来访者对治疗师意愿的理解，只是他对治疗师一厢情愿的揣度而已。如果治疗师想要谈论有关俄狄浦斯情结和乱伦性欲的议题，那么来访者就会尽其所能，以最终能合乎这套模式的方式来提供素材；如果另一个治疗师使用另一套理论框架来治疗这位来访者，那么来访者又会转而换一种方式去满足新的治疗师。但是，正如弗洛伊德早在1937年所指出的那样，治疗师所能做的一切，不过是让车轮转动起来而已；至于治疗是否在正确的轨道上，则要由来访者的后续表现去呈现。

如果来访者所提供的素材鲜活而有生命力，能拉着治疗师和来访者一起向前走，那一切就会水到渠成。在这样情况下，来访者和治疗师都会觉得他们在努力工作，且富有成效；治疗则显得有趣，且富有情感张力，能引领着来访者在会谈内外，都有更深的洞察，并促成他在行为上的改变。然而也常常有这样的情况，如果双方都觉得自己在原地绕圈，并感到厌倦，缺乏变化，那么这些感觉就意味着，治疗师的关注焦点不够精准，他必须要换个方向来引领来访者的内省。

Banks 跟新治疗师做治疗时，怀着一种期待，她希望如之前的治疗一样，继续将她的问题沿着俄狄浦斯冲突的主轴，做更为深入的探索。而新治疗师的发问则表明，他想要听那些 Banks 此前一直觉得不那么重要的事，那也是在前任治疗师兴趣之外的事。起初 Banks 不太愿意配合；而现在，她说自己一直在思考，上次会谈时治疗师想要讨论的那些事一直在她心上，这一做法显现出，此刻来访者对新治疗师有了更深的期待。

假如治疗师对此不置可否，态度暧昧，则无异于在拒绝移情关系，这会使得与来访者一道工作变得更为艰难。

现在，咨访双方所选择的路是否走得通，能否促成有意义的理解，这一点仍有待进一步观察。

访：我只想得起自己那时很孤独，跟所有人都格格不入。Henry 出生前的事，我一点都想不起来了。或许那之前我过得还不错吧。然而，Henry 出生后，我就觉得我们家跟其他所有孩子的家都不一样。我猜是我们家的样子让我觉得丢脸吧。妈妈永远是紧闭着百叶窗，家里一切都是乱糟糟的。冰箱永远是空的，所以我也从不带朋友们到家里来玩——在别人家里我们总能吃到点心，而在我家里我却没法招待他们。滑稽吧？家里什么吃的都没有！妈妈好多年都没真正做过一顿饭了。绝大部分晚餐，我们要么点外卖送到家，要么出门去餐馆吃。天啊，我恨死中餐了，直到今天，还是这样！

治：听起来，似乎你妈妈生了你弟弟后，确实很忧郁啊。

访：是啊，她现在也还是很忧郁啊，哪怕是家里的条件很久以前就已经有所改善了。

治：过了多久，家里条件才变好的呢？

访：到我 8 岁的时候，我记得。

治：这个时间点你蛮笃定的嘛。是不是那时有什么特别的事情啊，才让你留下深刻的印象？

访：是啊。不过，我不太想谈这个。【停了一会儿】唉，我觉得我还是得告诉你，不过真的很丢脸……那一年，我们又开始过圣诞节了。

治：又开始过圣诞？

访：Henry 出生后，家里就没买过圣诞树，也没有礼物，直到我八岁那年的
十二月，突然，妈妈就买了棵圣诞树,是送货上门的那种。当时有个什么组织,
我估计是救世军吧，挨家挨户义卖圣诞树，于是妈妈就说"好啊，送一棵
来吧"。我们甚至还上街买了礼物，为圣诞树买了装饰品呢。

治：你知道，在你说这些话时，我听后的反应是一种悲伤，为一个没有圣诞节
的小女孩感到悲伤，而你呢，感受到的却是丢脸，看来你在这件事里一定
是感到了某种羞愧吧。

访：是的，我觉得最让我感到难过的，不是那些我不曾拥有的东西，而是我发
现我父母跟其他孩子的父母不一样。当别的孩子在猜想说，他们在圣诞清
晨将能得到个什么礼物时，我却要编个故事，说在我家圣诞树下也有大礼
包。不过，我觉得他们其实知道我是在撒谎，因为他们从来不要求到我家
去看看我说的那些礼物,而他们彼此之间却都会串门看各自的礼物。很可能,
那条街上的父母们知道我们家出了点状况，都为我感到难过，于是就让他
们的孩子对我好一点，不要惹得我更加难过了。我想，我知道他们清楚我
在编故事，我一边编故事一边觉得羞愧，还觉得自己蠢得要死；可即便如此，
我还是不得不编下去。我认为这都是他们造成的，让我堕入这般田地——
我是指，我父母。

治：你感到如此难过和愤怒，你告诉父母了么？

访：那么做不会有什么好处的。但凡我跟妈妈说点什么事儿，无论是什么，她
都会哭，然后把我当成年人一样来跟我抱怨，说有了我父亲、有了我弟弟，
她的生活就变得如何的艰难。我记得有一次，我被邀请参加一个生日聚会，
我恳求妈妈带我去商店买件礼物，好带到聚会上去。但她没有答应——她
就是做不到，或者是陷在一片混乱里顾不上，我猜。结果最后我只能找个
信封装了点钱当成礼物。太丢脸了，别的孩子带的当然都是包装精美的生
日礼物。我知道，这种事跟妈妈再怎么说也不会有用。那之后，我再没接

受过一次聚会邀请——我都是找个借口推掉——直到我长大了，能独自上街买礼物为止。

此刻来访者所说的话，蕴含着重要的信息，令人鼓舞。在面对失望和逆境时，她既没崩溃也没退缩回自己的世界——没有复制她妈妈的行为模式；在那一刻还是个小女孩的她，没有选择放弃或屈服，她在等待着机会，尽最大可能去修正她的人生难题——在她能够自行去玩具店购物时，她就又开始参加聚会了。这暗示出，在她身上具有某种力量，而这种力量的精髓可拿来为治疗所用。此外，需注意到她所具备的两种天赋：即便遭受着痛苦，依然能自我省察；即便会引发痛苦，仍能评估自己的行为对他人的影响。这些对治疗工作也有助益。

治：假如你跟爸爸提起圣诞节，他会是什么反应呢？

访：我不记得自己有没有跟他专门谈过那些事。不过，只要去质疑我们当时的生活方式，他的典型反应就是，责怪妈妈，责怪她生的病，责怪弟弟的状态；然后替自己感到难过，然后说我不该增加他的负担；再然后就是勃然大怒，告诉我，我应该感到庆幸了，幸亏有了他我才过得这么好；他工作累得像个奴隶，生活糟得像头猪，就为了保持这个家庭的完整；而这都是为了我。他还会说，要是换作别人，早就抛下我妈妈，自己去过好日子了。他让我感到极为内疚、害怕，我只得忘掉一切困扰和不如意，尽自己所能让他感觉好过一点。

治：现在，你会怎么看待当时的这些事呢？

访：我那时还能有什么选择呢？我没法投靠任何人，我父母在这里都没有亲戚，所以我没人可以求助。而且，你知道，我的确爱我的爸爸。他确实过得也很不好。我想，那时候家里这般情形，他也跟我一样感到很难堪。他一样没法请人到家里来。其他所有医师彼此都会招待宴请，而他从不参加，只因为他没法回请人家。不管怎样，妈妈的状态也让他没法带出门，你没法预料妈妈什么时候会大哭一场，也没法预料她会跟人家说什么，也不确定她会不会见谁都不搭理。

　　不过，我们家还是有几个朋友的，他们是爸爸原来的病人，大家走得近了就成了朋友。他们真心喜欢我爸爸，我爸爸也诚心待他们。尤其是Rubin夫妇，类似圣诞节时候，我们会去他们家做客。虽然他们是犹太人，家里也没有圣诞树，不过他们会给我们每个人礼物。他们好像也不求回报，能邀请我爸爸去到他们家，就很满足了。Rubin太太对我妈妈很友好——我想，她不光喜欢我爸爸，也很喜欢我妈妈。爸爸和他们在一起时就变得很不一样——他很快活，会打趣逗乐，还会开怀大笑。爸爸在"医生"这个角色里，感到很舒适，这一刻我能看到他完全不同的另一面。他这时很有魅力，不难想见为什么他在社区里总能顺利执业，病人们都愿意跟着他。

　　在Rubin夫妇那里，我只见爸爸发过一次脾气。当时妈妈的状态糟透了，Rubin太太就问爸爸为什么不带妈妈去看精神科医生。我爸爸听后脸涨得通红，说她的问题不是精神科医生能治的。她的发作（这是爸爸的说法）是遗传，终会自行痊愈的。他说，精神科医生绝做不出什么好事，只是等病人的问题自行解决后，出面把功劳揽在自己身上而已。而且，他也不会让妈妈像个动物一样，跟疯子锁在一起，他知道精神病院是个什么样的地方。

　　看得出，那时他真的很烦乱，可能这比愤怒还让他受伤，不过Rubin先生出面打了圆场，那之后他们再也没提过这事。

　　Rubin太太真是个好人啊，她带着我妈妈一起去买衣服，也带上我。那时候要不是她来管我，天知道，我上学前的那些准备工作怎么能搞定！

治：我们时间快到了，今天只能说到这儿了。

访：那今天我说的这些事，究竟意味着什么呢？你还什么都没有给我解释呢。

治：或许你现在真正想知道的是，在你跟我谈了自己以后，我会怎么看待你。我猜，在你父母陷入困境时，你很难从他们那里获得什么回馈，因而你便转向了其他人，想要证明自己是有价值的人。

访：在学校里，我已经充分意识到了我在这么做。我按照老师的要求去做事，然后就被表扬了，这让我惊讶极了。原来是这么简单，就像是拧开了龙头，水就能流出来一样。

治：或许，那也是你看待我们关系的方式。我是老师，而你则需要确认自己是否是个好学生。

访：哦，那我这样做，有意义么？

治：很有意义。我很确定，我现在对你的了解已经要比先前加深了许多。不过，我一直想说，你可能不仅仅需要在治疗室里卸下自己的不安全感，还可以要求自己在日常社会交往里也这么做；既然你最初对自己问题的界定是，"一贯缺乏能力建立满意的人际关系"，或许，这么做能让你对自己的问题有进一步的了解。

访：这些我得仔细想想。

治：好啊。我们下周见吧。

在本次咨询中，治疗师对来访者开始慢慢熟悉起来。然而，这并不意味着治疗师已完全获得了所需要了解的一切——还远远不够呢。这仅仅意味着，对治疗师而言，Banks 已经成为了一个"人"，而不是一个由各种"行为"与"症状"组成的集合体。治疗师现在有信心有能力指导来访者，进一步探索其自身性格与发展历程。

和来访者相比，治疗师不见得一定更容易向对方敞开与投入。Banks 刚来时态度傲慢，颇具敌意；这很可能是她的防御，意在阻止其退行，不让她把自己儿童般的愿望（索取爱与理解）转移到治疗师身上。根据目前对来访者早期生活的了解，治疗师认为，很可能来访者一直在防范自己因这些愿望落空而遭遇失望。为了能投身治疗，来访者必须要克服对退行的恐惧。而治疗师所面对的问题则相反。为了能全身心投入到来访者身上，他所必须对抗的则是自己的那些退行愿望，诸如从来访者那里获得爱、仰慕与肯定。来访者最初的那些行为给治疗师造成了一定的负面情绪，治疗师要在内心里对此有所觉察并加以识别，以"做一个好治疗师，达成理想治疗"为目标，来与自己内心中的负面情绪对抗，从而能够有意识地超越这些情绪。从治疗师的角度说，做出这一决定使得他能够进退得当，禁得起来访者的一再试探。来访者确认了治疗师在攻击下依然足够坚强后，才能信任治疗师，相信治疗师不会无端伤害自己。从来访者随后联想的态度和内容中，看得出她的希望被调动起来，并且她将希望寄托于治疗师身上。

跟来访者比起来，治疗师的自信基础并不是互动中引发了对方的什么言行，而是治疗师确知自己有能力战胜自我。治疗师更多地去关注来访者的需要，而不让自己的需要在此刻喧宾夺主；治疗师在内心斗争里，逐渐靠近了那个理想中的自己。这是有效治疗情境的基础。

与此相类似的是，父母或者老师也可能在某一时刻被孩子鲁莽的行为所伤害，然而，反击的冲动只是最初的一闪念，这念头会随即被压制——因为父母、老师会遵循其心中那个理想自我的形象来行事。成人可以尝试去理解孩子，理解在那鲁莽的行为背后，孩子的内心世界里正在发生什么；而不是针对孩子的挑衅行为本身，以牙还牙地反击。这样成人便能实现自我控制，同时也能掌控跟孩子间的互动。

诸如"治疗联盟"、"工作联盟"，或者"治疗契约"这类术语，通常意味着一种默契——咨访双方有着共同的目标；然而，此种期待是不切实际的，不应该把这一点作为治疗的基础。此外，在治疗实践中，此类术语还往往意味着治疗师必须让来访者喜欢治疗师，反过来，治疗师也要去喜欢来访者。心理治疗不是比赛谁最受欢迎。来访者对亲密关系的恐惧、对受到伤害的预期，以及其他原因都会使得他对治疗师表现得很敌对，使得他把自己表现得很不讨喜。我相信治疗师如果将建立咨访间的"亲善关系"视为主要目标的话，他就错了。（顺便说一句，咨访间太过迅速就达成彼此间的肯定与赞赏，也不会是治疗顺利行进的保证；恰恰相反，此类情绪极具防御色彩，也违背治疗原理。）

　　在具体治疗中，与特定的来访者一道工作时，治疗师应该花心力培养能力去喜欢自己，而不是致力于让来访者喜欢治疗师。（附带一句，养成这种能力，治疗师可以用以矫正自己对来访者所怀有的负面情绪。它是最好的方式。）治疗师无法对自己满意，是一个清晰的信号，意味着治疗出了差错；我们无法左右来访者能否喜欢治疗师，但我们期望一名治疗师，要有能力掌控言行，达成对自己的喜爱。

# 第6次面询

访：我觉得上次我该说的都说了，今天没什么可说的了。

治：给自己一个机会，看看能想到什么。

访：真的，没有可说的了。

治：根据我们上次面谈的情况看，我猜你可能在担心，担心自己说过的话或者将要说的话，会引不起我的兴趣，没法令我满意。

访：我没体会到这些。

治：你上次回去后，考虑过我们谈的内容么？

访：你指哪一部分？

治：我倒是没有特意专指哪一部分，不过呢，上次的会谈挺积极、挺完整的，我就很想知道，那之后你会对哪部分内容特别在意。

访：我确信上次离开这里时，肯定是在想那些事的，但那是一周之前了。之后我就一直在忙别的，搞得我现在想不起来上周都具体说了什么。我记得我谈过很多关于父母的事、关于 Rubin 夫妇的事，我都很久没有想起他们夫妇了，不过，能记起来的我也都告诉你了。

治：看来你这一周里忙坏了，发生了什么呀？

　　治疗师意识到，自己所作的探询没什么效果，而来访者一开始的几句话有望用来打开僵局。的确，来访者所说的"但那是一周之前了"，可以理解为她在说"我见你见得还不够多"，这一点值得治疗师留意；但是，在治疗师对来访者作这样的诠释之前，他还应该搜集更多的证据。

访：嗯，一开始呢，是我室友决定要搬走，搞得我现在要去再找个人来合租，我一个人可付不起全部房租。接下来，好几个月都没跟我碰面的导师，突然决定要找我来谈谈我的论文了，我又得赶紧把所有资料统统准备好。

治：为什么你室友要搬走？

　　治疗师做得很对，不用去等着看来访者会不会跟自己多谈一点室友的事；既然治疗师对此产生了兴趣，就不妨直接问。治疗师选择先问室友的事，而不是问论文，因为了解"室友问题"，或许能使人进一步理解来访者的初始主诉议题：在建立人际关系上遇到困难。

访：我一开始就不该找她合租，但是没办法，我需要个人来分担费用。她年纪比我小很多，而且生活理念也不同。该她分担的家务，她从来都不在乎自己是不是已经完成，也不在乎公寓里乱成什么样。我可不能那样过日子，于是我就跟她说了，结果她还不高兴了。我想她早就在另找房子了吧，现在一定是已经找到了。

　　在"来访者因自己公寓里凌乱而不悦"，与"她的童年记忆，以及当时她母亲抑郁发作后家里的状况"之间，治疗师可能会去尝试建立联系。尽管这之间可能会存在着某种联系，但在本节面询中，尚无证据下这个结论；所以，此刻治疗师没有理由不就其字面意涵来理解来访者。治疗师没有将来访者的思考强行纳入所谓心理动力取向的诠释模式，而是把握这个机会，去了解来访者在面对压力时的反应，了解她调适日常生活的能力。

治：那现在你打算怎么办呢？

访：在我做论文的研究部门里有个女人，我想她会有兴趣跟我合租。她现在承租的公寓正在卖，无论如何，她过几月也得搬家。

治：那你怎么知道你们两个合得来呢？

访：我们两个年纪接近，似乎在很多事上的观点也都一致。我们在这个部门相处蛮久了，我想应该不错。

治：你在这个部门的工作性质是什么？

访：我在参与一个针对领养父母的研究。领养安置之后我做跟进随访，最初，我们对领养父母的亲职能力做过一个评定，现在我要去了解其预估的准确度。

治：这是你攻读博士学位的一部分么？

访：我打算继续读书，以后拿博士学位，不过现在，我正在完成硕士论文。如果我的导师喜欢我做的研究，那么今年夏天我就能拿到硕士学位了。所以我要好好准备跟他的这次约谈。对了，要是下周我暂停一次和你见面，你会介意么？我要准备见 Simmonds 博士，时间不够用。

治：面询是属于你的，你当然可以取消预约，不过我怀疑取消预约对你不是太好。

访：你的意思是，如果我感到太过担心或者烦恼的话，那么，在我和导师见面之前来这里谈谈，会比之后再来要好，是这样么？

治：正是。

访：我想，下周我还是来吧。对于今天我告诉你的事，你有什么想法么？我想我该道歉，我今天说的尽是些鸡毛蒜皮，都是让人提不起兴趣的事，我的意思是，这些都不是心理层面上的问题。

治：我一点都没有觉得无趣啊。看到你有能力应对压力情境，真令人鼓舞，而且了解这些对我来说也是重要的。

本次面询里有很多事情值得检视。虽然今天的面询看起来似乎波澜不惊，但这只是因为，衡量疗效的依据，往往是去看治疗师能否在来访者的"当下事件"与"过去事件"之间建立起明显的连结。可实际上，今天的面询里发生了很多事，澄清了来访者的很多状况，也有助于治疗师设定治疗目标，并让来访者准备好去达成。

首先，澄清了来访者的焦虑既不是全面性的，也不是无法控制的。实施以增进领悟为导向的治疗，会有遭遇压力的一刻；所以在投身治疗之前，治疗师很重要的一点是要明白：特定来访者的焦虑，不仅可以被妥善处置，更能转化为治疗的助力。在本案中，治疗师处理了来访者的初始焦虑以及焦虑中的行为表现，迄今为止，我们确实看到来访者对治疗师的处置方式一直能有所回应，并从中获益。

治疗师观察到的另一个重要因素是，来访者似乎在其生活的若干重要领域内，有着相当完善的功能。尽管遭遇困难，她仍能以一种目标导向、结果导向的成熟方式去处理其生活与学业。这种能力也能滋养出她从动力取向的心理治疗中获益的能力；我们可以展望，一旦她修通了目前阻碍她的种种错误认知，她也就能去处理生活中的其他层面。

在本次面询的开始与结束部分，来访者表现出轻微焦虑，这种焦虑似乎集中指向治疗师。起先，她焦虑找不到可说的内容，而与此形成鲜明对比的是，经治疗师鼓励后她又转而能做积极响应；这表明她既有取悦治疗师的意愿，同时又有因无力取悦而生的担心。与此相类似，在她暗示下周可能因为太忙而无法依约面谈时，治疗师没有把她看成是在贬低治疗，而是认为她在恳求从治疗师这里获得再次保证，她需要确认治疗师对她前来面谈依然会持欢迎态度。只不过，来访者在以一种挑衅的方式表达请求，她这种模式治疗师已经很熟悉了，她用这种模式去抵御因感受不到自己被需要而生的失望。然而，颇为矛盾的是，她在日常生活里做这种防御，却无法保证那些她最为担心的事不再发生；她用挑战他人自尊的方式去回应他人，以此试探自己在他人心目中的重要性，而他人则会由此感受到不被需要，往往为求自保而疏离她。不过要注意，此刻治疗师没有以自己的结论去面质来访者，而是理解来访者的需要，针对她的需要做直接回应，鼓励来访者自由表达，鼓励她依约前来面询。治疗师这样做，是因为根据对 Banks 的了解，他有个假设：Banks 除学校经验之外，严重缺乏机会学习如何通过取悦他人而提升自尊。很可能她父母曾是非常的愁苦，以致于他们也无法从子女的成就中获得宽慰或感到满足；于是，事实上 Banks 所习得的观念是，再怎样合乎父母的期望，都无法增强她的自体感。或许在来访者最初自大而愤怒的行为背后，藏着一个孩子受到惊吓后的不安全感，这孩子满心希望取悦父母却又不知该如何去做。由于治疗师有了以上暂时性的构想，也由于他不愿让来访者在咨询中过于手足无措，所以，当来访者不确定自己所说的话是否值得去听时，治疗师就立即去安抚了来访者，告诉她自己很感兴趣。

Banks 的情况绝非罕见。（当然，这也是我选她做案例的原因。）的确，在治疗中她必须去面对自己的缺陷，即在成功建立人际关系方面——尤其是对异性时——能力严重不足；然而，具有同样重要意义的是，可能她在觉知自身优势方面也缺乏能力，因而她也难以借助自身优势去维持自尊，从而树立起适当的自信。假如来访者知道治疗师会尊重他，即便在来访者无法觉知自身任何优势之时，治疗师却仍能在她身上找到闪光点，那么来访者在这种情况下就最有可能从治疗中获益，并能成功、有效地耐受治疗中的艰难时刻。在某些来访者的治疗过程里，来访者获得一再的肯定、得到治疗师的指导、其心理需求获得满足，这些往往都是治疗的基本要素；理解这一点非常重要。这种来访者在与父母的关系中，一直缺乏足够的学习机会，他们不了解其自身行为可以如何影响他们所受的对待，进而也不会明白他们所受的对待在如何影响他们对自我的认识。对 Banks 的治疗不应混淆于支持性治疗。所谓支持性治疗，旨在强化来访者既有防御，意在遮蔽而非掀开来访者的内在问题。而本案中，Banks 的最终目标是在帮助下洞察、领悟自身特征行为模式，从而不断获得提升，促进痊愈。不过，首先治疗师必须要为其打下必要的基础，使得来访者能够面对她自己。

一旦治疗师找到方法成功地接近来访者，治疗就会产生其自有的动力，驱动咨访双方在治疗中前行。在本案接下去的 10 次面询里，治疗师能够识别来访者的愤怒，它意在表达来访者担心自己会不被理解；因而这使得在来访者频繁而显著地挑战治疗师的自尊之际，治疗师能够在回应时依然保持着好奇心，而不是怀着受伤害的感觉。来访者一旦确认了自己不会遭致拒绝，她就能焕发出希望，容许自己被喜欢、被欣赏、被认可。当然，这种希望不是 Banks 直接表达出来的；而是说，她在详述一些具体事件时，会邀约治疗师对此加以指正；而当治疗师不发表意见时，她又能够详细深入主题，容许自己潜在的真实情感呈现。以下的会谈节录，显示出治疗的转捩点，这段记录描述了来访者如何呈现自己的乐观感受，并让治疗师了解到她已有所改善。

# 第 17 - 70 次面询

访：我在机构的工作越来越有收获了。虽然我还不够资格给人做治疗，但在我约谈一对父母时，他们跟我谈抚育领养儿童时遇到的难题，我觉得我还是帮到他们了。【转而有点愤怒】不过，我猜你会觉得只有你们这些精神科医生才能做出有效的治疗吧。

治：听上去好像你对临床工作很感兴趣，而且也颇有天赋呢。能跟我说说你经历的事么？

此刻，治疗师已经懂得了来访者的这种愤怒意在表达什么，所以他没有试图为自己做辩解，也没有用其他方式直接回应挑战，而是在回应时，就当作来访者好像在问："你觉得我能成为一个好治疗师么"；他鼓励来访者继续说下去，说出她真正想要表达的内容。通常治疗师会向一个有着轻微焦虑的来访者，诠释其挑战行为所隐含的意义；不过，注意，此刻治疗师没有这样去处理，而是直接呼应了来访者的内在需要。

访：【立即平静下来】上个礼拜我接待了一对夫妇，之前我们曾给他们寄了信，请他们来做个跟踪访谈，但他们几个月了都没给回音。最后我给他们打了电话，他们当时很抗拒，但最终我还是说动了他们。见面以后，他们不太乐意跟我谈，回答问题也只是简单地说个"是"或者"不是"。尽管他们保持着礼貌，但还是能明显感觉出来他们对我、对机构都很不满。我意识到这样耗下去什么进展都不会有了，要是搁在不久之前我肯定就手足无措。而这次，我只是说我看得出他们很不高兴，还告诉他们别的领养父母也会有担心，不知道该怎么当个好父母，有时还会觉得我们的机构就像个丈母娘或者婆婆，跑到他们家里去指责他们教养子女的方式。结果，他们就敞开心扉了！他们现在非常担心，因为孩子要去上托儿所了，那么托儿所的人就可能会知道他们的儿子是收养的，他们不知道该如何处理这种情况；而且他们也不知道要不要为孩子做些准备，也不知道该做些什么准备。机构原本有个工作人员在帮他们处理此类事情，但是上个月那个人辞职了，而且那个人总让他们感觉自己像是在受审，他们根本不敢说出自己的担忧。当我告诉他们，这样的担心很常见，很多领养父母都会和他们一样时，他们感到轻松多了。尽管我做得远远不够，但他们还是非常感激我。

治：你的确为他们做了很多，你细心倾听他们，这么做显然让他们大大缓解了对批评的担心。而另一方面，你了解那种整日担心的感觉，对么？就好像无论怎么做都能被挑出毛病来。

访：你是说我们所谈的这些，跟我父亲有关，是么？尽管前一周忙得不行，我上周末还是回了趟家，结果我们又吵起来了。就算之前我在这儿和你谈过，我似乎还是会情不自禁地跟他吵。我猜，我总想试图从他那儿获得点儿认可吧，可他的反应千年不变——批评我、批评我做过的事、批评我打算要做的事，那一刻我就变得烦躁不堪了。

治：嗯。

访：我告诉他，我用生日时他们给的钱买了辆车，特别划算，可是呢，他不但没有感到高兴，反而断定那辆车一准儿有什么地方会出问题。我都告诉他了，我找机修工检查过，车没问题，但即便这么说了也没用。他就是会扫兴，我什么兴致都没了。

治：他也扫了自己的兴，对吧？

访：你的意思是？

治：他们其实很慷慨，在你生日时送了你这么棒的礼物。不过你的父亲似乎没法享受你的感激，也没法去分享他的礼物带给你的快乐。

访：真的是这样。我想让他知道我在多么谨慎地花这笔钱，想让他知道他们付这笔钱让我有多感激。事实上，这些比我得到一辆属于自己的车重要得多了。

治：似乎这是一个延续，你在小时候就一直试图获得他的认可。

访：至少我妈妈为我感到高兴。最后我开车载她去兜了一圈。我觉得她挺为我自豪的，因为我越来越自主独立了。到现在为止，我都不太敢去做我渴望做的事。我觉得自己空等了很多年，想等着爸爸牵着我的手，领我去买我自己的车。当然啦，我其实也可以用不着等他的，我自己就可以去买，所以这不是钱的问题，问题是他偏偏不肯为我出一点点力。同样，我也不得不自己去料理学校里的事。别人高中毕业后，父母都会带着他们参观各所大学的校园，可是我爸妈就从没这么做过。等我选择要读哪所研究生院时，我爸唯一做的事就是给我讲述就业市场是如何艰难，就好像对我来说，任何找工作的努力都将是徒劳一样。

治：你知道么，尽管你爸爸在对你愤怒咆哮，可是我怀疑在所有的叫嚷声底下，可能常常还藏着他对你的担心，或者是他对生活的恐惧。在他愤怒情绪的背后，似乎还有担心的情绪，担心会出现什么事对你不利，比如找不到工作，比如车会发生故障，诸如此类。

访：我从没想到过这些。不过，听上去有道理。我觉得，要是能按他的意思办，我就绝不可能离开家去读大学。不过我也得说，一旦我做了决定的事，他倒是从来也没阻拦过。

治：就像你买车的事，一旦你决定了要买，他也没去阻拦你。事实上，他还给了你买车的钱。你一旦行动起来了，既不需要他主动替你做决断，也不需要帮你去实施时，他好像反而松了口气。

访：【坐在那里沉思，沉默了大约 1 分钟】

治：嗯，看起来时间要到了，我们今天就说到这儿吧。

访：哦！我还没有说完机构里发生的事呢。

治：好，那我们再多坐几分钟，你可以说完。

访：嗯，其实也没有多少事。就是关于我跟你说的那对夫妇，由于现在没有专职的机构人员负责帮他们，而我们谈过后，他们如释重负，觉得自己跟其他的领养父母也没有太多不同，于是打算再来详细谈谈。我就帮他们做了预约，然后呢，Betty（领养机构的负责人）就正式批准了我可以继续会见他们，为他们做治疗，而不再只是出于做论文研究的目的才去接触他们。好，说完了。

治：真了不起。恭喜你呀！既恭喜你在这个案子上成功地打开了局面，也恭喜你获得了第一个正式的治疗任务。

访：谢谢你，这的确让我蛮兴奋的。


为什么来访者会拖着不说她的好消息呢？她几乎要漏掉说她已经得到机构指派，可以从事临床治疗了。这有两种可能。其一，这一成就让她极为兴奋，刺激过强以致于她没法轻松地来处理它，她要拖到面询快结束时才说，这样就用不着、也来不及去详细讨论了。来访者常会出于这个原因，将他们的重要进展拖到面询结束的最后一刻才说——他们并非故意如此，而是出于当下认知上的不足或欠缺，下意识地采取防御。其二，来访者担心治疗师会不认可她所获成就的重要性，如果治疗师听完后没有什么回应，来访者会觉得只是她自己一个人在兴奋得要命，会感到极为羞愧；于是，她把这部分内容拖到最后一刻说，这具有把内容压缩到极简的象征性意味，她做好准备一讲完就可以闪人——她用这一策略减轻预期中将受到的伤害。

本案中，治疗师真诚地表达自己的喜悦，认同来访者极有可能获得成功，同时也在含蓄地表达，来访者的成功意味着她克服了原先频频阻挠其把握机遇、施展能力的焦虑。一般来说，如果一个来访者能对自己有更深的洞察，能更客观地看待自己，治疗师尽管为来访者感到高兴，但通常还是会倾向于保持中立态度，只限于诠释来访者所感到的紧张情绪，并要求他在以后面询中再遇到此类情形时（姑且当这种情形还会以某种形式再现）对此加以检视。然而，在面对 Banks 的情形时，治疗师选择了直接而适度地满足对方需求。（我认为这个做法是正确的。）操作上的这种差异，常被错误地表述为：治疗师是否是以一个"普通人"身份在面对其来访者。其言下之意是，治疗师若去满足来访者，则是放弃了自己的治疗态度。然而，Banks 的治疗师并没有因为表现了对来访者的"和蔼亲善"，就丢了"治疗态度"。对来访者的需求，他就其表面意涵去做回应，却在治疗上获得了显见的推进。

同样的，如果治疗师出于有利于治疗目标的考量，而对来访者的直接需求（immediate needs）不去加以满足；或者，如果治疗师相信，来访者能够耐受不被满足而产生的紧张，而且由此产生的适度焦虑可以让来访者唤醒与治疗相关的某些素材，从而最终对治疗有益的话，那么治疗师的这种节制，也不能算作不够人道或缺乏人性色彩。治疗师依照治疗的需要，来决定该说什么或不说什么，而不是去考虑，此刻自己在来访者心中会是什么形象。

从此之后，与治疗初始阶段截然不同，Banks 的面询开始变得自发而有节奏，明显不再需要治疗师的主动引导面询也能自主地向前推进。

这里有个很有意义的现象，尽管治疗师从治疗开始就小心谨慎，避免轻视或贬低来访者在自我调适上所做的努力，但是来访者却依然一直觉得治疗师会轻慢地对待她。每次，当来访者的言行流露出她在预期自己似乎将遭到拒绝，或将要被轻视贬低时，治疗师都能去缓和其局面，转而使咨询产生出一个积极的结果；然而尽管如此，后来的面询里，就像之前例子里所显示的那样，她仍表现出相似的模式——用愤怒、挑衅的态度来掩饰担心，以避免被咨询师发现自己有缺陷。心理创伤所映射的这套认知系统，不会仅仅凭着一个良性的现实环境而发生转变。在这种情况下，解构这套认知系统——即"影响并使得一个人的性格产生转变"，仅仅靠治疗师的所谓情绪矫正和（或）人生经验的"再教育"，还远远不够。

在紧接着的几次面询里，来访者与父亲的关系得到了进一步的检视。治疗师先前假设她父亲所感受到的，更多是恐惧和不安，这一点似乎得到了证实。从这一点来说，母亲的生活受到禁锢，这既由于母亲自己沮丧情绪的影响，也是源于她在依从父亲的需求。而先天愚型的儿子的出生，也再度强化了父亲的感觉，他觉得安全来自于减少改变以及规避任何形式的风险。一旦父亲脱离了他所熟悉的专业领域，就会变得焦虑而易怒。Banks 现在明白了，很可能父亲对她的批评，是父亲表达担心的方式，对他来说，这一方式可以奇迹般地发挥作用——以预言灾难的方式规避灾难。

在具备上述觉察之前，来访者其实已经成熟了不少。父亲的层层恐惧构建出了一支失真的镜头，之前她透过这个镜头来看待自己，而现在她转而开始透过治疗师的眼睛看自己，就如之前面询里所显现的那样，在与她家庭不产生直接关联的某些领域里，她已经开始对世界、对自己有了更多的期待。

最终，她识别出在父亲的愤怒里，更多的"成分"是恐惧；因而她开始能转换态度去对待父亲，也转换了态度对待自己。她怀着一点懊恼，带着一丝沮丧，放下了自己孩童期的愿望，不再执着于赢得父亲的肯定，不再期待借由父亲的赞许来最终满足自我。放下了这重幻想，接受它无法实现，来访者也就同时卸下了对遭到父亲否定而生的担心。进而当父亲再次对她所做的事，或将要做的事感到心烦意乱时，她开始学会去安抚父亲，告诉他自己能处理好一切，能掌控局面、能应付可能出现的任何麻烦。

Banks 有个对父亲的潜在要求：父亲有责任让女儿觉得自身是完整的。可是父亲做不到，他甚至对自己都做不到这一点，何况对女儿呢。一旦 Banks 放下了旧有期待，便也解放了父亲；父亲对她的态度随之产生了明显的变化。此类情形其实屡见不鲜，青少年或者刚刚成年的年轻人，得益于治疗中所获得的洞察，不再索取父母无力满足子女的那些心理需求，随后双方的关系就改善了，有了不同于之前的新立足点。一旦 Banks 不再向父亲追索满足，反而就能从父亲那里得到她一直想要的东西；这看似矛盾，实则理所当然。父亲尽管从未和女儿直接讨论过自己内心的这个秘密，然而最终女儿还是理解了他；父亲对此有近乎伤感的感激，转而视女儿为朋友、为知己。在这个过程里，女儿对父亲的过去也有了更多的了解。显然，父亲一直有着某种恐惧症，这在他青春期到成年期的阶段里极为困扰他。父亲进入医学院，将自己完全沉浸于学业和工作里，因此可以说，他对自己的"治愈"办法就是获得新的身份认同，医生角色使他有了新的社会功能。他当了医生，成了一个助人者，而不再是一个需要被帮助的病人。当然，这种"治愈自我"的办法，也有其不足之处，一旦父亲不得不丢下医生这个面具，去履行医生以外的社会角色责任时，就会明显地感到痛苦。

治疗师推测，父亲的情绪里更主要的成分是恐惧，而不单单是愤怒与批评；治疗师只是从女儿口里对父亲有个间接的了解，他借由对移情关系的观察，做出了如上的假设。我们能确定这个假设是正确的么？它会不会只是一种比较容易引人关注的可能性而已呢？仅仅因为治疗师和来访者都觉得这样假设比较说得通，于是就把它当成事实了，会不会是这样呢？我不认为这个假设就是事实本身。即使出现了更多的证据来加以佐证——比如案例中的这个父亲自发地向女儿袒露其精神病史——这个基于假设的构想也依然只是个推测而已。然而，在我看来，在心理治疗的框架下回答此类问题，似乎是没有什么意义的。我们当然无法套用自然科学领域内用以求真的方法，去获致心理治疗领域内的确定性：自然科学的准则不能用来测量心理治疗领域内的"事实"、"真相"与"效度"，在心理治疗领域内要达成的是另一种目标，运用的也是另一套方法。治疗师所做的假设，其效度显现于促使来访者以新的方式看待自己，检视其发展，然后用由此得来的理解促进其成熟。尽管在此之前，Banks 也已经在不断地、更为有效地运用其自身固有的能力；而现在呢，在她个性上出现的变化则属于质的飞跃。她现在整个人跟之前相比，都已经全然不同了，她会根据自己过去的、现在的以及未来的经验以一种全新的方式去看待自己，由此她在生活里的行动取舍，增加了多种新的选择，生活目标也变得具有了多种可能性。还有一个显而易见的问题是，假如对父亲的行为以及对父女间的互动，我们运用其他方式去做诠释，是否就无法产生与此相类似的效果呢？有经验的治疗师知道，无论自己有怎样良好的动机，也无论自己所做的诠释听上去多么合乎情理，都有可能无法达成如这个案例所产生的效果，最终这些失败教训让治疗师明白，治疗介入只有获得如 Banks 这样的结果，这时才能确认治疗师的洞察是正确的。

　　Banks 对自己与父亲的关系有了深入的洞察之后，她和治疗师的关系也发生了变化。一旦她理解了，父亲之所以对她态度严苛，主要不是针对她有缺陷，而是由于父亲自身存在不足，则她"自己的缺陷将在治疗师面前暴露无遗"的这一假设很快也就消退了。她不再去挑战治疗师，惹他讨厌自己；而是唤醒了一个自己长期以来处于休眠状态的心愿：她希望有一个可信赖的父亲，可以和他谈谈自己的想法，谈谈对未来的憧憬。由此，她不仅态度发生了改变，容貌也有了变化：看起来更年轻了，惯常的一脸怒容也消失了。

　　现在，Banks 治疗时所说的话题之一，是她在生活中跟异性的相处方式。她并非没有魅力，偶尔，她室友或别的什么人会给她介绍男士认识。而约会过程却往往如出一辙：她对某个男士颇感兴趣，而对方约会过几次后就不再约她，从此没了下文。就像她早先所说的，她觉得男生对她的聪明与自信都很反感。然而，只有不断去询问来访者，了解事情原委，才能在细节中发觉事情原来有另一番面貌。在她和一个男士初见面时，她会鼓励对方谈论家世背景、志趣爱好以及未来愿景。她的态度让人挺受用的，这常常使得对方积极地回应她，还会相当亲密地向她吐露内心。可是接下去，她会在某种自己都意识不到的意图掌控下，去攻击对方，打着坦诚相见的旗号，专挑对方最脆弱的地方横加评论。于是无可避免地，双方就谈崩了。

Banks 现在有能力倾听治疗师的意见，而不是迫不及待就冒出念头觉得对方在苛责自己，因而治疗师便有机会和她一道去检视当初她所说过的话，这不仅有助于来访者觉察自己当时都做了什么，而且还能揭示出那一刻她这么做的潜意识动机——她想让追求者感受到被攻击与被蔑视。对来访者在这一过程中的行为，治疗师这样去解释：她在自己的人际关系里，重演了跟自己父亲间的冲突，意在谋求一个会比其现实版本更让人快乐的结局，以便象征性地平复父亲曾带给她的创伤。然而，对她而言极为不幸的是，重演不合、损害对方自尊，势必让当时那一情境里充满了对她的敌意。结果，创伤就一再重复，而不是被修复；病态模式在日常生活情境中重演时，通常就会这样。并且，来访者还觉得自己一再地遭到拒绝，为发生在自己身上的种种不公感到愤怒。

一旦 Banks 看清楚自己在过去都做了些什么，她对那些男性追求者的兴趣也随之陡降。她开始专注于自己的工作，不愿浪费时间和心力去约会，进而她又额外注册了一个夜间课程，专修临床心理治疗，以此加强受训。

治疗师提前三个月告知来访者，自己的工作将有变动，要离开医院了。对此，来访者表现得很平静，她说自己也一直在思考这件事。她说，由于自己已经踏入了临床工作，依照原先计划继续攻读博士、拿到学位后一辈子教书搞科研，对她来说已经越来越没有吸引力了。她已经改了计划，她目前实习的那家机构向她提供了一份差事，她决定等拿到硕士学位之后就工作。这意味着她将在经济上独立起来，能够自己去支付费用继续治疗。这一计划已经开始付诸实施了。

在现在的面询中，Banks 会报告自己的进展及日常活动，在她看来，治疗师就像一个极具鉴赏力的听众，能够验证她所获得的成就，并站在一个制高点上，以其丰富的生活阅历、尤其是临床治疗经验去指点她，当她在为自己开创的那个全新世界里探索时，可以将遇到的问题或者想探讨的议题拿来和治疗师一起做讨论。她很清楚自己将治疗师当做了父亲的替身，之前她所缺失的成长，现在治疗师给了她机会补回来。

　　源于来访者同一时期的其他心理问题也一并得到了处理。她因妈妈的失败而萌生的愤怒，现在已经让位于对母亲生存状态的悲悯，同时她还下定决心不让自己堕入依赖男人或被对方的心理问题所摆布的境地。然而，来访者并未以痛苦、愤怒、隔离之类的办法来求得解脱，也没有去诋毁父亲和治疗师，或者拿他们当替罪羊——这两个男人现在对她而言都至为重要。她有一个深思熟虑的坚定信念，她意识到非理性地去延长依赖，势必会为此付出沉重的代价，而这个代价是她不愿意承担的。与此同时，她还意识到自己所获得的进展，也能迁移到自己与治疗师的关系中去。她现在很乐意和治疗师一同工作，同样的，她也有着强烈的愿望去独力实践自己在这里的所学，去承担起成长的全部责任。她还渴望学习到更多的临床治疗技能。她所在的机构里聘有两位儿童精神科医生，她对他们印象很好并深受其影响，所以她决定去当一名医生，以便能最终获得他们的专业指导。她变得有能力和父亲一道去讨论这个计划，以谋求父亲的经济支持。父亲最初给她大泼冷水，而她没有因此而愤怒，她很快意识到父亲对她的计划之所以会担忧，是因为害怕她在专业上所表现出的自主独立可能会破坏到其父女关系，而这重关系现在对父亲来说变得尤为重要。她现在有能力在这一点上去安抚父亲，同时她还从别的渠道听说了，父亲公开地表达过为女儿能有抱负心、进取心感到自豪。

　　她计划去注册当一名全日制学生，以便获得足够的学历资格，能让她去攻读医学院，她还提议新学期开始就停止治疗。她想要专心致志地读书，实现自己的职业目标，她现在对自己的生活以及未来的计划都感到相当满意。她和治疗师又一起花了几个月时间，充分讨论了她的决定以及这些决定所包含的内在意涵。治疗师和她都觉得，毫无疑问她是有能力去实施这些决定的，所以暑假的时候他们终结了累计已达 70 次的这段治疗。

一年之后，Banks 打电话来，告诉治疗师她已经被一所医学院录取，她对自己的生活状态感到很满意。

对 Banks 在其父女关系中所呈现出的问题，治疗师做了相应的识别和诠释，有人可能会把这个做法比作是松开捆着 Banks、限制其在某一领域内发展的绳结。可是，Banks 不同于我们在弗洛伊德著作里所熟悉的那种神经症病人，她并不是受阻于一个被压抑的、意在实现某种禁忌心愿的欲望，而是受累于缺乏必要的支持性心理环境，以提供她养料助其成长（Kohut，1971）。有鉴于此，处理并化解她的移情关系，也会采用不同于经典精神分析治疗的做法。来访者发展出对父亲的正向移情关系，治疗师对此加以诠释，其目的并不在于消弭这一移情关系，而在于引导来访者能够自由地、富有成效地利用移情关系。来访者曾在一个短暂的时段里，将移情关系情欲化，并被自己这样的念头吓到；当时治疗师向来访者指明，治疗师通过治疗工作为来访者提供机会，去达成她的满足，而她则将所感受到的、对治疗师的爱与情感，错误地归因于跟生殖或性有关的动机了。在帮助下，来访者理解了她所感受到的情绪，类同于一个敬畏父母，期待与强有力的、无私奉献的父母相融合的孩童，而不是一个被激起性欲的女人。对移情关系的化解，体现在来访者的治疗成果中，来访者跨越了一个阶段——不再对治疗师和父亲所明示或暗示的肯定与赞美孜孜以求，取而代之的是，来访者形成了理想自我的概念，随后她将着手去加以实现。

有人认为，来访者想要成为一名医生，看起来她只是在认同父亲和治疗师，似乎她试图在以行动的方式化解其神经症冲突，而不是对治疗中所获得的心理洞见加以利用。我不赞同这一判断，因为那是在脱离临床依据的基础上，对本案所做的理论构想。来访者对自己的计划笃信无疑，没有丝毫陷入被动的感觉，执行时态度上慎思谨行，并感受到了真切的满足；这一切都表明了，她的行为不能简单地看作是为潜意识所驱使的在神经症层面上缓解冲突。（另见第十章）

在她"觅得如意郎君从此过上幸福的日子"之前结束了治疗，我也不认为有什么不妥。此刻，我们无从判断"Banks 最终会不会走进婚姻殿堂"，也无法预见"性欲问题会不会对她今后的生活有重要影响"；此类问题我们眼下不仅无从判断、难以预见，而且重要的是，这不是治疗师此刻需要去关注的问题。她渴求学习，在她新近获得的独立中发掘到乐趣，对从外界获得支持充满了乐观，乐于前行探索以求有所发现，这些都让我想起处于所谓潜伏期的儿童（latency child），也想到 6－12 岁儿童的认知发展期——根据皮亚杰（Piaget & Inhelder，1971）的说法，孩童在这个时期掌握、适应外界环境的系统性与逻辑性，完成自我的去中心化。换句话说，在这个时期自恋全能感退场，取而代之的，是意识到自己在其所处世界里不再是幻想的中心、瞩目的焦点，仍能获得满足。或许，一旦这位来访者完成了她这段迟来的成长，将会再经历一次"青春期"，再经历一次俄狄浦斯期（对俄狄浦斯期的重演，或对俄狄浦斯期的首次觉醒）。不过，没有人能够对此有所预知，也无法确定这些必然会发生。现在，Banks 必须把握机会与其新近获得的自由共处，而她最终会遭遇什么则没人能够预知。现在，Banks 对于最初走进治疗室的自己，有了更多的认识和了解，明白了她是如何变成那副模样的，并且基于这个了解构建出一个具有生命力的自我观念。这是一个令人满意的结果（Goldberg，1975）。

当然，在目前所举的两个案例中，很多已经呈现出来的重要议题还来不及说，或者需要做进一步的讨论。在之后的章节里，至少会对其中的部分议题再做处理。*

---

　　*Miss Banks 这类来访者，现在按照 Kohut（1977）的分类当属"自体客体失调"，正规的说法是"自恋型人格障碍"。对这一方面的诊断，以及据此对本案做进一步探索与思考，则放在了第十章和第十一章。

# 第七章

# 诊断与诠释原理入门

就我的经验来看，理论教学最好是能辅以临床个案实例。学生坐在教室里，听理论听得面无表情、目光呆滞，可一旦听到他所关心的临床个案，就会瞬间觉得那些理论阐释都变得富有意义了。在督导时，督导师可以对特定案例的具体层面加以分析，从而能在阐述个案的分析与处置之外，归纳出更广泛的意义与影响。基于这个缘故，此处我采用督导的形式，来阐释动力取向心理治疗在实践中所应遵循的基本原理。

## 督导会谈 1

住院医师（以下简称"住"）：我读了非常多的关于各类综合征的描述——不同
病症所对应的种种症状和综合征，都分门别类列了出来——但我似乎还是
没法使用它们。比如说，昨天我接待了一个男人，Clark 先生，他转诊过来
治疗抑郁症。两个月前，他的妻子去世了——他们结婚25年了。他说从
那之后就开始失眠，没有食欲。他常常哭泣，不知道自己一个人该怎么办。
现在了解到的情况，都合乎教科书上关于抑郁症的描述，但是不知为什么，

我就是没法将这些都整合到一起。当我问到他是否有过自杀企图时，他否认了，不过他也承认偶尔想到过：假如将一切都结束掉，情况会不会就好一点。可是，我怎么才能知道他没有在这一点上糊弄我呢？或许，他在自己骗自己也说不定呀？也许我应该安排他住院治疗吧，至少让他呆在一个安全的环境里。可是，那样做似乎又显得有点证据不足，我甚至都还不确定他是否得了抑郁症。我该不该开一些抗抑郁药给他呢？

督导师（以下简称"督"）：在我们着手处理你这个案例的细节之前，先来笼统地说一说诊断过程吧。你现在所陷入的困境，恰恰是精神科领域内的一个难题：教科书上的描述高度抽象，它并没有把个别情况考虑在内，这使得治疗师在看待具体案例时常常会充满困惑。所以你在尝试运用这些抽象概念时，才会感到如此的受挫。尽管在回顾个案资料时，我们会照着症状症候清单去逐一核对它们与来访者之间的匹配度，以核查诊断的正误；但事实上，这并不是在实际治疗中形成诊断的方式。

住：那么，我哪里做错了呢？

督：没有，你没做错什么。实际上你正处于正确的轨道上呢。Clark 先生被贴上了一个"抑郁症"的标签，转到你这里来就诊。这就意味着，见到来访者本人之前，你在心里已经对他有了某种预期。这种预期来自你过去经验中对抑郁来访者的了解，也来自你在资料里曾读到过的对这种综合征的印象。可是，你真的见到他后，尝试将他纳入这一诊断类别里时，不知道怎么地，你发现他跟你之前的预期合不上。接下来你必须要做的是，在和来访者继续谈话、继续检查时，觉察在你自己身上发生了什么。有时候你心底会冒出一个假设，你可以跟着这个假设往前走走看，去检验它。而其他时候，面询结束后，你对所发生的情况却依然会是一知半解的，就像你今天遇到的情况一样。不过，像你现在这样，承认自己搞不清状况，就远比罔顾来访者的实际情况、削足适履地给他扣上诊断帽子要强得多。将来访者硬性归类，然后依据"诊断"制定出所谓的治疗策略，这样做只不过是在缓解治疗师的焦虑罢了，相比之下，承认自己搞不清状况要好得多了。

住：你怎么理解这个案例呢？你的诊断是什么？

瞽：我认为我们不该在目前仅有的信息基础上，去给 Clark 先生下结论。我们可以等你下回和他再见过一次面后，再来谈谈，那时我们再看看走到了哪一步。而现在，我想继续刚才的话题，继续说说诊断过程，并且，我还可以给你举几个例子，具体阐明在实际临床治疗中，面对打破我们原先预期的情形，或者面对不常见的、令人困惑的情形，我们该如何去得出结论。

　　Billy，9 岁男孩，某次手臂骨折后送进医院。儿科医生偶然间得知，Billy 在视听方面皆有幻觉，持续几个月了。医生初步诊断为精神分裂症，并提出应该对他做会诊。

　　我走进病房，听到电视里传来的隆隆响声，正在播放着儿童节目；我看到一个小男孩坐在床上，正沉浸于某种绘画游戏里。尽管他左臂还打着石膏，可他似乎操作得还是蛮成功的。我打招呼说："嗨！"想把他的注意力吸引到我这里来。他抬头看着我，眼神澄澈晶莹，他用友善的微笑回应着我。

　　就在那一刻，我清楚地意识到自己已经下了个判断：他不是个患有精神分裂症的男孩。我低头核对了一下转诊单，想确认自己是否走错病房、见错病人。结果，一切都没有错。

住：对不起，我打断一下。你不会是在说，直觉预感应该成为我们诊断的基础吧？你是这个意思么？

瞽：我不是在说"应该"或"不应该"，而是试着向你描述，在我和 Billy 互动时发生的真实情况。当然啦，我不会在此刻就止步的，我要继续完成对他的诊断。

　　我做了自我介绍，然后和 Billy 漫谈了一会儿，其间聊到了他的个人情况。我询问了他那些奇怪的视听幻觉，了解到他总能提前知道自己在什么时候快要有麻烦了，因为在发作之前他心里就会先有一种奇怪的感觉；接下来在他眼前总能出现某个特定老师的脸，还能很清楚地听到她的声音，虽然听不懂她在说什么；再接下去，会有一圈人围着他，个个满脸担忧的样子，还有人说"他一定是晕过去了"。事实上，似乎就是在出现上述某个感觉的时候，他从楼梯上摔下去骨折了，这才被送到医院里来的。

住：我明白你想要说什么了。听起来这孩子的发病原因更多地属于器质性的，而不是心因性的。

督：不，我不是这个意思。我们无法用器质性病变的存在，去排除病人同时遭受着心因性疾患困扰的可能；这两者并不互斥。我必须要强调的是，心理疾病不能靠排除法来下诊断，但是很遗憾，人们却常常是这样用排除来做诊断的。人们会错误地认为，假如病人不存在器质性病变，那么疾病就一定是心因性的，或者反过来，只要存在器质性的病因，那么就能用它去解释一切。心理问题是否存在，应当以访谈过程中病人所呈现出的症状为判断基础。

　　跟我对话时，这个男孩说话直截而坦率，表现出的稚气与其年龄相称，能引发别人去体会、理解他的感受，他这些交往能力证实了我之前的初始判断与瞬间印象：他不是一个精神分裂症患童。当我们谈到他的兴趣爱好、学校功课、在家的活动时，我做出了进一步的假设：这男孩并未罹患精神疾病，无需做心理治疗。当我们找到机会去讨论他的幻觉时，我又做了个假设，那就是这孩子患有颞叶癫痫，需要做神经科检查。后来，给他做了脑电图等项目的检查，诊断为先天颞叶癫痫，随后为他安排了去神经科做治疗。

　　在上述过程里到底发生了什么呢？我的结论又是怎样得出的呢？首先，让我们对"理论"这个概念下一个具有操作性的定义吧：所谓理论，就是为了解释一个或多个具体经验而提出的一组论点。在刚才的例子中，儿科医生的诊断印象——儿童期精神分裂症，以及他所提及的视听幻觉，引导我想起曾见过和读过的对此类儿童的印象。所以，在我亲眼见到Billy之前，我已经构建出一个"理论"：我即将见到的儿童，可能如教科书上疾病分类里所描述的那样，"自闭，非典型，具有退缩行为，无法从母亲那里分离并发展出自我认同，广泛性的发展不均衡，发展不足、不成熟"。

住：我从来都记不全那些疾病分类的细节。

督：我也一样，这就是我要说的重点。在 Billy 跟我说话的时候，我意识到之前所预想的理论并不对，但我不可能像台数字计算机似的，将我脑海中对 Billy 渐次浮现出的临床印象，拿来与精神分裂症的诊断标准做逐条审查，从而得出一个结论。事实上，我的头脑工作起来更像是一台老式的模拟计算机——早先，在对 Billy 的临床印象还极其匮乏的情形下，输入标志着儿童期精神分裂症的信号模式，此刻姑且先不做对与错的判断；随后将见到 Billy 时的信号输入；两种信号模式比照后我发现一致性不足，于是，否定掉之前的预设判断。和 Billy 谈话时，某种完全是意料之外的东西进入我的意识，那是一种紧张情绪卸去后的轻松。而之前，想到将面对的孩子可能会丧失功能、很不快乐、要求很多，或者极其愤怒以致于拒绝与人接触，我的紧张与压力就油然而生；而现在，紧张情绪荡然无存。接下来结论就浮现了：从心理学意义上讲，他可能就是个健康孩子。

　　在那一刻，我并没有对照转诊单上的既往病史去审查是否有其他造成幻觉的病因，突然间，我有了个新的假设：或许儿科医生对其所谓幻觉的判断是错的，或许他错将一个聪慧孩子的生动想象以及对白日梦的形象描述，看成了一种反常知觉。在 Billy 告诉我他的前驱症状时，我又意识到自己的这个假设是错的。我还来不及停下来反思，脑海中就冒出一个词，"癫痫先兆"。接下来我准备在 Billy 身上搜集进一步的资料，看是否合乎颞叶激发状态的模式，那是我当实习医生在精神科室轮值时学到的。后来，这个预判得到了证实。\*

　　治疗师带着诸多预期进入特定的临床治疗情境，他把咨访双方之间实

---

\* 为避免我被认为是在主张心理治疗师必须具备医学背景，容我赶紧再补充一段，相对于我所想要表达的重点而言，我在本案中的最终诊断能得到确证，只不过是个偶然事件而已。在我能相对确定地指明，Billy 的症状既不能解释为精神分裂症，也不能归因于其他心理疾病时，我的工作在本质上就已经完成了。

际发生的事情，与之前所做的预期做比较，判断吻合或差异程度；契合或者偏离，都能促使治疗师对来访者的情况做出一系列新的假设，而这些假设是否成立，则应在接下去的会谈里，不动声色地再加以检验。就这样，循环递进，直到初步诊断（即病症分类与预后）出现，治疗方案形成。

住：当然啦，一旦有了经验，我也就会明白这里面究竟是怎么回事了；可是，新手刚开始没经验，该怎么办呢？如果你是新手，你要怎么做呢？

督：是的，我们一开始都缺乏经验，难以通过来访者的外貌、态度、说话风格及其主诉的性质，唤起记忆，想到曾见过的或详加研究过的其他来访者，从而难以迅速整合出对陌生来访者的系统见解；当然，这只是暂时的。我们还必须要去克服焦虑对我们的干扰——当我们想象着来访者、同行、督导师以及其他人将会如何看待我们时，焦虑就会产生。

　　基于以上原因，在初始阶段里，我们很可能会更多地关注自己而不是来访者；也就是说，我们为了免于让自己因为拿不出诊断而看起来很傻，会急于需要去确定"这个来访者究竟哪里出了问题"。

住：我真不愿意去想：在我能有效工作之前，必须把书上写的所有错误都犯过一遍。这听起来像是个非常非常低效的学习方式啊。

督：不过你别忘了，你一辈子都生活在人群里、跟人打交道，要是你能运用这些经验，你就会有一个很详尽的资料库了，在你进入任何一个新情境时，它都会很有帮助，也包括这一次。我再给你举个例子吧，也是关于孩子的。

　　Frank 是个刚进入青春期的孩子，他妈妈把他带到诊室里来，因为在家里她再也无法管教他了。Frank 在会谈中的行为证实了妈妈的抱怨：他是个情绪化的、常具有破坏性的、不肯合作的男孩，似乎没法长大，学不会同年龄孩子能完成的事。会谈时，这个沉默寡言、形貌怪诞的男孩似乎完全无法和我建立起连结，而且有证据显示他还一度迷失在其幻觉想象之中。各个明显的病理特征，加上这男孩的既往病史，似乎都指向同一个诊断，即儿童期精神分裂症。但是，还有一个复杂因素的存在，使得我没法对自已这个诊断感到满意——Frank 先天失明。

　　这个男孩所表现出的不成熟与怨愤，会不会并不是精神症状呢？他缺乏在这个世界生存的能力，这一点与他的感官障碍并发症之间会有多大程度的关联呢？我的督导师（Mary Engel）没有在抽象层面上跟我去讨论这个诊断上的两难局面，而是安排我到一个班级去待了一段时间，那里的孩子们和 Frank 年纪相仿，都是盲童，或接近于盲。我不知道自己将会遇到什么，在我想象中，教室里坐满了悲惨的少年，要么是悲哀地触摸辨认着盲文书，要么是笨拙而努力地学着怎么编篮子或扫帚。像我这样一个视力完好的人，跟这些不幸的孩子谈话时，该怎么做才既不显得疏远，又不是一副施恩于人的样子呢？

　　可在我真正走进教室的那一刻，我却不得不尽力控制自己——收敛脸上的笑容，以免笑得太过而失态，紧接着我又意识到，此刻我用不着费劲去控制自己；老师在用笑容回应我，那表情就像是在说：其他访客也有跟我一样的反应。我的笑，是一种解脱；我有一种似曾相识的感觉，因为眼前的班级，跟我多年前读书时的班级简直是一模一样："好"学生在埋头读书写作业，当然也有所谓"坏"学生——有些男孩子在耍弄邻桌女生；饮水机和洗手间前总是排着长队；活泼、快乐而忙碌的孩子们发出各种嘈杂声，成了这幅熟悉场景的背景音乐。

　　我意识到，我对盲童的预期即做假设时，是把自己置身于我认为的盲童处境里，去设想了一个失明的孩子在视觉障碍中会有怎样的反应。我想象，如果我失明了则会因此感到焦虑与绝望，而焦虑与绝望又可能引发我行为上的混乱、退缩和（或）愤怒。所以我会想："Frank 不也一样么？"而一旦我接触了这些普通的失明孩子后，我就明白了，很显然他们的适应方式与非残疾孩子极其相似；Frank 尽管失明了，但他和视力正常的精神分裂症孩子之间却有着更多的相似性，相比之下，他和适应了视力障碍的盲童之间，相似点反而会较少一些。

住：如果我没理解错的话，你的意思是说，我们必须搜集来访者的背景及其生活情境的全貌，在这样的大背景下去评估其症状和行为。如果我们对相似情境见得足够多，或者个人生活经验能帮到我们去理解所发生的事情，那我们就有了供我们评估目前情境的预期模式。如果没有的话，也可以有一些惯用方法去获得所需信息。

督：完全正确。如果来访者愿意配合，可以请他帮助我们，让他告诉我们他自己的情况、过往的经历以及现在的状况。这样我们就能获得必要的背景资料，把他所遇到的困难放在其相应的情境中去看待。有时候，来访者因为年龄或者疾病的缘故，无法带给我们所需的信息，那我们还可以邀请其家庭成员参加会谈，从而获得帮助。此外，在文献中查询类似案例，或者与同事一起详加讨论。（他们在我们所困惑的领域里可能会更为擅长。）这些都会对我们有很大帮助。假如可能的话，就像我在 Frank 的案例中所做的那样，亲自去研究相关的可变因素，则会对我们最具启发性。

住：所以，这就真的是我在 Clark 先生的案例中存在的问题了。我必须建立起他的背景资料，使得他的症状意义得以显现，而不是试图将症状解释得合乎情理。

督：试着去做做看，然后我们再看看结果是什么。

## 督导会谈 2

住：真是个有趣的经历啊。上次跟你谈过以后，我跟 Clark 先生见过两次。他走进诊室，跟原先一样，他的注意力集中在症状上。他觉得自己没有什么好转，想知道镇定剂会不会对他有帮助，之前他妻子曾服用过。我趁这个机会，打破了僵局，此前他一直来回兜圈子，光是抱怨症状而已。我询问了关于他妻子的情况，问他为何妻子要服用镇定剂。

　　他似乎就在那个点上打开了。他真的需要谈谈他的妻子。他们俩一起生活了四分之一个世纪了，从没分开过。他做了个小生意，那是一家位于城郊的鞋店，妻子既是他的会计，也负责看店接电话，换句话说，负责打理店里的一切事务。早晨他们一起驾车去店里，晚上一起锁门回家。他们没孩子，因为他不能生育。他们的活动和爱好都非常相近。

在过去三年里，他们都很清楚妻子随时会去世，但他们还是决定像以往一样过日子，并且日子也就这么过下来了。他妻子靠镇定剂入睡，她如此焦虑可以理解，因为她总担心自己第二天早上就醒不过来了。当"最后一刻"来临时，Clark 平静地接受了妻子的离世，而且很高兴妻子并没有受到太多的痛苦；不过，他却没有准备好经受那份孤独。妻子是他人生不可或缺的一部分，没有了妻子，他的一举一动都失去了意义。生活里的一切事务对他而言都变得不真实了。并且，他也很害怕自己没有能力独自打理鞋店。在妻子病得越来越重时，鞋店业务他们只是任其自然而已，而现在，他要么去重整业务，要么就只好任其衰败直至歇业。

这一次，我一点也不担心诊断问题了。更准确地说，我不再忧虑该给 Clark 贴上个什么诊断标签了。他肯定不是传统意义上的抑郁症。他只是一个担惊受怕的孤独男人。我来自一个大家族，所以见过很多次的葬礼，知道当死亡拆散了一桩美满婚姻时，人们会有多失落。

督：一旦你克服了自己的焦虑，不再担心该如何给 Clark 的病症分类，一种不同的思考模式便油然而生了，你将自己对死亡和丧失的体验，拿来与 Clark 的情况做了比较。

住：是的，而且在面询时，Clark 的看法和行为也开始发生了变化。一旦他不再谈自己的症状，而是去谈妻子时，他就变得更有生机，思维更加敏捷，谈话内容也更有意义。

督：他感受到你能理解他，所以开始回应你。这一点恰恰是一个抑郁症患者或内源性抑郁的人所做不到的。他若是个临床意义上的抑郁症患者，就会转回头再诉说他的症状，请求你让他解脱；而同时，又会跟你说没有任何事能帮得了他，一切都毫无希望，以及诸如此类的话。Clark 正在哀悼他的妻子，哀伤不等同于抑郁。

住：现在我很清楚了，他不需要住院治疗或者服用抗抑郁药。我认为他需要的是，有人能帮助他去处理他的丧失。他没有子女，也没有近亲，而他的朋友又各自有其局限。我想我是第一个能听他讲述其丧失意义的人。

督：还有更重要的——和你在一起。他可能也是第一次去表述他所经历的事情。一个人对自己的感受有一定的了解，和他实际上把这些感受说出来让另一个人理解，这是两种截然不同的体验。

住：我想知道，我是不是该建议他多和人接触，努力走出悲伤。人际交往似乎对他的帮助会很大。

督：别糟蹋了目前挺好的治疗。一旦他能自由地做这些事时，他自己会想办法去做。而你的首要工作是去理解他，这一点你现在做得挺好，再接下去就是帮助他理解他自己。对你来说，一旦理解了对他而言发生了什么，这一切似乎就清清楚楚、再明显不过了；但是，这并不意味着，他也明白了，或者接受了这些事对他的意义。

住：两天前，我跟 Clark 第三次会谈，他看起来依然很痛苦，但似乎很渴望继续和我谈他的生活。在回忆起他们以前度假的事情时，他甚至露出了几次微笑。他们俩都是露营爱好者，曾在夏天里，一个月内游遍了全国，鞋店则暂停营业。

督：你做得很好。你在帮助这个来访者完成哀悼工作。就像弗洛伊德在《哀悼与抑郁》（1917）这本书里所描述的那样，当一个承受丧失的人重新回忆他每一个记忆片段时，他与过去事件的连结会一点儿一点儿地松开。Clark 告诉你的事件，不再只属于"过去"；通过你的倾听，它们被赋予了新的生命，通过这个方式，"现实"具有了意义，最终，"未来"也具有了意义；于是，对 Clark 来说，生命又重新显现出价值。

住：如果他再提到失眠或者其他症状，我该如何去处理呢？

督：我觉得你应该跟他解释，为什么他现在会有这种感受。帮助他去理解，妻子曾经是他自体概念里如此重要的一部分，以致于妻子的离去使他如此备感空虚。他获得成就、感到沮丧与失望、对未来抱有憧憬，这一切的所作所为，似乎都只有讲给妻子听才会有意义。他现在感到无所适从，长久以来的生命焦点与中心，现在一去不复返了，他会惶惶不安也在情理之中。

住：只要那样就会对他有帮助么？

督：是的，会有帮助的。一个人明白了他为什么会有某些感受，就能相应地减轻其焦虑。只有当来访者对自己遭遇的事件感到懵懂难解时，他的焦虑才会像个无底洞一般，是个无休无尽的死循环。

住：可是，Clark 显然知道自己为什么会烦乱不安啊。

督：他既知道也不知道。他知道妻子去世使他沉浸在悲伤里，但是他又没意识到，之所以他会如此烦乱不安，是因为妻子去世意味着他原本安身立命的中心也被一并剥夺了。他就像个旅行者，突然之间被丢到完全陌生的异国他乡，那些原本在自己国家里驾轻就熟的谋生手段，一下子都派不上用场了。

住：我该向他许诺么？告诉他"一切都会过去的，他会再好起来的"。我该这么做么？

督：这个男人此刻的处境，就像你我初次见面时的处境一样，那时候你第一次来我这里接受督导。当时你觉得，突然之间一切都不一样了，学校里学的东西完全用不上，可别人还指望着你把这个治疗做下去呢。你走进我的诊室，心怀对这个来访者的重重忧虑，那一刻我要是告诉你"一切都会很快好起来"，你当时会怎么想？现在你学会了在那种情景里该如何应对，我再跟你这么说，你就会信任我了。对一个处于困惑中的人，除非让他有机会切实体验到一种新的、更有意义的秩序，否则跟他反复做保证实在是意义有限。Clark 就像你之前一样，需要弄清楚他所参与的游戏名称叫什么，规则是什么，只有这样他才能回到游戏场上去。至于他是会赢还是会输，或者是平局，这些都倚赖于很多其他的因素；那些因素，你我既无法掌控，也无需假装有能力掌控。

住：但是，有些来访者是不想知道真相的，不是么？

督：也有这种情况，不过那种人会清楚地传递出这种信号的。不必担心。不论
你做什么，那些不想知道真相的人，就总是会不知道的；而且我跟你保证，
那种人跟 Clark 不一样，Clark 会抓住机会迫不及待地去探索他所遭遇的事，
而他们则不会。

住：如果我没理解错的话，成功的适应之道，依赖于能够以某种有意义的方式
将现在与过去加以比照。而如果我们所知道的与需要理解的，彼此差距过
大的话，那么我们思考的能力……

督：匹配各种经验模式的能力，运用各种经验模式的能力……

住：嗯，好的，如果我们匹配过去经验模式与现在经验模式的能力受损了，那
么心理疾病的症状就出现了。

督：是的，就是这样。

住：这个理论里包含着一些很有趣的可能性。真应该有人来教我们这些的。

督：那你觉得，我现在在做什么呢？

住：哦……

# 督导会谈 3

住：Clark 做得不错。我现在每周见他两次。他现在看起来好多了，我再也没听
他抱怨过失眠或是没胃口。他开始在会谈时跟我讲他的日常活动了，而不
是只谈过去或他妻子。不过，有点诡异的是，很明显他现在对我的态度肯
定就是他原先对妻子的。他跟我说每天早上几点出发去店里，每天会有几
个客人，上礼拜四供暖不足他跟房屋管理员闹了矛盾，都是诸如此类的事。
我猜，这些就是所谓的移情关系吧，对么？

督：什么东西被移情了？

住：我猜，我已经成了他所丢失的那个客体。

督：你真的是么？以什么方式呢？

住：哦，我的意思不是说他开始有了幻觉，把我与跟他一起生活了二十五年的女人弄混淆了，而是说之前投向他妻子的能量，现在依附在他对我的心理表征之上了。精神能量的灌注焦点发生了转移。

督：不要用精神分析式的语言表达，你试试看，说说你都观察到了什么？

住：就像我刚才说的，现在来访者用之前依赖妻子的方式，在依赖着我。用你之前描述他的方式说，我现在变成了他安身立命的生活焦点。我觉得，是治疗为他每日的活动赋予了意义，而在他刚来时不是这样，那时候他的日常活动空洞而无意义。他非常渴望来告诉我他每天都做了什么，这成了他的生活目标，而这一点，可以说在他刚来时也是没有的。

督：那么，什么被转移了呢？似乎没有什么神秘的"能量"啊，有的只是一种期待模式啊。他需要有个什么人来理解他的希望、恐惧、成功与失败，这些过去是由他妻子来承担的，而现在这个需要转到你这里来了。

住：如果 Clark 在治疗里的潜意识目的，是将我变成他的妻子，我应该将这一点向他诠释一下么？

督：是什么让你认为，那就是他的目的呢？

住：嗯，就是我刚才说的：他跟我说话的方式，是在重复他和妻子以前的交谈方式。

督：你说的这个情况，跟之前的假设有很大的不同吧，刚才你假设他要把你变成他妻子，不是么？再说了，你把他的潜意识目的说出来给他听，想要借此达成什么目标呢？

住：我猜，我可能还是在沿着能量模式的思路在思考吧，他给我的感觉是，能量最初从母亲那里来，后来转到妻子身上，而现在则转到了我这里。

督：如果的确如此，接下来做什么呢？

住：理解婴儿期依赖的感觉，不是很重要么？不是该帮助来访者理解这些么？

督：天啊！你跳了大大的一步呢，大得能让袋鼠都嫉妒了。多年来，他的妻子既是他的同事，也是他的生意伙伴。他依靠妻子帮他做出工作上的决断，他把妻子当做能征求意见的人，当成自己的指导老师。这个样子不是婴儿般地在依赖另一个成人，也不是他失去了婴儿式的依赖后，想要去重建这种关系。

住：但是，我完全不懂鞋店的生意经啊。

督：你会懂的。借这段时间你跟 Clark 在一起，你好好地去听，就会懂了。你将会深入地认识另一种生活方式与亚文化，它会在你日后接诊其他来访者时让你受益无穷。当然，这不是重点。你不必为他做商业上的决断，这一点你既做不到，也不该做。每天在他身上都会发生很多事，他只是需要你能理解他由此而生的感受而已。如果你觉得，在生意的事情上他有些反应不对劲的话，就进一步去了解，看看他是怎么理解那些事的。如果了解后你还是持原先的观点，就在心理问题（而不是商业问题）的范畴内，去帮助他处理他的那些反应。

住：他跟我说，供暖不足，但他很难去和房屋管理员做交涉，于是我们围绕着"他难于向别人提要求"这个话题，做了一番讨论。以前都是他妻子包办了此类事务，免了他不得不跟人打交道的尴尬。他觉得替别人做点事的时候，感觉还不错，但要是成了责任或义务，就有点怕了。

督：很好。你借这桩日常事务让他对自己有了更多的认识。他那么说了之后，你是怎么回应的呢？

住：我告诉他，原本都依赖妻子打理的事务，现在只能由他自己来处理了，这一定会很难；不过呢，我觉得他在面对而不是逃避这些事，这就挺好。毕竟，他开始去做这些事了，而且还完成了。供暖恢复，店里也舒服多了。

督：你真棒！你赞赏他做的事，这个回应强化了他的自信，与此同时，你也让他在这段艰难时光里可以去依靠你；你在根本上帮助了他，使得他能逐渐独立起来，最终不再依附你。我想象得到，假如有机会，你还可以对他缺乏自信这一点，以及自信缺失的发展历程，有更多的认识。

住：他依靠着我，需要和我结合在一起，就像曾经和母亲结为一体似的，这样算是性本能的一部分么？

督：当然是。不过既然我们所做的一切事，都可以被视为在根本上与早期经验有关，那么你的这个说法其实也是不证自明的。

你当然可以从某种普适性的婴儿期经验角度，去认识各种行为模式的起源，但是此刻你去跟 Clark 说"在某种程度上我代表了你的妈妈"，这样做最好的结果也只是无济于事、起不到任何帮助效果，而最糟糕的情况下，则会让他陷入不安，反而事与愿违。事实上，关于他的依赖你处置得蛮好，可你为什么会认为还需要找出其行为在婴儿期上的根源呢？并试图要对此做诠释呢？

住：我觉得自己所做的，似乎都浮在表面上，不够深入。

督：你的来访者正处于一个成长阶段，虽然这个男人已步入中年，但也无法免于经历这一阶段。已年届五十五的他，正重新学习如何表达自我；又或者，这是他第一次学着去表达自我——我也不确定他是属于哪一种。你让他尝试去体验一种对他来说全新的情境；与此同时，你对他的理解，以及对他的其他帮助，都在为他提供着保护，你所做的或许就像是一个好父母能为他做的。

在这段移情关系里，他跟你相处并无困难。他的自尊（他对个人形象的描画：机能健全的成年人）要求他行事果断、能规避风险，能接受自己有可能因表达自我而不被人喜欢。可与此同时，处在这样的情境里，他性格中的某些东西似乎又使他难免焦虑，从某个角度来说，这会影响到他的整体性。依我看，这才是问题所在。只要他对这一点处理得还不错，我们就去肯定他；而假如他处理得不好，那些处理失当的地方就应该被拿出来讨论，加以探索。除非你很明确他正将你直接卷入其中，否则就不要在移情关系这一领域里去做挖掘。弗洛伊德很久以前（1913 年）就曾指出，只要治疗进行得顺利，就不要去诠释移情关系。只有当移情关系成为治疗发展的阻碍时，对它的诠释才会被摆到台面上来。

## 督导会谈 4

督：你现在感觉舒服些了么？

住：是啊。一旦我不必把什么事都跟童年的性冲突扯上关系后，我觉得自己能更好地去倾听了。

督：那么，Clark 现在怎么样了呀？

住：他进展得不错。他似乎能从工作里得到更多乐趣了。我觉得他开始乐于做那些以前由妻子包办的事了。他意识到自己并非无法自立而只能依赖他人，这对他的意义很大。

督：在实际操作中，对于心理治疗的目标该如何设定，有个很好的定义是：将来访者引领到能够体会自己并非无助的地方去。也就是说，在那里，来访者能够有意义地去控制此前一直在威胁着他、要压垮他的那些东西。(Seligman, 1975)

住：体会自己不再无助的感觉，是否就是之前所说的，能将经验模式匹配起来的感觉，或者说，是行动具有秩序感的体验？

督：是的。恰恰是无法建立起秩序感，或担心自己不能胜任，导致了焦虑的出现。有秩序感，就意味着可预期，意味着信任自己能掌控未来。

妻子是 Clark 得以安定的力量，而在她去世后，Clark 陷入无助且越来越焦虑。当他第一次见你时，你所看到的是一个焦躁不安的人，而非临床意义上的抑郁患者。他相信你能够理解他，相信在你所创设的秩序感中他能找到自己，这种信任感一直支撑着他；与此同时，在你的帮助下，他意识到自己有能力去应付他所面临的种种事务。

住：事实上，他变得十分快乐。他之前曾告诉过我，他打算雇个人来打理妻子以前负责的工作；不过，上次面谈时他又提到，他现在打算再等等，看看他自己是不是也应付得来，也好省下一笔开销。他开始主动思考，为什么现在他正在做的事请，之前却会认定自己做不来。我说，这或许与他在童年时所习得的自我期待有关——当然，或许也可能是因为未能习得某种自我期待。听到这些后，他立即开始谈起了他的家庭，也谈到了他以前从没做过的某些事。似乎他是家里的独子，妈妈一直很溺爱他。他有哮喘病以及多种过敏症，小时候有一大堆不准做的事情。他妈妈让他养成个习惯，只要是有可能给他造成压力或者形成刺激的事，都会等着妈妈替他包办。而且，如他所说，结婚后他就让妻子去补了妈妈留下的空缺。

督：你看，如果你全神贯注，致力于更好地去熟悉来访者，去加深理解他现在的状态；那么，来访者童年的相关素材，就会以一种对来访者而言富有意义的方式呈现出来，因而，对你们双方而言，它也非常具有说服力。

住：这实在是很有趣。不过，他多年来都坚信自己不具备自立能力，把这个原因弄清楚，对他而言又有什么好处呢？他现在应该做什么呢？生妈妈的气么？已经过去了的事，都无法改变了呀。

督：他可以藉由了解自己的过去，获得些许真实的自我洞察。尽管过去已发生的事实都无法扭转了，但藉由了解，他的"现在"则会有所转变。我们无法知道他的转变（他所获得的对自我的新认识）将通向何方，但就目前你对他做的工作而言，业已发生的这一切，都是既重要又有启发性的。我们现在有理由相信，他处在一个对母亲的移情关系里。

住：你是在说，他把我当做他妈妈了么？

督：不是，至少不是他原来的那个妈妈。也许他需要个妈妈，或是想要个妈妈；可你所给他的，要比那个多得多。你这个"妈妈"信任他，支持鼓励他，给他力量，增进其能力，不会丢下他任其陷于无助。

住：真令人难以置信，他年纪大得够当我爸爸了。

督：一个人在发展上出现停滞，是常见的事，他会持续以他所停滞的那个年龄水准，去感知体验这个世界。这也是弗洛伊德（1915b）所谓"潜意识没有时间感"的意思，而由此得出的推论是：原则上，一个人永远不会老到难以获得进步与发展。别忘了，虽然你年纪比 Clark 小了一半，可他却没有把自己看成如你所想的那么老呀。事实上，一个人常常会因年长一些，而更有动力去学习并求取改变——年长的人懂得，未来并非永无止境，而今日事则须今日毕。

住：这倒是的。我感觉到，他谈到自己做成了某件事时，他身体里有一股兴奋劲儿。

督：在你们俩之间有一些共同点，它能帮助你去理解他内心里正在发生的事。你发现，你能够成为一名心理治疗师，你所做的事，是以前在书上读的、其他治疗师做的事。而 Clark 的处境也跟你一样。他看到，在他全副身心投入、想要有所作为的领域里，他变得越来越独立，工作越来越有成效；于是，生活便在他面前展开了。你们确实存在着年龄差异，更别说你们还有社会背景、聪明才智、经济地位以及事业成就等诸多差异，但你不要让这些差异成为对你的阻碍；在你们彼此各异的生活里，依然存在着诸多重要的相似点。对此，你可以去试着加以理解并回应。

住：他以后会不会有罪责感，觉得是妻子的离世使他获得了自由，促成他有所成就？

督：他或许永远不会这样去想问题，但是你能发挥想象考虑到各种局面，这是一件好事。在某种意义上讲，你在为有可能会遇到的一些事做准备，你甚至可能在他身上已经找到了某些线索，知道这种感觉确实存在。但你这一假设，更多的是与你自己有关，还是与来访者有关？这一点倒可以留待观察。

住：那么，现在我该去帮助他维持现状么？

督：那不叫维持现状，因为他不会停滞不前的。如果在今后的治疗中，他依然把鞋店业务当做面询焦点的话，你可以适当地表达兴趣，认可他的成绩，以此帮他巩固成果，促其进一步发展。而另一方面，你也别被他的年纪误导了。他要实现成长，还有很多事情需要做呢，在我看来，似乎有了你的帮助，他将会完成得很有成效。

住：似乎现在发展得还不错。不过我必须说，一个动力取向的治疗师给我的建议，听上去很像是行为矫正和操作性条件反射，这真让我感到惊讶。

督：你触及了一个很有意思的议题。我认为，对心理分析取向的治疗师而言，担心自己被人"称作"或"看成"行为主义者，要远比他"成为"一个行为主义者，更妨碍他去倾听来访者。假如来访者所讲述的是其日常活动，而不是对过去的回忆或幻想，这又能有多大差别呢？谁能说更深刻、更有效的自我理解只能由联想的某一种形式得出，而不能从联想的其他形式里获得呢？某些来访者（尤其是那些人格结构与精神性神经症患者相类似的人），在他们行为有所转变之前——换言之，在他们有能力去了解、认识自己该做哪些事，并以此为基础展开实践之前，的确需要通过洞察领悟的方式，先化解其内在冲突。而其他人所需要的则是，了解其成长在何处受阻；他们不是因为内在冲突而受阻，而是因为存在某些状况使他们缺乏足够的学习机会。我觉得 Clark 就是后一种情况，此类来访者可以把治疗当做一次机会，来处理其未完成事件（unfinished business）*。最终，此类来访者能够在治疗师的帮助下，梳理过往经历，深入理解其经历背后所蕴藏的意义；但是，此类洞察与领悟，必须在达成其适应性改变之后，才有可能获得。这一点，跟我们在面对精神性神经症患者时所碰到的情形，刚好相反。

需要经过长期努力，我们才能不被种种标签所局限，或因此陷入困境；当那些标签将我们划分在不同阵营时，我们更须时时想到，设计、命名了这些标签名称与类别的，是我们自己。在临床治疗中处理行为问题，并不是"行为主义"的专利；关注适应，也不意味着忽略通过内省来加深来访者的自我理解。

---

*Clark 的基本困难，在其自体客体关系的范围内。（Kohut, 1977）此类问题（自恋型人格障碍）的进一步讨论详见第十章、第十一章。

住：我没有见到 Clark 有这种自我理解啊，我对他所做的，只能算作支持性治疗么？

督：支持性治疗意味着要强化来访者的惯常防御机制，即他平时的适应模式，使得来访者在旧的防御机制下亦能感到舒适。如果你所做的是支持性治疗，那么最好的结果也就是帮他恢复并维持原有状貌而已——你曾提过原先他是什么样子。可是现在，Clark 在某些重要的方面已经变得与原先完全不同了。所以，我认为你所做的可不只是在支持他而已，完全有理由认为，你对他的治疗属于动力取向的心理治疗。

## 督导会谈 13

接下去的九个星期，督导一直都进行得风平浪静。来访者在向前稳定发展，他越来越觉得自己是个有能力的人，能讨人喜欢，不担心一旦坚持了自己的权利或主张，就必会招致拒绝。他很少会主动提及妻子；不过一旦谈话涉及妻子，在他话语里也会流露出深情以及有节制的悲伤。他在认知上也获得了一些新的进展，能够认识到童年时他所建立并养成的模式，在成年后如何影响着他做出决定。

一次突发的医源性危机，将 Clark 的案例带入了治疗的尾声。

住：上次跟 Clark 的会谈，真的把我惊到了。我都不晓得该怎么跟你说发生的事。你也知道他最近发展得不错，我都在想是不是过不了多久就可以结束治疗了，或者至少可以减少面询频次了。

昨天，他进诊室坐定后，开始谈他店里的事，现在谈的一般都是这些，重点是那些过去他认定自己无法胜任的事，现在在如何有效地处理，以及取得了哪些进展。面询临近结束时，他微笑着，明显得意地跟我宣布道：他现在一定是全都好了。然后对我狡黠地眨了下眼说，他跟人一起出去娱乐了，这还是妻子去世后的第一次呢。于是我让他跟我说说。听上去他这个小小的朋友圈存在好多年了，就我目前所知，其成员都是已婚男人，他们一周聚一次，先打几个小时牌，晚上再一起去逛妓院。

督：所以呢？

住：唔，那样做不对呀，不是么？这么些年来他都是已婚的呀，还那么依赖着妻子，结果却对她做出这种事来。

督：你当时跟他说了什么呢？

住：我什么也没说，但是我猜他从我脸色上看出来有些不对劲了，他就一个劲儿向我保证，说那个地方相当不错，挺正派的，不是淫秽场所。

督：然后呢？

住：那时已经到了面询结束的时间，我就只是跟往常一样告诉他"我们下周见"，就这样结束了。但是，我该怎么去处理这个情况呢？怎样才能帮助他，将他行为背后的负疚感给呈现出来呢？接下去又该怎么帮他修通这种负疚感呢？他妻子已经去世了，他在余生里一定要学会接受他所做的这件事吧。

督导：喔，喔，不要这么急。在我听来，似乎此刻你的假设建立在了你自己的感受上，而不是来自他对你说的话或传递的信息。从你跟我说的情况判断，我觉得他听起来一点也不沮丧啊。恰恰相反，他能主动找回性欲，说不定是个好的迹象呢。

住：我可不认为有人能够既那么做，同时又问心无愧。

督：你正在犯一个很严重的错误，这个错误若是不纠正恐怕会毁掉治疗的。它可能会严重地伤害来访者，影响到他痊愈。

　　我们都会有一定的道德立场、文化背景以及理论观点，而这些无可避免会根据不同情况，或多或少对治疗工作产生影响。而我们的责任是要对这些态度有所觉察，从而能尽量确保自己在真实地理解来访者所说的话。我们必须要努力查明的是，来访者所说的那些话、所做的那些事，究竟对他而言意味着什么？一旦找出来了，如果你认为批评、责备或者谴责，对来访者而言意义最大，那我没意见。有时在治疗中必须这样做，就跟在其他场合里去表扬、认可与鼓励来访者一样，是恰当的。但是无论如何，到目前为止，尚无丝毫迹象显示来访者在性欲问题上遭受着良心的谴责，或是存在其他形式的内在冲突。当然，你也可能是正确的——他或许正承受着强烈的负疚感，但形成结论之前，你一定要去设法探明这一点。

住：所以，你要我怎么做？

督：我要你听听自己说的话。"所以，你要我怎么做？"这句话里的生气、尖刻味道让我相信，或许你当时做出了判断后，就没打算再发现其他事实，不想让其他事实来影响你。

住：【不好意思地笑了】我想，你说得对。如果之前我已经卷进了我的偏见，那么现在该怎么做才能克服它呢？

督：对来访者的规则，其实也同样适用于我们。你必须提升自己对所处情境的理解，那就让来访者来帮你达成吧；你无需犹豫，可以直接向来访者提问，将能帮助你澄清疑惑的问题交给他。只要你发现 Clark 有什么行为让你感到费解了，就要让他知道，给他机会向你解释。

住：我该怎么就这个问题去问他呢？

督：在你局促不安时，那些原本应该是很简单的问题也会变得复杂了，不是么？你对 Clark 的疑问是什么呢？

住：他怎么能一边找妓女，一边又能和妻子保持那么亲密的关系，还声称对她感情很深呢？

督：很好啊，就这么去问他。

住：如果有机会，我会这么做的。

督：首先，你非常在意这件事，所以我建议你要"制造机会"去讨论它。其次，我十分确信，你态度上的变化肯定会在某种程度上流露出来，来访者也会接收到。而 Clark 也一定会有一些感觉，觉得失去了你的亲切善意以及温和的好奇——这些原本是你一直对他抱持的态度。我有预感，下次他再来时会表现得跟以前不一样了，所以要由你来对此发起讨论，消除疑虑的气氛，使治疗回到正轨。

住：但愿我没有把情况破坏到难以收拾。

督：我们都犯过错，或者说，至少我们都"应该"犯点错。一个治疗师，要是对自己在任何时段跟任一来访者所做的任何工作，从没有过良心上的任何不安，那么，他要么是缺乏自我省察与自我批评的能力，要么就是他所从事的治疗工作太过于简单了，其复杂程度都还够不上引起专业意义上的关注。正如 Kohut（1971）曾指出的那样，心理结构的构建，发生在孩童与父母彼此误解对方意图后、再设法调整做出更有利于彼此的妥协之时。同样的，只有当来访者和治疗师去努力跨越障碍，达成对彼此的了解时，成熟才得以实现，冲突才得以化解。只有未经检验的错误，才会引发灾难性后果。Clark 非常在意你，他在你身上所寄托的是，他对理想父母的所有期待——能够乐见其成长，能够对他的独立与所获成就引以为荣。他不会那么容易就放弃，会给你一切机会来纠正错误的；不过，他因得不到你的理解而发出求助信号时，很可能会用各种不易理解的方式，就像婴儿或者孩童那样，甚或会像是在跟你故意作对。如果出现了这样的情况，那你的责任就是要对此向他做诠释。

住：我该向他道歉么？为我做过的事，或者为我没做的事——我是说，我本不该过早地对他下判断，而应该很好地去倾听。

督：不要让你的悔悟给他增添负担。"原谅你"，这不是他要做的事。就这件事来说，或许你此刻的感觉会比他还糟。你最该做的事情就是去跟他一道工作，让他知道无论发生什么事你都做好了准备去面对与处理——如果第一次你没做到，那么下一次你能做到。

# 督导会谈 14

督：说说看，都发生了什么？

住：真是太有收获了。Clark 跟往常一样走进诊室，告诉我他都遭遇了哪些事。听他讲的那些故事，照说我应该感到很有意思才对，因为他谈了与供货商之间发生的争执，他设法与之周旋，表现得相当好；可是呢，我却发现那故事让我觉得挺无聊的。

督：这果然很有意思。你怎么解释自己这种情绪呢？

住：我觉得在某种程度上，他从我身边"走开"了。这可能是他对上次被我伤害、被我误解所做的反应吧。

督：的确是这样。当你对一个来访者感到无聊时，通常这不是面询内容本身所造成的。失去与来访者在情感上的联系，是引发疏离感的原因。从婴儿期开始，我们就在回应他人以各种方式传递给我们的信息，诸如说话声调、身体姿态，以及他人对我们的整体态度。当来访者退缩时，尽管他可能依然在不停地说，但语气语调都会有变化，似乎不再是对着我们说话，而像是在对着一堵白墙；对此，我们的反应往往是不知不觉中感到孤单、隔离与无意义——换言之，感到被遗弃。假如对这些没有觉察，我们也会转而退缩，从来访者身边"走开"；哪怕我们在继续专注地看着对方，甚至装出很感兴趣的样子。

住：发生这种情况，你会怎么处理呢？

督：不要让自己沉浸在闷闷不乐中，不要陷于被动而无所作为，而要积极地与来访者互动。假如你还搞不清当前状况，那就去探寻看看。来访者沉默不语，这会是什么原因呢；咨询中他为什么会漫无目的，表现得随波逐流呢；或者，他在详述那些看起来无关紧要的细节，这是为什么呢？对此类现象，你无需犹豫，只管把你的假设说出来。而不要去想当然地作臆断。假如来访者滔滔不绝地漫谈，你则切忌对此妄加臆测，认准他的话里准有什么是需要被理解的；假如你在面询中感到非常无聊，就不要想当然地认为自己必得耐着性子听完本节面询，或者再多听几节，以为到最后你总能搞清楚情况。要知道，当来访者说真正重要、却又无法让你理解的事时，你的感觉会完全不一样。那时你不会感到无聊，而会觉得兴奋，会兴致盎然，会态度积极且感受敏锐，而且心里会不时冒出疑惑；因为来访者会以其非言语的沟通方式，让你感受到他在极力与你交流而不是在回避你。这种情形下，选择静观其变，的确可能更好一些；只要你感到自己在保持着警觉，那么面询就能向前发展，而你则无需过于担心。

住：假如难以专注，是由于自己的疲劳，或者被自身问题所困扰而分散了精力，又或者是正处于自己的某种情绪低潮里疲于应付，那又该如何处理呢？

督：我发现，要摒除我对自己的过度关注，最好的解药是来访者；他能使我转而投入到治疗工作里去。瞬间地，我的头也不那么疼了，让我不开心的事也没那么糟了。所以我觉得同样的原理你也能适用。你还是必须问自己，为什么你遇到"这个"来访者时，会特别关注到自己的健康问题或其他困扰，而面对同一天里的其他来访者时则不会。答案是，来访者让你"闲到"有时间去关注自己，通常是因为他在以某种形式退缩，他因某种尚待探明的原因从你身边"走开"了。

住：当然还可能是别的原因啊，比如来访者走进来，发现你看起来心事重重的，脸色苍白或者面容痛苦，由此他便认定了自己在打扰你，觉得你对他不会感兴趣，于是就退缩了。

督：的确是很有可能，但这一可能性需要去加以探索验证。而一旦这些被摆到台面上加以讨论，那你也就回到了来访者身边，于是你们就能进一步探索：他的这些认知，对他而言，意义是什么；他进门后的这种事态变化，在如何影响他——如此一来，也就可以了。

好吧，刚才说到，你因为 Clark 而感到无聊了，对于他为什么把你"关在门外"你也有个不错的想法，那么然后呢，你做了什么？

住：我听从了你的建议，不去耗费精力承认错误，或是试图消除那些业已犯下的错。而是等着他说完，仅仅在必要处才做一点评论。然后就告诉他，上次他的话让我很迷惑，我问道："你去逛妓院，又怎能说这么多年来和妻子关系亲密呢，你还声称彼此有着深厚的感情？"说完以后，我就坐等着"天花板砸下来落在我身上"。

督：砸下来了么？

住：没有，这真叫我惊讶。他看起来一点儿也没有对我的问题感到不满。他告诉我，尽管他早期只和妓女有过性经验，他也认为一旦结婚了就不会再跟妓女扯上关系；但是后来，他发现妻子在性的方面没有太大兴趣，而且对于他试图使夫妻关系变得更为热烈，妻子还感到很厌烦。早先，妻子至少在婚姻层面上还保留着一些对性的兴趣，而在知道由于他的不育他们不会有子女后，很快地，就连这一点兴趣也都消失了。他说虽然没和妻子公开讨论过，但他很清楚妻子更愿意他在别人那里得到性满足。而他重回其旧有模式——出去找妓女，只是个时间问题而已。

　　我还是难以相信一切就只是这样而已，于是我就问他，他从没对此感到过丝毫良心上的不安或者负疚么？

督：你做得好！

住：提了这一问题后，似乎我和他的角色就做了个对调。我原本以为，Clark可能会因此生气或者产生防御，可事实上他不仅没有如此，还表现得非常慈祥和蔼，完全像个长辈一样。他安坐回椅子里，温和友善地看了我一会儿，然后对我说，我真的给了他很大的帮助，很明显我受到的教育要比他好得多；尽管他并无对我不敬的意思，但在这些事情上，他的阅历要比我深得多了，或许他能教给我一些东西。

　　接下去他告诉我，总体上，他与妻子的共同生活是美好的，婚姻中两人感情深厚，彼此相互扶持，而之前他曾以为假如自己继续保持婚外性生活，婚姻会因此出问题。他年轻时也对未来生活有过美好的憧憬，然而后来他发现，在他所认识的人里，那些执着于自己的理想愿景而不甘妥协的人，最终更容易落得个一无所获；而他自己，以及在他所认识的那些能够从容接受失望、尽其所能加以变通的人，反而会更快乐一些。他说："不，我不会因跟朋友们每个礼拜去声色场所逛逛，就感到内疚或不安。"或许，假以时日，我对这些也会有更多的理解吧。可能与婚姻的整体关系相比，这件事算是微不足道吧。他说，这么些年来，更困扰他的其实是没有子女。他曾经很想有个儿子，可是妻子却非常固执地不愿收养个孩子。最终，他也打消了这个念头。说到这里，他又反省道，假如他们有孩子的话，或许他就不会如此长久地依赖妻子了，或许他就会更早地开始改变，早点做现在正在做的事情。

　　我们进行到这里，就到了面询结束的时间。

督：我认为，你为他做了很多。

住：我想知道，为什么在我最初听到 Clark 谈他的性经历时，会感到那么的烦乱？而现在，尽管我个人还是强烈不赞同他那种做法，但这件事似乎已经不再困扰我了。

督：你感到困扰，部分原因是因为缺乏经验。你只是不了解，其实你可以对来访者的行为保有自己的评判，而这一评判并不必然会干扰到你的专业治疗行为。但是，更深层的原因，或许也是更重要的原因，在于你所建立的对 Clark 的潜意识感受。你知道，移情关系的能量是双向流动的。我猜想，从某种意义上说，你眼中的 Clark、有着你所赋予他的一些态度与品德，你将他视为老一辈人的代表，代表了你父亲那一代人。而当你发现他那个年纪的男人也在关注性欲问题时，你对他举止循礼的印象以及你的秩序感就都被扰乱了，更何况他还对妻子不忠，而他的妻子恰恰又是母亲的典型代表。你的焦虑，一时间扰乱了你的专业治疗态度，这种焦虑听起来就像一个小男孩或小伙子在清楚地意识到其父母其实并不如他所想象的或者期望的那样，是个无性别的人时，他内心里所遭受的纷扰。有趣的是 Clark 与你互换角色的过程，在你清楚地表达了自己的苦恼后，他就相应地变成了你的人生向导或指导教师，他帮着你去应对现实中令你感到烦扰的事。

住：你觉得这样做会破坏对他的治疗么？

督：在本案中不会。事实上，我认为这对治疗很有益。这提醒了 Clark，尽管他在某些方面是不成熟的、缺乏他这个年龄的人所应有的某些能力，但是在其他方面，他依然能够冷静从容、安定自若。这对来访者和治疗师都是好事，它在不时地提醒我们，生命中那些有问题的部分并不能代表一个人的全部。这可以帮助我们纠正某些观念——以为来访者是无助的、残缺的人，他们只能去依赖充满智慧、坚强有力的治疗师。通常来说，来访者在其各自的生活领域里还是颇具能力的，他们只是碰巧在解决某一特定领域问题时，难以运用其过去所掌握的技能而已。有时候治疗师可能还必须要面对一个事实：他可能不如某个特定来访者成熟，可能更缺乏效率。但是，不能由这一点去否定来访者需要得到治疗师帮助，或者否定治疗师有能力去支持这个来访者。

住：治疗师怎么才能避免自己的盲点干扰治疗过程呢？

督：在某种程度上说，了解自己的治疗风格，对自己的反常情绪与行为能够加以识别，都会对我们有所帮助，因为这些很可能是个人情结侵入治疗的信号。在这种情形下，治疗师要加倍努力，确认自己是否真实理解了当下所发生的事情。治疗中最重要的是，治疗师在治疗实践中所获得的经验。假如治疗师曾经在某次治疗情境里与自己的潜意识冲突一道工作过，那么当它们再次被激活时，就很可能会被治疗师识别出来。

住：上次的面询，让我多少有种感觉，Clark 的治疗似乎即将走到终点了。可能是因为我失去了对治疗情境的控制吧，在我们的关系中 Clark 取得了领导地位。

督：我愿意认同你的部分观点，即在他的治疗里所能做的都已经完成了；但是，这不是由于你失去了对情境的控制。你会发现，他依然会前来赴约，会跟以前一样向你汇报其日常活动，寻求你对他所获成就的赞扬与认可。问题在于，治疗就这么做下去，能有多大效果？我认为，借由在上次面询中他获取的领导地位，他表明了自己有能力独自走下去，所以治疗的下一步，也是最后一步，就应该是帮助他去完成这一点。

　　我建议，你可以和他一起回顾从他初访到现在，都发生了哪些事。他妻子的去世，某种程度上促使他去面对自我肯定的困境，而对于这个困境，他的旧有经验并未替他做好准备；他与你一道工作，从而逐渐意识到自己不仅有能力维护自身利益，而且现在还能够乐在其中。这些历程，都要用语言去表达出来。再然后，我会告诉他，接下去他要凭借自己的力量前行了，而我的诊室大门会向他敞开着，只要他需要随时可以回来，我会问他对此有何感受。

住：你认为对于他丧妻的哀伤，处理得足够充分吗？

督：这一点似乎他处理得不错。他重新开始性生活，这表明现在他充分自由独立，可以重建其人生了。与治疗前的他相比，你对他所做的工作无疑使他进入了一个更好的情境，能够为自己去创造更合理的、令人满意的生活。这是结束治疗的好时机。我们常犯的错误是，认为只有更好的生活成为现实了，那才是治疗结束的时点。而追求这一点，只会让治疗走向一个永无止境且令人沮丧的局面。一旦来访者准备好了，就像孩子长大成人了一样，他必须走出家门自己闯一闯。父母无法为子女预设幸福，治疗师也是如此。


　　治疗在两个月之后，令人满意地结束了。

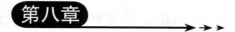

第八章

# 鉴别诊断与治疗的选择：
# 症状样神经症和神经症式性格障碍

在心理治疗的实践中，大部分疾病可以归为三类：症状样神经症（symptom neuroses）和精神神经症式的性格障碍（psychoneurotic character disorder），自恋癖或自体客体失调边缘性障碍。这些诊断描述了发展上的变迁，它们不是建立在来访者外在表现、主诉内容或现象学基础上的判断。诊断只能建立在对来访者整体性格结构的评估之上，尤其是在他与治疗师的关系之中，所呈现出的整体性格结构。然而，尽管诊断结果对治疗及预后具有深远意义，但诊断分类并非固定不变、不容更改，也不是相互排斥的；它们在某些情形中可能出现重叠。此外，治疗师在逐渐熟悉来访者之后，或者来访者在治疗中发生改变、成熟起来之后，治疗师的诊断印象都可以做修正或变更。

## Gloria Delmore 的案例督导

住院医师（以下简称"住"）：我想跟你谈的来访者，是一个26岁的女教师，名
　　字叫 Gloria Delmore。她前来就诊，是因为她与男性相处的关系出现了诸多

问题。最近她订了婚准备结婚，但是，在婚礼计划确定后的不久，她感到极度恐慌，就打了退堂鼓。她说，她意识到自己一定有哪里不对劲了，才会使她跟每一个男人交往时都会遇到这样或那样的麻烦；而那些男人其实很喜欢她，也挺适合她的。

督导（以下简称"督"）：关于这个来访者，你的问题是什么？

住：我在诊断方面没有太大把握。看起来，她在别的方面表现得都非常好，所以我想不出，她怎么就会出了这种问题。

督：你见过她几次了？

住：两次，中间还隔了两周。

督：那么，我们来听听看你对她的了解吧。她在面询中留给你什么印象呢？

住：她是个亲切开朗、彬彬有礼的人。她第一次来时，给我留下印象最深的是她的开场白；她第一句话就是感谢我为她把面询安排在了傍晚，因为她是个教师，下午三点半之前没法离校，况且从学校到我的诊室，还有很长一段路。大多数人似乎会把你为他们提供的方便，视为理所应当，而不会为此道一声谢。她类似的言行不仅仅是在开场白上，在其他一些事上也表现得举止得体，善解人意。

督：你挺喜欢她。

住：的确是的，而且我也很欣赏她努力经营自己生活的态度和做法。她出生于一个传教士家庭，家里有七个孩子，她排行老四。她父亲被派往南美一个贫困教区做牧师。她6岁前一直生活在那个教区，之后被送到美国的亲戚家，于是，她在美国上学读书，而父母在南美继续完成教职。直到她10岁，他们才得以一家团聚。在她的记忆里，她很孤单；父母都不在她身边，要每隔18个月父母有假期了，才能回国跟她见上一面。此外就只有通信联系了，父母每周都给她写信，也盼着她能尽快回信。

　　似乎在她的行为规范里，特别强调"服从上帝与长辈"，教堂和家庭是他们的生活重心。就来访者所能回忆起的部分看，她有着一个美好的童年，和她一起生活的亲戚对她也很友善；她有不少朋友，在学校发展也挺顺。

青春期时，她有过一次轻微的叛逆。在大学里，她所加入的教会要比她父亲的那个更为自由开放。父母对此倒也并不反对，一家人依然很亲密。她靠奖学金完成了动物学的硕士学位，目前在一所高中担任生物教师，她很喜欢这份工作，跟学生、同事以及学校领导相处得都非常好。

所有的一切听起来都非常美好，她似乎也是一个相当健全的人，只是现在她依然住在父母家里而已，好像她还没法从父母身边独立出去。她从来也不乏追求者。那些男人既吸引她，也让她害怕。她跟每一任男友的交往其实一直都挺顺，直到男友提出性要求，情形就变了；任何程度上的身体接触都会让她变得焦虑，会出现各种躯体症状，比如脸红，恶心，腹泻，于是关系很快也就断了。她也搞不懂为什么总会这样，其实她很想拥有自己的家庭。

督：她父母对她留在家里的感觉如何？

住：对于希望女儿能够结婚成家这一点，他们倒是也从不掩饰，尽管家里其实挺需要她的。她妈妈会不时因为某种慢性肠胃疾病发作而不能工作，显然这是她在海外工作时得的病，每当这个时候，家里很多事就需要这个女儿来操持。

令我感到迷惑的是，Delmore 相当主动地跟我讲述了她的很多事，这一点远远超过别的大多数来访者，他们通常在最初有限的几次会面里做不到这样。我还无法真正识别出她的问题本质，也没法制定出治疗方案。

督：当我看到一个来访者，其个人功能完整，社会关系良好，能以一种成熟的方式跟我沟通，但同时又因为受到某些局限性的心理问题干扰，使得他无法过上本应有的良好生活，这时候，我就会想到有关神经症的疾病——在本案中，我想到的是歇斯底里症。

住：为什么说这里是神经症呢？并没有出现明确的恐惧症状、强迫观念、强迫行为或者转换反应啊。

睿：你不能只靠症状来诊断神经症。恐惧症状、强迫行为、强迫观念以及转换反应，也可以伴随非神经症的疾病出现。此类症状是防御机制对抗焦虑的产物，而非只限于神经症。举例来说，你会发现不少具有强迫性仪式行为和强迫观念的人是精神分裂症和边缘型人格患者，他们以此克制其焦虑；而转换反应也可以是抑郁状态的一部分，恐惧症状会出现在"前俄狄浦斯人格结构"中。神经症是一种关于病因陈述的诊断，因而只要在你认为来访者的根本问题是俄狄浦斯情结，就可以下这样的诊断。

　　俄狄浦斯冲突是一个常常被误解的观念。在重点关注来访者病理学意义上的俄狄浦斯问题时，就意味着这个来访者在 3 － 6 岁前的发展是成熟的、相对无扰动的，而在 3 － 6 岁间，其原本与父母之间稳定的关系开始出现变化，因其逐渐形成指向父母中异性一方的性欲冲动，并形成指向父母中同性别一方的竞争冲动，因而形成了性欲冲突与竞争冲突。这种性欲和攻击的冲动并非病态，而是在其性心理发展阶段中的俄狄浦斯期里，由竞争所造成的正常结果。如果父母能一方面接纳孩子的感受，一方面以不伤害孩子的方式，给他（她）那些自我膨胀的、骇人听闻的幻想设置一个边界，使他（她）打消疑虑感到安心，从而帮助孩子渡过并整合这一阶段；那么，俄狄浦斯期就会成为其成熟过程里的重要一步，由此形成其稳定而独立的自体（Kohut，1977）。然而，如果孩子在这段时间里，那些成长历程中遭遇的风雨无常与际遇浮沉，并未得到彻底解决，而是被不恰当地以压抑的方式加以处理，那么神经症的基础也会就此奠定下来。所谓压抑的方式，指的是那些禁忌的心愿并未得到真正解决（孩子们会认为，因为心存这些愿望，于是自己将遭到严厉的惩罚），只是从意识层面上或者在逻辑思维上被驱散而已，但它们仍然能够间接地对其行为施加影响（Freud，1895；Basch，1977）。次级防御症状（secondary defensive symptoms）的出现，即意味着压抑的失败；次级防御症状通常要晚一点，直到青春期或成人阶段的早期才会出现，这一时期高涨的性欲会再度唤醒其早期冲突，并干扰其性本能的正常宣泄通道。那意味着性欲冲动一边明确地与愉悦、乐趣、兴奋等正向情感结合在一起，而同时另一方面，却又引发出羞耻、内疚、恐惧与耻辱的感受。在这种情形下，性需求的满足所带来的是焦虑不安，而非心满意足。此刻，症状便出现了，形成症状的意义在于试图寻求一种妥协，使得当事人既能得以表达性欲，同时又能回避对藏在性欲背后的俄狄浦斯冲突有所知觉。如果性欲的客体是经过扭曲变形的，那么性欲的宣泄则无需加以伪装：在这种情形下，冲突的结果是性欲倒错，而非神经症。而如果性欲是以神经症的形式加以解决的，那么性欲表达本身也会是扭曲变形的。所谓症状样神经症，指的是在转换症状、强迫行为症状、强迫观念症状或恐惧症状中，症状象征性地代表了其内在冲突，同时又为冲突提供了一个以症状形式为出口的表达方式。而所谓的神经症式性格障碍，其症状是以行为的方式来加以呈现的，冲突则通过来访者在日常生活里自我适应的态度来加以表达；你的案例中这个来访者，我认为就属于后一种情况。

　　我这一诊断尚未经过证实，之所以做这样的假设是基于如下的一些观察：尽管她在性心理发展领域中遇到了一些阻碍，但在其他方面她依然有着相当高的功能，她的某些行为不能被她自己所接受，同时她又明白，遇到困难是由于自己存在某些问题，对此她不埋怨别人也不归咎于环境。在我看来，这意味着她在前俄狄浦斯期里，自体概念发展得十分正常，其人格核心稳定而健康。通常，如上特征是与俄狄浦斯病理现象相关联的，换句话说，跟精神性神经症有关。

住：就目前所了解的情况看，你如何从她的背景来解释她所具有的能力呢？以及后来她为什么会产生了如此严重的问题呢？

督：根据你对我说的情况，从她的既往史看，她来自一个功能良好的家庭，父母有着坚强的信念，并能将这些清楚地传达给子女。这样的背景有助于她在前俄狄浦斯期里获得健康的发展，换言之，她的个人安全感源于一个有着清晰边界的、有秩序感的环境。可是与此同时，这又可能会造成孩子在面对自己油然而生的本能冲动时，变得脆弱；并会威胁到孩子，使其难于判断哪些事是可以接受的。通常，在这样的家庭里，那些邪恶和反常的事物是不能被容忍的，因而孩子会觉得必须要抛弃掉自我的一部分。

在 Delmore 的案例中，我相信在她成长的重要时期里，由于缺少了父母的陪伴，她在处理其幻想时尤为艰难，然后那些幻想就在未经检视核对的情况下便进一步发展了；原本通过与父母接触，父母成为其性欲指向的对象，她可以由此建立起较好的现实感，从而以现实感去检视、核对、纾解那些幻想。如果当她还是个孩子时，她发现必须要学着极力压抑其性欲与攻击的俄狄浦斯愿望，那么或许就能解释她眼下所处的困境了——当成人的性欲需求、成为母亲的动力，威胁到了她的压抑时，她就遇上大麻烦了。

住：我应该怎么处理这个来访者呢？

督：我建议你将她转介，让她接受精神分析治疗的评估。

住：为什么她的问题不能采用较不密集的一般心理治疗来加以处理呢？

督：根据她的情况，我预测，如果她开始接受心理治疗，很快就会形成一种强度很大的俄狄浦斯移情关系。我相信，一般的心理治疗并不适用于揭示和解决压抑的婴儿期性欲；这一判断基于我所见过的其他人做的工作，以及我对精神分析理论的研究，同时这一点也跟我们通常所学的相反（以我的经验来说）。即使你是一个精神分析治疗师，也无法用一般的心理治疗来处理这种状况；因为不借助高频率的会谈，来访者就难以有机会在帮助下发展出"移情关系神经症"，而这是解决存在于其症状背后的俄狄浦斯愿望的必备因素。有可能出现这样的情况：她会变得对你非常依赖，从而难以在治疗上获得解决；还有可能，她的潜意识幻想，会借由在治疗中与你之间的关系，象征性地得到了满足，结果治疗工作就变得无法终止；又或者，来访者有可能被她自己对你的感觉吓到，于是找个借口过早地中断了治疗。（见第五章）

住：会不会存在这种情况呢？——来访者属于神经症式性格障碍，但他能够从一般的心理治疗中获益，而无需接受精神分析治疗。

督：当然，这种情况也很常见。有很多具有神经症式性格结构的患者，他们
　　有能力营造一个环境，让自己于其中自由、高效地发挥功能，直到某些事
　　情发生，对他们之前的适应产生扰乱，造成不平衡为止。你还记得之前
　　Arianes 的案例吧（见第三、第四章），他就遇到了这种情况。他有一个婚姻
　　伴侣，也找到一份工作，这两者都为他提供了成人需要的满足，同时也在
　　满足他潜意识中冲突的童年期需要。可当妻子因为自己姐姐的问题而分散
　　了注意力之后，他不再是妻子唯一的关注对象，原本业已得到补偿的冲突
　　现在转化为焦虑，最终转化为其躯体化症状。在他的治疗里，尽管并没有
　　去着手尝试解决其俄狄浦斯情结问题，但他学着去理解由其根本问题而来
　　的那些继发性影响，只这样做就已经在很大程度上都帮到他了。

　　　　和其他心理障碍一样，神经症这一命题所指的情况并非是一种"要么
　　全有、要么全无"的状态。判断问题是否严重，要联系他在生活的其他方
　　面里功能运作的情况，做通盘考虑；对此加以权衡，能帮助治疗师做出决定，
　　建议来访者采取何种方式治疗。

住：在什么情况下，你会建议 Delmore 留在当前的治疗里，看看是否一般心理
　　治疗也能帮她解决问题呢？

督：假如 Delmore 第一次跟男人的关系遇上问题，就来找我，也就是在她的问
　　题尚未转为一种明确的症状化模式之前，我或许会尝试采用一般心理治疗
　　方式。我做出这一决定，是考虑到或许她的行为属于一种自我挫败的方式，
　　而在这种情况下做探索，可以无需借助移情关系神经症。同样的，假如她
　　来找我抱怨说，她跟生病的母亲之间的关系，以及父母亲因为她赖在家里
　　不能独立而给她造成的压力，这些都使得她没法嫁给自己爱的人，那么我
　　想我也会考虑尝试一般的心理治疗。

　　　　当我确信我所处理的，是一种由潜意识所推动的自我挫败行为模式，
　　这种行为模式不断重复，既与特定的外部环境无关，也不能用经验缺失或
　　者缺乏发展机遇来加以解释；只要是这种情形，我就会排除采用短程的、较

不密集的心理治疗方式，而考虑采用精神分析治疗，后者不仅是适合的、更是必要的。从我的经验看，精神分析治疗的绝对指标之一，就是需要去建立并解决移情关系神经症，换言之，需要去调动并化解俄狄浦斯情结；尽管这不是精神分析治疗的唯一指标。

住：在我看到 Delmore 时，你认为重要的那些部分，也给我留下了深刻的印象，但我还是无法决定，是否要从表面意涵上去接受她在面谈里所呈现出来的样子。假如在她表面上所能看到的能耐，和她高水准的适应能力都只是个幌子，她那些令我感到愉快而得体的举止，也只是讨人欢心的策略，而实际上她掩藏了更严重的病态，那该怎么办呢？

督：假如你所担心的事都变成现实了，会怎么样？来访者和治疗师的关系不是一种敌对状态。如果来访者无论在意识层面上还是在潜意识层面上，需要掩藏其部分的想法，那么，无论何时治疗师只要觉察到了这一点，都必须加以充分的关注；但是，不要让来访者因为自己有所隐藏，而产生任何的"负罪感"。"她会有所隐藏"这一点，恰恰是你所正在检视的问题中的一部分。通常，此类情形将会在经历几次面谈之后被搞清楚，但是也有可能发生这种状况：来访者所面对的问题以及她所具备的潜能，并非治疗师先前所想的那样；而在这一点尚未搞清楚之前，治疗师已经进入其治疗程序了。那么，治疗方案就必须要为此做相应的调整。

住：你是说，如果你的来访者已经躺在沙发上，身处精神分析治疗情境了，你或许还是会不得不让他坐起来，改做一般的心理治疗？

督：有可能会这样；又或者，我会继续让他躺在沙发里，不过我要调整我的治疗技术和治疗目标。"躺在沙发里"这一做法本身，并不足以被称为精神分析治疗；有大量优质的一般心理治疗也是在这样的情境里完成的。当然，反其道而行也可以；假如来访者身处一般心理治疗情境中，而你意识到他既需要也能够施以精神分析治疗的话，那你也可以就此着手去实施精神分析治疗。

# 第九章

# 鉴别诊断与治疗的选择：边缘型障碍

我从自己的临床实践中选了几个案例，来阐述对边缘型人格的治疗与鉴别诊断。之所以选它们，是因为其主诉和 Banks 与 Dlemore 的治疗案例相似，都是无法有效维持和异性间的关系。通过比较这些来访者在类似压力下对他人的反应，从而进一步在实践层面上澄清以下鉴别诊断：神经症和神经症式性格障碍、自恋癖或自体客体关系的病态，以及边缘型问题。

## Tira Elbogen 太太的治疗案例

我接到一个电话，电话里的女人用愉快的声音告诉我，她是 Tira Elbogen 太太的朋友，Tira Elbogen 在内科医生的建议下，希望跟我约个时间见一面。她没有说再多的细节，很明显，她觉得我听到 Tira Elbogen 这个名字应该感觉熟悉且印象很深才对。紧接着转介医生打来电话，说清楚了情况。Tira Elbogen，三十五六岁，是个富有的社交名媛，在近几个月里出现酗酒现象，而且问题越来越严重。突然提出转介，是因为她一再于半夜里给她的医生打电话，显然当时她已经酩酊大醉。她在电话里哭泣、焦虑不安，担心自己在那一刻的各种躯体症状（可能是过度换气引起的）意味着她天亮前就会死于心脏病发作。医生多次为她做了体检，但也无法让她消除疑虑；给她服用镇定剂、安眠药和抗抑郁药，也无法让她平静下来；导致医生自己也觉得越来越受挫，再加上她又持续不断地抱怨，最终，医生试探性地建议她试试看接受"心理咨询"。此外，我很快还搞清楚另一点：Tira Elbogen 和她的医生都觉得走到这一步挺丢脸的，他们双方都没对心理治疗抱太大的信心。

我第一次见到 Tira Elbogen 太太时，就被她的外表打动了。她衣着优雅，妆容精致，佩戴的各式珠宝昂贵却不显招摇。然而，在我的印象里，与其说她是一个美丽的女人，倒不如说更像个哀婉的小女孩：在一个下着雨的午后，被孤零零地丢在家里，只好躲进妈妈的衣橱，一个人自怜自艾地玩着扮装游戏。

面谈开始时，她说话口吻看似谦逊而有魅力，实则带着一种屈尊俯就的姿态。她对于自己出现在我的诊室里，觉得十分愚蠢而可笑；她还委婉地要拉着我跟她一道来嘲笑这一窘境。她说，所有的问题都源于几个月前，在她解除了婚约之后，就养成了一个坏习惯，到晚上要靠喝点酒——"喝得稍稍有点多"——才能平复紧张的心情。她问我，有什么建议给她；有没有什么别的药可以给她试试看，说不定会有用。

我告诉她，我能给她的任何建议，都必须基于对她生活充分而深入的了解，她过去和现在的生活，我都需要了解，只有将她的生活前后贯连起来，我才有可能理解她的问题实质是什么；我说到这里时，她开始变得愤怒而又傲慢。她用轻蔑的口吻议论起心理治疗师，说他们会让来访者像奴隶一样依附于自己，她可不打算让这种事发生在自己身上。她的反应就像是个被吓坏了的孩子，冲着空气里看不见的危险一个劲儿地咒骂。如果我此刻为自己的工作去辩护，回应她话中隐含的挑衅，将是毫无意义的；所以我转而直接去询问她当前的生活状况。起先，她只是就事论事地作答，但是渐渐地，一种潜藏的悲苦与不满浮现出来，她的声音也不再如原先那般优雅，而变作怀着怨愤的哀鸣。她的父母、第一任丈夫、令她失望的追求者，以及她所谓的朋友们，所有的人在她看来都是不合格的，都要为她的苦难担一分责任。

在面谈快结束之前，我告诉 Tira Elbogen，我觉得她的问题并不单纯，并明确地说，我没有任何可以解除她痛苦的药物；同时，我确实觉得她有可能会从心理治疗中获益，但是，在我做出具体建议之前，我们还需要多见几次面，以保证我能有机会对她的困难做更加充分而完整的了解。她对我的建议显然很不高兴，她要求近期内不要为她安排会面，因为她计划去欧洲度个长假。她表示，从欧洲回来后，或许会再来见我。我提出，根据她当前的状况看，要优先考虑治疗而不是去旅行。可是她没有听从我的建议就离开了，也没有预约下一次的面谈。

治疗师不需要——也往往不可能——立刻就做出一个正确的诊断。初始面谈所带来的压力，有可能会使来访者的病理表现显得尤为醒目；有时候，来访者过于关注那些痛苦与不幸，会让他们忽略掉生活中其他的重要部分。尽管我有个暂时性的结论：Tira Elbogen 存在边缘型异常的病理现象；但无论如何，现在尚不足以去确定这一诊断的正确性。

大约六个月之后，我接到一个电话，是 Tira Elbogen 的律师打来的，他请我去看看她，协商制定出一个治疗方案。原来在此前的某个时候，Tira Elbogen 因醉酒驾驶，出了严重的交通事故。为了免于承担更严重的法律刑责，她同意进入一家戒酒中心接受治疗，并答应在出院后接受精神科的治疗。现在她即将出院了，指定了我做她的治疗师。我答应了去见她，做进一步的评估。

在接下去的几周里，Tira Elbogen 让我了解到她更多的信息。她是家中最小的孩子，也是唯一的女儿，在她之上有两个哥哥，分别大她四岁、两岁。她父亲一直以来都是个富有的企业家。在她童年时，父母为追逐商业利益，总是在世界各地旅行，大部分时间都不在家。她和两个哥哥由各式各样的家庭女教师抚养长大；因为哥哥们的行为难以管束，那些家庭女教师没有一个能干得长久。她形容自己是一个温顺、懦弱、易退缩的小孩，总是活在担惊受怕中，不知道在下一刻，哥哥们会怎么来捉弄她。在她的记忆中，童年里除了孤独和不快乐之外，就几乎什么也没有了。她简直想不出童年里还有什么事曾给她带来过快乐。尽管她有很多昂贵的玩具，通常是父母在结束一段旅行后带给她的，但是她一点都不喜欢，而且那些玩具很快就会坏掉。她不记得自己曾依恋过哪个小孩、宠物，或者什么物件。关于读小学时的特点，她所能记得的就是，从一开始她就既搞不懂所学的内容，也没有能力赢得老师或者同学的喜爱。

在中学阶段，她读过好多所寄宿学校，但都因为无法达到学校的学科要求而被退学。后来她去了一家社会办学机构读书，那里专门服务有钱人家的千金，去那里读书的人也都是在别处拿不到毕业文凭的；最终她从那里毕了业。来访者相信自己只是兴趣不在读书上罢了。而事实是，她一旦开始念一门课程，很快就会变得难以集中精神，而且会感到越来越焦虑——因为在她看来，失败是无可避免的结局；接下去她就会开始调皮捣蛋，表现得似乎满不在乎的样子，就好像她之所以会停止学习，只是因为出于叛逆、厌倦、不喜欢某个老师，或诸如此类的原因。

中学毕业后，和她情况差不多的人多半进了大学；因为她原本也没什么更感兴趣的计划，所以也打算进大学读读看。她报名注册了一所学校，那里专门给付得起昂贵学费的人颁发学位，来这里读书的人都不太关心课程质量或系科能力。尽管如此，她还是没有从这所学校毕业，而是半途辍学了；她和在这里认识的一个年轻男子结了婚。这个小伙子来自一个跟她一样社会地位显赫的家庭。

一旦她有了自己的新家，安顿下来之后，她就成了上流社会的青睐对象，一些慈善机构、教育组织纷纷找上门来，迫不及待地把她看成父母与公婆两家企业董事会的新代表。在最初的几年里，她忙于周旋在一连串无休止的会议、慈善舞会及其他社交活动之间，使她完全意识不到她的婚姻是个错误。在她的圈子里，所有人都觉得她和她丈夫是理想的一对，而且他们自己也深信这一点。事实上，他们俩争斗打闹得像两个孩子，彼此都对对方感到失望，都觉得对方无法给自己带来幸福与价值感。

据来访者说，她的丈夫讨人喜欢但不怎么聪明；在他自己父亲手下工作，而他的父亲是个极具好胜心的、也极有成就的企业家，对自己的儿子感到非常失望，丝毫不掩饰对儿子的轻视。她丈夫徒劳地指望能在妻子这里确认其价值感，指望妻子能理解他、欣赏他、慰藉他。而妻子呢，也需要从丈夫这里获得类似的满足，当妻子觉得丈夫不仅不能满足她的需求，反过来还要向自己索求时，备感受骗上当。妻子性冷淡，而且对丈夫的性要求越来越表现出反感，这让丈夫的自尊进一步受到伤害，于是选择了退缩，离妻子越来越远，将全部精力放在了他的网球比赛上，这项赛事给了丈夫以满足感以及长久以来所渴望的成就感。婚后大约四年，丈夫提出了离婚，Tira Elbogen 接受了。也就在那个时候，她跟另一个男人有了婚外恋，也就是现在要娶她的那个人。

那场离婚似乎倒没有影响到 Tira Elbogen；可是在她和情人公开宣布不久即将结婚后，她的情人却又悔婚了，这让她很快就崩溃了。她感到羞辱、被抛弃，并且相信人们都在因她的不幸而窃喜。由于八卦新闻本来就是很多社交圈赖以维持的基础，所以她做那样的猜测很可能也有道理；但是她的有些猜疑里绝对有着偏执妄想的成分，这些猜疑超出了合理的反应范围。她无法忍受孤单，又因为没什么具体爱好或技能可以用来打发闲暇，只好继续穿梭在午餐会和社交活动之中；当然，这也让她不得不面对那些她觉得在背后不断说她坏话的人。于是她变得愈发易怒、多疑和恐惧，而且为维持镇静也越来越依赖酒精。

在和我的诊断会谈中，Tira Elbogen 对于自己给别人带来的伤害，没有表现出羞愧、内疚或者自责。她的态度是："为什么这种事情发生在我身上？"在她不知不觉沾染酒瘾这件事上，对所有她觉得当时应该帮她一把的人，她都感到愤怒；要不然，她的态度就是：对自己又怜又哀，觉得"没有任何人、任何事帮得了我"。她完全不理解"为自己行为负责"的意义。对她而言，"过去"并不存在；只要现在她不再酗酒，那么所有跟酗酒关联在一起的麻烦与问题，也就一并抹掉不复存在了。

这个来访者一生中遭遇的诸多问题：低成就、强迫性社交活动（基于孤单、从未发展出真正的亲密关系所导致的)、无法在情感上建立并维持有意义的人际关系、在压力下存在精神病性的崩溃倾向等,这一切似乎都证实了我对她的初始印象:她存在边缘型人格障碍。那些看似存在边缘型问题的来访者,可能会(实际上"往往是")感到他们脆弱的平衡时时处于威胁之中——卷入任何程度的人际关系都会破坏掉原有平衡,结果他们对于遭受拒绝、体验失望会感到十分恐惧;而一旦有机会置身于治疗关系中,他们又能调动出暗藏的对于人际互动的渴望。然而,这些情形并没有在 Tira Elbogen 身上出现,她对于不得不前来做心理治疗感到十分不满;她认为,既然她已经不再酗酒了,那么她遇到的麻烦也该就此终结才对。尽管被直接问及时她也能随之作答,但是她的回答均无法促使她变得更为内省,或有兴趣更好地理解自己。她的情绪状态依然处于紧张和生气之中;而且,尽管她不承认治疗能够对她有所帮助,但在谈到所面对的困难时,她会带着一种指责的口吻,就好像在责怪我无法帮她有效地应对其生活一样。

在出院之后她就退租了原先的公寓,搬回父母家住。尽管和父母不免会有争吵,但她现在再不用晚上一个人孤零零地呆着了,所以对死亡的恐惧便减轻了很多。她在药物辅助之下能继续戒酒,假如再喝酒的话,服下的药会让她产生强烈的不适感。我曾经预期过她的痊愈状态不会维持太久,但后来我惊讶地发现,她能够持续服药,并继续参与治疗中心的后续随访项目。

有一天,我跟她聊到她住院治疗的那段经历,希望能借此跟她有所沟通;在那一刻,她所说的话是整个治疗里她唯一一次真正自发的、带有反省意味的。她主动说道,她对酒精所导致的身体损害有深刻的印象。那是发生在她一个熟人身上的事,那个女人比她年长大约 10 岁,跟她一起住院治疗酒瘾;以前那是一个大美女,而现在却变得臃肿不堪、肥胖而邋遢,要不是那个女人喊出 Tira Elbogen 的名字,她简直就认不出她来了。Tira Elbogen 回想起一件事,那件事让她觉得自己也曾被父亲注意到过,或者被关心过;那就是在她长大之后,父亲显然很为女儿的容貌感到自豪,他很乐意在各种社交场合把女儿带在身边,并沉醉于众人对女儿的恭维与赞美中。这是仅有的一个自发想起的回忆，它显示出，来访者担心自己会因为变丑而失去在父亲心里唯一的价值，这一恐惧是她唯一的动力，激励着她坚持服药、戒断饮酒。我尝试利用这一有利机会，推进她对自我的洞察，但是没有成功。

　　这个来访者肯定不是做动力取向心理治疗的合适人选，不过我尽力在支持她的防御，在我能够有所增强的地方去加以补强。通常，在她对某一事物感到愤怒时，我会试着帮助她了解其愤怒的意义何在，并帮她对引发愤怒的情境有一个合乎现实的认识。有一天来见我时，她对她的美发师满腔愤怒，因为美发师在约好的时间里爽约了。她觉得那是一种怠慢，而唯一的报复方式就是改换到别家去美发；一想到自己不得不重新物色新的美发师，她就已经开始烦躁不安了。我跟她大致了解了一下情况，发现这个美发师她已经用了很多年，也一直很满意，在此之前甚至一次都没让她失望过。我向 Tira Elbogen 建议：考虑到两人合作也这么多年了，何妨别这么匆忙就决定换人呢；不如给美发师一个机会，让他解释看看，说不定这样也能免得她再去物色新人，权且把这当做是个优待好了——毕竟人家为自己服务多年了。在紧接着的下一次面询里，她对这件事只字未提，直到我主动问起才告诉我，原来上次美发师在赴约途中，被一个妇女拦住，那个女人告诉他，附近院落的游泳池里有个孩子快要淹死了。他翻过一道高高的铁丝网，和衣跃入泳池，救起了那个昏迷的孩子，然后抱着孩子浑身湿漉漉地冲到附近医院里，一直守在那个孩子身边，直到孩子的家人赶到。这件事后来上了报纸，还挺轰动的。

　　就我所观察，事件真相并没有让来访者有何触动，她依然觉得美发师爽约给她带来的不便，是对她的个人攻击；而我重提这一事件中颇具戏剧性的结局，也没有让她在治疗方面产生什么特别效果。类似 Tira Elbogen 这样的来访者，似乎无法从时间、从自己一再显露出的情绪波动里学习到什么。因此，现实发生的事件常会让他们感到不知所措，他们唯一能做的，也只有抱着对现实的不安全感而已。

　　退一步讲，对我而言，这不是一次令人满意的治疗经历。治疗师感到自己的工作毫无成效、眼看着一切努力尽被误解，他没法忍住不受影响。我保持兴趣、继续治疗下去的方法是，提醒自己：这案子是个机会，可以通过一个精神受扰动相对较少的来访者，较为完整地研究其行为所显现出的病理状态；只不过这案子或许不会那么完整，疗效也较不显著而已。同时我相信，尽管这个来访者缺乏必要的洞察，但由于我在治疗情境里对她所施加的，良性的、类似父母的影响，也正使她明显地减少了冲动行为和自我伤害。

　　由于 Tira Elbogen 仍在不停抱怨跟我面谈又麻烦又没意义，再加上我觉得除了密切关注之外，我也无法对她做再多的工作，所以我同意在六个月密集治疗的尝试之后，将治疗面谈频率降低，由原先一周三次改为每周一次。

　　后来，Tira Elbogen 偶然在律师事务所结识了一位事务所的资深合伙人，（那家著名的律师事务所代理了她之前那起交通事故。）那是个终身未娶的单身汉，年纪相当大；由于年轻时曾受过穷，现在他攒下了一大笔财富；一直以来他都沉迷在工作中，就快退休了。现在，他爱上 Tira Elbogen 后，就展开了苦苦的追求，实际上，他拿出了迄今为止只在其工作时才见得到的热情和专注，全身心地追求着 Tira Elbogen，除她之外别无所求。在 Tira Elbogen 的熟人眼里，有一个帅气的、有影响力的年长男人在深深地爱着她；她觉得自己的价值得到了证明，便响应了对方的爱。这个男人提出要见我，Tira Elbogen 不理解他为什么这么做，但也同意了，于是这个男人和我碰了面。（也就是在这次会面中，我从他那里了解到他的一些情况。）他来见我是要告诉我，他决不会干涉我跟 Tira Elbogen 的治疗工作；恰恰相反，他愿意尽一切努力确保她能得到妥善的治疗。他表现得就好像我是 Tira Elbogen 的父亲，而他是来请求我把女儿嫁给他一样；他再三向我保证，他深爱着她，虽然他知道 Tira Elbogen 现在可能还无法完全回应自己的爱，但他希望在自己的呵护和爱之中，她最终可以丢掉对男人的失望，逐渐爱上自己。

　　他们如期结了婚，开始了一段似乎对两人都很合适的生活。他们没有购房安家，而是在他的俱乐部里保留了一套小公寓，偶尔进城做客时便在那里落脚。而一年里的大部分时间，他们都在全球各地旅行，住宾馆或者豪华游轮。来访者除了把自己打扮漂亮，以及让丈夫把自己照料舒适之外，没有半点责任。他们所见的人也都是飘忽不定的，头一天碰面，第二天就各走各的，除了社交寒暄以外也没什么事要做，所以一点压力都没有。只要他们一回到城里，我就会接到她丈夫的电话，问我有没有可能"见一下我们的小姑娘"，还告诉我，他们的关系让他有多快乐，以及对我在她的艰难时刻里给予她巨大的帮助，他有多么感激。

我在 Tira Elbogen 太太（我姑且还这样称呼她）婚后第一次见到她，这时她对心理治疗的态度依然如旧。之前她是为满足减轻刑责的要求前来治疗，而现在她来是为了顺应丈夫的意愿。她似乎较之前更平静了一些，愤怒也不如之前明显，她现在努力想讨人喜欢。

我请她跟我说说她的生活。按她的描述看，其生活一成不变。她一般都是午后才起床，然后跟丈夫一起花一下午时间逛街购物。晚上时间则被一些豪华派对以及其他社交活动占满，通常活动都要持续到第二天清晨时分。（几年后，有一次我见过她。先前他们受到邀请去英国参加一个周末聚会，所以当时正打算飞往瑞士，去取一块之前预定好的手表，然后再飞英国，送给聚会女主人当礼物。）尽管她对旅行所带来的不便也稍有微词，但她的状态，就我所见过的情况看，现在好像是最令她心满意足的；甚至还开始喜爱她的丈夫了。她性冷淡的问题也解决了。她觉得这进一步证明了，自己从来就没有什么问题，她性生活上的困扰都是前夫和过去情人的责任。

通过其后几年断断续续的会谈，我从她那里了解到她的适应状况还算稳定；比如说，尽管有大量机会能沾到酒，可她却没有因此走回到酗酒的老路。有一次，她因为生病不能来诊室赴约，她丈夫就问我，是否他可以替代妻子来跟我谈谈。他热情洋溢地跟我汇报他妻子做得有多好，并请我给他一些建议，在某些问题冒头时该如何去应对——比如说，妻子会极度敏感，即使是一点小小的冷落，都会让她哭着躲回自己的房间，连着几天都没法从这种情绪中走出来。他似乎很感激我尝试要帮助他，和我会面渐渐成为了他的定期活动。常常是 Tira Elbogen 找了个理由不来见我，而派了她丈夫来顶替。最终，我见她丈夫的次数反倒比见她更多。她丈夫极力想让她在心理上得到安慰，他这股热情从未消退过，而且他也的确非常理解妻子的需要。他对待妻子就像对待一个敏感而脆弱的小孩——在某一点上看妻子倒也的确如此；他对于能有机会将自己压抑了一辈子而又竭力想要释放的温柔与深情，尽数奉献给妻子，感到既快乐又荣幸。

有一个很重要的情况要考虑，鉴于丈夫的年纪比妻子大很多，他极可能会先于妻子去世。由于妻子的防御极易崩溃，治疗在这一点上并没有让她有太多的改变，所以假如丈夫真的先离世，那么她会不会像之前遭遇悔婚那样，再度心理崩溃呢？当然，这只是一种可能而已，绝不是未来无可避免的定局。根据我的经验，我觉得更有可能出现的情况是，她找到某种能够让生活舒适的办法后，会再次做出适应与调整，就跟这次一样。她会以其行为举止传递出某种信息，于是会有另一个男人应时出现并靠近她，那个男人出于自身原因，会想要照料纤弱而有魅力的小女人。这样，游戏方式不变，只是换人上场罢了。

在我提出这个案例时，有人曾这样问我："这个来访者的境遇不是太罕见了么？假如她没那么富有、漂亮，没有那么好的家世背景与人脉关系，最后还会这么顺利地发展么？"会出现这重顾虑是基于这样一个事实：治疗师所看到的往往是片面的、经过来访者"处理"后的生活。大量可被临床诊断为严重心理失调的人，并没有接受专业的帮助；可是，他们也发展出了一套生活的"权宜之计"。无论他们的问题是什么——有时是问题本身，有时是由问题所引发的事件（如本案的情况）——他们会恰好适合另一类人的需要，从而双方结对组成一个更大的"组合"，这个"组合"起到了庇护、容纳他们的作用。当一个人真的来求助于心理治疗时，通常是因为他无法在某个"组合"里找到适合自己的位置，或者是失去了曾有的位置而又无法重新获得。他作为一名"来访者"，借此在一个特殊的系统中找到了自己的定位。这种情形有时候是有问题的。治疗师必须警醒地意识到，来访者不该在他新近寻得的归属感里，变得过于舒服自在；来访者有这种归属感，是因为他成为了治疗情境的一部分，他在这里找到被需要和被关注的感觉。治疗师必须在来访者准备好的时候，协助他鼓起勇气往前走。而另一方面，"来访者"这一角色，对有些人来说又可能会是至关重要的，他们需要靠着"扮演"这个角色继续存活——常常能活得颇为有声有色。治疗师则必须要尊重这种需要，他必须和来访者公开讨论两人的关系，从而达成共识：双方关系是不断发展，且无固定时限的。所以治疗师有可能会年复一年地"黏着"一个来访者，治疗师必须克服由此带来的内疚感或羞耻感；他必须帮助来访者尽可能多地获得洞察，理解自己为什么会有这种需要；治疗师还要帮助来访者解决因长期依赖而引发的自尊危机。*

## Farwell 太太的治疗案例

Tira Elbogen 太太的案例是个极端的样本，并不意味着每一个边缘型的来访

---

*在西方文化中，若是任何人际关系里出现了不加掩饰以致于能让人一眼洞穿的孩童式依赖，则这种关系便会招到轻视。然而，从根本上讲，"社会"本就是一个生命支持系统的集合体。人际往来、职业沟通、国家归属、宗教皈依，诸如此类的种种关系，为我们提供着种种机会，以满足我们对依赖的需求；至少它让人有这种幻觉，觉得能够被无尽地满足。原则上，来访者和治疗师之间富有成效的互动关系，跟其他任何一种有活力、可发展的社会关系相比，也并无差异。可是，我们这些治疗师其实跟来访者一样，生活在同一环境中——在这一环境里，成年人一旦公开承认自己依赖他人，便会引人侧目；因而当来访者需要进行长程治疗时，我们或许就会因此被激发出一定程度上的焦虑不安，对此我们必须认真加以处理。此外，有一个有趣且颇有意义的现象，"需要被长期照顾"，在某种程度上这一概念会带有一种不妥、无礼、故意放任自我的味道，然而，它却一点儿也不会适用于需要长期甚或是无限期心理治疗的病人身上。老弱者会时时依赖他人、无法独立生活，因而往往觉得自己不光彩、该受责备。有些医生需要照料那些必须持续治疗的病人，比如过敏科医生、皮肤病医生，他们所实施的治疗也往往被人视为一种"可有可无"的治疗，此类病人经持续治疗，病情虽有缓解但终难治愈，因而有时候也会遭致轻忽对待。最近这一群体里又添上了需要终生接受肾脏透析的病人，此类治疗的大部分费用来自公共医疗基金，因而他们接受终身治疗的权利，也处于激烈的争论之中。

者，在治疗关系中都无法走向成熟。恰恰相反，如下面案例所示，只要治疗师能够理解并尊重来访者的局限，那么，也不排除边缘型病态者亦能获得洞察，或得以成长（Adler，1979；Adler and Buie，1979）。

Farwell 太太，31 岁，自从跟患有虐待狂的丈夫离婚后，就开始出现妄想。在跟我第一次见面时，她就表现出超出常情的害怕，我怀疑在会谈中她间歇性地产生过幻觉。但是，她拒绝接受我的建议，不肯住院治疗；而是坚持只要跟我在办公室碰面会谈，她就能有好转。她对自己的信心，以及她对治疗、对让我做她治疗师的坚定态度，说服了我，我愿意接受她的决定尝试一下。后来，她不仅从精神病的症状中解脱出来，甚而能继续向前推进，发展出新的人生。最终，她所构建的生活，远胜于其崩溃之前。

在两年半的治疗里，我逐渐了解她的情况，有大量翔实确凿的证据显示，Farwell 常常是活在罹患精神病的边缘，所以在她身上所出现的急性综合征，不会让人觉得意外或没法理解。很显然，她能忍受的只是有限的亲密关系，她在婚姻上的尝试是一个错误。然而，在其他促其成熟的努力失败之后，恰恰是因为这些局限，使得心理治疗关系能够有所作为，并收获成效。

Farwell 是家里的独女。她的妈妈总是离群退缩，似乎是个精神分裂症样人格的人；她的爸爸不仅在不端地诱惑女儿，而且还有个怪习惯，就是从不直截了当说一件事，而且他会拿彼此间说的任何一件事开玩笑。当她还是个孩子的时候，就不得不调整自己，在父母古怪而迥异的交流方式之间摇摆适应，以求在表面上维持关系。在成年后的生活里，她总会在寻常事物中凭空寻找某种错综复杂且隐秘的意义。在面谈中，我和她一道去看她现在的生活、过去的生活，我能帮助她认识到，她的父母以及丈夫都有精神病，或近于精神病状态，而且他们给她传递的信息模糊而混乱，要对此负责的是他们。她能够借由跟我建立起的关系，学习如何评估他人的意图，如何向别人表达自己的需求。治疗情境中，没有任何人向她提任何不恰当的要求，她能够像个孩子似的学着如何生活——换言之，她的成长只需要单纯地满足我们彼此两人。最后，我可以向她解释我们都做了什么，借由帮助她在理性上理解这一过程，使她脱离对我的依赖。最终她可以结束治疗了，只在偶尔有特别的问题时，或者需要对她所做的决定寻求认同时，才回来见我。当然，有人或许会对此持有异议，认为她依然无法建立亲密关系，这说明她没有真正地完成治疗。但我认为，持这样的观点，是治疗师把对自己生活的要求强加给了来访者。Farwell 现在比她过去任何时候都快乐，她在压力下不会崩溃，在焦虑唤醒时能够对自身有所掌控。周围的人不仅喜欢她这个人，也能从她的工作里受益。是的，从她的病理角度看，我肯定还会把她归于边缘型人格一类，可是这种归类其本身并没有太大的意义，因为 Farwell 除了在某些情况下存在精神病性崩溃的潜在危险外，还有更多层面的症状或问题需要治疗师给予通盘考量（参考第十四章）。

# 第十章

# 鉴别诊断与移情关系

新手治疗师常会被来访者最初的主诉内容弄糊涂，尤其是假如有人教导他们，应该从特定病征或症状里去辨别、确认某种特定心理"疾病"的话，他们就会更加困惑不已了。事实上，治疗师不应该仅仅根据主诉就去下诊断，也不应该把注意力都放在来访者的症状上。治疗师应该考量的是，主诉或症状所产生的背景；因为了解这些背景，往往能引领治疗师去理解来访者身上正在发生什么事，并了解需要为来访者做些什么。比如说，某人，基本趋于成熟，身体健康；同时有精神性神经症问题；他觉得，他那些症状就像是附在他身上的某种外物，和他症状以外的那些性格全然不合；他的这种感觉会呈现得极为鲜明，你不会把它跟别种情形轻易弄混。

在临床实践中，移情关系的本质会比初始诊断更为重要。换个角度说，诊断的最佳功能在于，预见即将建立出何种类型的移情关系，并据此制定相应的治疗计划。在进行治疗的过程里，对疾病的分类就变得没那么重要了，因为在治疗中，治疗师是在跟症状背后的"人"打交道，而不是跟症状本身。尽管来访者的初始主诉，或者其防御结构的其他方面可以被贴上某种标签，但是作为独立个体的来访者，却不能被贴上标签；诊断，是框不住活人的。

　　Delmore 女士（第八章）和 Elbogen 太太（第九章）两个人的问题，都是跟异性难于维持有意义的关系。我们怎么确定 Delmore 没有边缘型问题，而 Elbogen 则有呢？说不定 Delmore 比较善于掩藏困扰，所以只是看上去比较健康而已呢？

　　虽然这两个女人都在跟男人的关系上存在问题，但她们之间的所有共同点也仅在于此了。有迹象表明，除了少数特定情境能引发 Delmore 的焦虑之外，她的人际关系还是丰富多彩、富有意义，总体上令人满意的。而 Elbogen 则似乎跟每个人都会有问题，她遭遇悔婚，不过是在她一连串人际关系的失败里又增添上一例罢了。此外，Delmore 非常明确地知道自己出了问题，并且希望能找出问题所在，从而加以纠正。而 Elbogen 则不然，她为自己遭遇的不幸去责怪每一个人，独独不怪自己。从某种角度上说，她应该承担起责任，避免不幸降临在自己身上，而且她应该在服药以外再做些别的努力以自救；可是这些想法，似乎在她看来都是不公平的，而且没有任何实质上的意义。在焦虑的压力下，Elbogen 用酒精和药物，冲刷掉所有自我觉察的蛛丝马迹，以此来寻求解脱。Delmore 则倾向于提高对自我的感知度，通过自我检视来寻求答案；她对于别人的需求非常敏感，对于自己在与别人协同合作中应尽的义务也十分清楚，这些从她在治疗里开放而体贴的行为中都能看得出来。而 Elbogen 则缺乏这种敏感；她指望现实来迎合自己的需求，倘若世事不遂人愿，她就报之以愤怒。她满腹狐疑，坚信假如世事没有照她的意愿运转，就是对她个人的一种侮辱；这些都与 Delmore 表现出来的信任，形成了鲜明的对比。

　　基本上，我们不太可能把这两个人弄混，一个是具有神经症人格症状的 Delmore 女士，另一个是属于边缘型人格的 Elbogen 太太。后者在心理上的失常更为严重；她的人格结构基础存在非常严重的缺陷，她对现实层面中人际关系的理解似乎遭受过严重的损伤，以致于她无法在任何领域里获得满足；她唯一的解决之道就是借由逃避现实生活对她的要求，来寻求解脱。她在人际关系理解上的缺陷，势必会在跟治疗师的沟通中也显现出来，这是无法隐藏的。

治疗师要如何去设定治疗目标呢？以及他该把什么设定为治疗目标呢？Banks（第六章）似乎跟Elbogen有着显著的相似点，至少在最初的时候是这样——Banks也表现得非常愤怒，为人自大傲慢、多疑而难取信、苛求多且难满足，又非常冲动。然而，我们还是判定她能够承受领悟式心理治疗的压力，并相应地设定了治疗目标。那么，到底她们俩之间的差别是什么呢？

重申一次，重要的一点是要明白：仅仅依靠来访者外表印象就去下诊断，毫无疑问是一件徒劳且无益的事。从来访者行为内容的角度看，两个案例之间一定会有很多相似点，假如有人将两个来访者最初的言行都列在一张表上加以比照，那么Banks很可能会是看上去病情较重的那一个。真正有意义的差别，在于来访者与治疗师之间所建立的关系的本质分别是什么。Banks虽然预期治疗师终会让自己失望，但她是立刻就将治疗师当做一个重要个体来对待了。而Elbogen则从未把治疗师这个人当做是自己情感诉诸的对象——无论是正向情感还是负向情感；她的焦虑一直是广泛的，而且从来不能将治疗师视为一个可以对她施加影响的人——无论是帮助还是伤害。这是对她做深度治疗的阻碍。

一旦来访者开始对治疗师有所期待，将希望或恐惧投注给治疗师，那么治疗师便有了机会，可以检视来访者所持态度的意义，并观察这一检视将如何影响自己和来访者随后的联想。换句话说，一定能有机会发展出一段具有生命力的移情关系。不管情绪是正向的还是负向的，能在治疗师身上投注情感，这本身就表明，治疗师对来访者而言，具有现实的或潜在的重要意义。而来访者如果不能允许其自我概念或现实生活，在一定程度上受到治疗师的影响；那么，这本身也标志了来访者问题的严重程度，并预示深度治疗将有可能面临失败。

只有当婴儿的沟通尝试足够成功，足以形成Kohut（1971）所说的"统整自体"（cohesive self）——心理结构足够坚固，其整体性即使在压力下也不会受到影响；这个人才有能力转向去探索世界，才能怀着自己终能获得满足的预期去应对外界变化。像Elbogen这样的人，他们在沟通方面的尝试要么是极度低效的，要么是遭遇了极不恰当和（或）极不充分的回应；结果，根本没有构建出一个"温床"，用以提供情感功能得以有效发挥的环境，因而也就缺乏基础去形成信任感与安全感。这样的来访者之所以被归为边缘型人格，因为他们总是处于精神病崩溃的危险中。他们适应环境的能力极其脆弱，所有的努力都是为了避免过度刺激，以勉强维持其不稳固的心理平衡。这些来访者由于受自身早期经验的影响，他们在回应情感反馈时，不是将情感反馈视为一种潜在的支持，而是把它们当成一种威胁，当成他们必须回避的过度刺激的来源。因此，许多边缘型人格的人既没有能力，也不愿意进入到治疗关系里去。假如治疗能庇护他们，使其免于面对情感的压力，那么在这个范围内他们尚可忍受治疗师；而假如治疗师为了推进治疗，企图渐渐潜入他们的生活，成为其生活中有意义的一员，那么他们就会迅速抽身离去。

没有能力形成具有生命力的移情关系，显然也就限制了治疗取向的类型。不过，Banks 和 Delmore 都可以形成移情关系，但她们的治疗取向却不一样。在这两个案例中分别该做什么，治疗师是如何决定的呢？对于这两种病理形式，该如何解释它们的差异呢？

再重申一次吧，我们是利用来访者对治疗师关系的本质，来建立诊断并选择治疗方案的。上述两例中，Banks 表现得要比 Delmore 不成熟很多，她在初诊会谈中任性暴躁的态度说明了一个事实，她所与之抗争的那个发展议题，其形成要早于俄狄浦斯期；也就是说，她所面对的困难，涉及的都与自尊、与作为独立个体发挥功能的能力有关。这样不顾及他人只关心自己，被称为自恋。Heinz Kohut（1971，1977，1978）的工作澄清了这一点：沉浸在自恋中，并不会排除或干扰治疗；相反的，它可能会提供关于来访者有价值的信息。

# 第十一章

# 治疗性移情关系的发展基础

精神分析师 Heinz Kohut 发现，人类心理上富有生命力的发展基础，是统一的、稳定的自体概念与充分的自尊感两者所组成的结构。许多被移转到精神分析师和其他心理治疗师身上的要求，就是为了满足上述两种需要。Kohut(1977)在论及此类移情关系时，称之为"自体客体的移情关系"，也就是他早先以经典术语所表述的"自恋性移情关系"，意指某一来访者在其自体概念形成的阶段里，有某些必要的发展从来没有完成过，而现在，他想要利用治疗师和治疗情境来加以实现。由于来访者的此类需要并不在意识层面上，而且在其过往经历中他们又一再遭遇挫败和失望，所以治疗情境里这种移情的出现，往往不是显而易见的。比如在俄狄浦斯移情关系的情形中，治疗师就必须从来访者的联想以及其他行为所呈现的线索里，去逐渐理解来访者需求的是什么；必须强调的一点是，并不一定要在治疗关系里去满足那些需要，但是，要针对其想要的或感到缺乏的事物，帮助他去理解其意义与本质，如此一来，他才有可能最终妥善处置这些需求。

对自恋型成人的分析，为回顾性重建（retrospective reconstruction）提供了条件，由此 Kohut（1971）发现：共同决定自尊的，有两条平行的发展路径；他称之为统整自体（cohesive self）的"夸大"与"理想化"。在不成熟的青少年和不成熟的成人身上，夸大自体表现为由婴儿期和儿童早期所带来的一种期望，期望自己是宇宙的中心，而万事万物的存在皆是为了满足自恋者的需要。它最原始的表达方式，就是通过融合移情（merger transference）：来访者不把治疗师当做"人"来看待，而更像是把治疗师当成一件无生命的物品，比如一个工具或者一架机器，可以由来访者依照自己的需要，选择时机选择方式加以操控和使用；来访者试图用这种方式维持其自体概念。到了较高的发展层次时，治疗师的存在与独立性可以被来访者觉知到，但能将治疗师与他人区分开的那种个体特质，还无法被来访者觉知。来访者用以支撑其自体感的是一种内隐的假设：他觉得，自己与治疗师各自的观点、信念以及目标，都出自同一套模具或源于同一个样板，殊无二致。Kohut 称之为"另我"或"孪生"移情（"alter ego" or "twinship" transference）。到了最后，在镜映移情（镜映移情本身或狭义的镜映移情）（the mirror transference proper or mirror transference in the narrow sense）当中，治疗师的独立性和个体特质才都被觉知到，但是来访者只有在体验到治疗师对其持赞赏的态度时，才会觉得自己是有价值、有功能的。换句话说，各种不同形式的夸大移情，折射出的是来访者在早期显然未被满足的需要；那时候他缺乏自我认同感，必须倚赖与其养育者的沟通，来获得价值感、被欣赏感，以及他自己是一个功能良好的独立个体的感觉。

伴随着全能式的夸大自体概念，孩子同时也在体验着被远远年长于自己、成就远远超过自己的父母所抱持与呵护的感觉，以及对父母的崇敬感；这为理想化（需要与他人融合，以便拥有他人的全知全能）奠定了基础。在最理想的情势下，当自体的夸大概念化被现实修改时，理想化的能力补偿了随之而生的失落感和无助感。尽管单独的个体不那么有力量，但是他可以借由与崇拜的人相结合，让他的自尊和安全感获得保障。

如果一切顺利，夸大最终能转化为一种健康的自尊感——一种能够自我控制的感觉；有合理的企图心；确信不会由于自己渺小与有限，因而力量也遭致贬低或剥夺。婴儿期那种无条件的理想化逐渐得到修正，转化作成人的能力——成人以这种能力造就其忠诚感，投身于自身事业，并且能为自身兴趣以外的原因去奉献自我。

俄狄浦斯情结的化解是自恋的分水岭。5－7岁的孩子，在隔离或孤单中能逐渐开始心存"分离"这一概念。他开始能够在一段时间内意识到自己在身体上与其他人或物是分离的；但是他依然只有在外物与其自体发生联系时，才能意识到外物。身边发生的一切事，在他看来依然与自己的需要和欲望存在某种程度的关联——要么是满足需要，要么是让他感到挫败。俄狄浦斯期里的挑战，就是要意识到："自我"不是一成不变的（Basch，1975，1977）。当孩子能成功地应对这种焦虑时，他便逐渐能应对分离、理解分离，能接受自己在力量上的现实局限，从而放弃其原始版本的自恋愿望，且不会有被毁灭感。恰恰相反，面对着自己的有限性，孩子逐渐变得自由，可以把夸大转注到对他人不具破坏性的企图心中，将理想化转注到不耗损、不伤害自己的认同中。

Delmore女士（第八章）的例子表明，从自体的视角看，她成功地面对了其俄狄浦斯期的挣扎。用经典精神分析的术语来描述她，可以说她有着健康的自我，或者说显示出良好的自我强度。她的挣扎不是涉及自尊的，而是未成功压抑的乱伦愿望，与逐渐觉察这些愿望而生的焦虑，这两者之间的冲突。

在心理动力取向的临床治疗中，大部分来访者在其早期经历中都没有发展出必要的自尊，因而没能成功处理其俄狄浦斯期里，因自恋愿望和需求所导致的最终失望。他们觉得自己享有天经地义的"自恋权利"（narcissistic entitlement）（Murray，1964），这种感觉一直延续进其成人期，造就了像Banks（第六章）这样的人，尽管在智识及其他方面颇有成就，但在情绪上依然像个小孩，会提诸多不恰当的要求。在过去，治疗师已经能够务实地处理自恋型人格障碍，跟随着来访者的引导，治疗师找到了一些有效的技术，以处理各种层面的前俄狄浦斯病征（preoedipal pathology）。无论如何，Kohut对自体客体移情关系（selfobject transference）的发现及理论上的系统阐述，已使得治疗师走出了个别的特殊治疗经验，借由运用自体发展途径的概念，来系统地对来访者的自恋行为迹象加以处理。

Banks 一开始坚持治疗师要依照她自己的期待去行事，而且她要始终获得对局面的掌控——当她无法如其所愿对治疗师施加影响时，她就变得恐慌起来；这种坚持似乎表明了有一种融合移情关系在展开。如果融合移情真的发生了，治疗将变得更为艰难，或许治疗效果会比后来实际发生的情况少很多。如果来访者感受到，其自身结构的稳定性受到了跟治疗师分离的威胁，那么这种感受会使治疗师在诠释方面所做的努力，在很长一段时间内都归于无效。这样的来访者会坚持要得到满足，并且将诠释（哪怕是正确的）视为一种威胁——威胁到了他将自己与治疗师融合的需要。

幸运的是，当治疗师既不尝试满足，也不选择回避 Banks 在融合上的要求时，她这些要求很快便消退了；它们让位于一种镜映移情关系，并在其后治疗的大部分时间里得以保持。当治疗师共情地理解（empathic understanding）了来访者童年经历里的重要意义时，就像一面镜子般地映照出来访者；Banks 感到不再那么需要回避其过往经历中的事实，也无需再躲着对自身性格问题的理解了。情况往往就是这样，当她对融合的需要减弱、对镜映的需要增加时，理想化移情关系就逐渐增强了。一旦她在理想化移情关系中能够信任、继而崇拜治疗师时，她也就无需再刻意要求自己逃避，从而能采用既真诚同时又不失批判的眼光去看待她的父亲。她之前曾营造出关于父亲的假象，以及父母间关系的假象，是为了给自己的理想化需要寻一个出口。而此刻，这种"伪理想化"被抛弃，取而代之的是：（1）她对父母现实处境所采取的接受态度；（2）在对父母的困境有所理解的基础上，产生了对父母的情感；（3）对父母过去努力为自己做的事心怀感激。

早先在融合移情关系中，她对治疗师有一种支配的需要，而现在，这一点成熟地转化为一种对人际关系的需要，在这种人际关系里没有支配或控制的目的，而是意在从彼此的连结中获取力量；在这种连结里，来访者和治疗师都能各自保有独立和完整。

Clark 先生（第七章）的情况也是类似的。他在发展上的迟滞不是亲情被剥夺的结果，而是因为过度沉溺于旷日持久的融合期，使得他难以放手，直到命运以其妻子死亡的方式迫使其放手为止。某种意义上说，他一辈子都在融合之中，起先是和母亲的融合，继而是和妻子；结果他所习得的是，对自己的能力不抱任何信心。在治疗中，他尝试独立发挥功能，并且他的努力获得了治疗师的理解和鼓励，于是他开始意识到多年前自己的成长在哪里发生了停滞。他把治疗师当做是母亲一般，这位"母亲"不仅信任他有独立行动的能力，而且能欣然确认其能力。在这样的情境下，他得以走向成熟。

有些来访者的发展停滞出现在镜映需求的层级上，他们往往能从心理治疗中获得最佳效果。治疗中，他们的回应出现重大的变化，往往是在发现了治疗师是一个能够理解自己的人时；治疗师不是在同情或纵容自己，而是给予自己一个机会，一个让他得以详加检视自己的发展历程，以便能接着往前走的机会（Goldberg，1973）。

在 Banks 治疗的最后阶段，我们可以看到，她对镜映的需求逐渐消失，同时，她的夸大自体中，与其年龄相称的、健康的企图心，则逐渐居于核心地位。现在，她自己想要成为一名治疗师了，她把自己的计划、想法都跟她的精神科医生做了分享，目的在于获得同意和支持。

Banks 想要成为一名儿童精神医学的医生，这是不是在移情关系中身份认同的一种表现呢？是不是有些问题该跟她诠释一下，而不是任其付诸行动呢？不，她完全不是这种情形。她做出这个决定不像是在冲动地模仿治疗师，而是经过深思熟虑后的一个选择，在其治疗情境以外有着现实基础。事实上，后来这个决定经受了困难和问题的考验，并无动摇；这就表明了它是个成熟的决定，而不是由未化解的移情需要所导致的行为。当然，可能也部分存在着认同治疗师的因素，但是，不管她选择了怎样的职业，这个因素都会存在。在人们做出重大决定时，总是会受到生活里重要人物的影响。而在 Banks 的生活里，治疗师当然是在担任一个非常重要的角色。

## 第十二章

# 理想化移情关系：一个青少年的抑郁症

一旦治疗师确定了，某个"准来访者"可以借由心理治疗获得帮助；那么，决定其如何去着手治疗的因素，就既不是诊断结果（那是来访者调动出来用以对抗焦虑的防御），也不是来访者自认为存在的问题；而是被来访者带到治疗关系里来的，其个人成长发展上的优势与资本。治疗师，再加上来访者的力量，两者联合起来便能帮助来访者重建一个富有生命力的自体概念；具备这些，也就意味着咨访关系趋于成熟了。

## 第 1 次面询

George Gerard，18 岁，他请家庭医生为他介绍一位心理治疗师，但没说具体原因，只说有些个人问题。他个子不高，戴副眼镜，头发蓬乱；衣服还算干净，但搭配得不好，看上去很不合身。我跟他打招呼，他害羞地笑笑，和我握了一下手，但什么话也没说。

*治疗师（以下简称"治"）：George，Miles 医生告诉我，你想跟心理治疗师谈一*

谈。你想谈点什么呢？

George（以下简称"访"）：我觉得我快要疯了。

治：听起来很可怕。发生了什么呢？

访：我睡不着觉，也没办法再专注做事。似乎我一点都不在乎我做的事。什么
都提不起我的兴趣。

治：为什么你会觉得这些就意味着你快要疯了呢？

访：我时不时会觉得，周围所有事物看上去都非常可笑。我认得出那些是什么，
但是又莫名其妙地觉得我好像再也不属于这个环境了。它们看起来都那么
熟悉，可同时却又那么陌生。我在书上读到过，这是患了精神分裂症的一
个症状。

治：哦，你什么时候读到那些的？

　　此时此刻，如果让来访者继续谈他的症状，只是毫无意义地增加其焦虑而已，
于是我岔开了他的话题。这样做还为我开启了一扇门，可以对他的情况获得更
广泛的了解；能更清楚地认识，在可视的症状背后有一个怎样的背景；或许就能
够结合其过往经历的前后情境，作进一步的探索。对我而言，他似乎不像一个
精神分裂症患者。他头脑清醒，说话直截了当，似乎也能感受到我是一个独立
的个体。若是我进一步去探问关于幻觉、妄想或其他症状的证据，就会像是在
坐实他那些对自己的怀疑，这或许会给他造成不必要的惊吓；毕竟，若是最后
查明他的恐惧并无依据的话，这也会让他感到迷惑。

访：在大学的心理课上。

治：你在读哪所大学？

访：我已经不再读了。三个月前我回家来了。那是我第一次得病。似乎一切都
变得没有意义了，我也没兴趣再读书了，也不交作业了，那些事我都没兴
趣做了。

治：在那之前怎样呢？

访：我想我还不错吧，学校给了我奖学金呢。系主任看到我要退学，还把我找去，问我出了什么事。我跟他说了我的感觉，他们把我送到学生健康中心。在那里我花了几周时间见心理治疗师，他跟我谈了，也给我服了药，可我还是没见好。所以他们建议我暂时休学一段时间，等我好了再回去。他们真的是好人。他们算我是中断了课程，而不是课程挂科，照说我其实是修不到那些课程学分了。

治：在你身上发生的这些事，算一个重大的性格变化么？还是说，你以前就一直这样闷闷不乐？

访：哦，我心情算时起时伏吧，不过我一直还是能做事儿的。我喜欢让自己忙一点——以前参加了很多活动。现在，我却似乎什么都不想做。

治：在学校的时候，你跟治疗师谈了些什么呢？

访：差不多就谈了为什么我会有那种感觉吧。我其实已经记不得什么了。

治：那么，你为什么呢？

访：什么我为什么？

治：为什么你会有那种感觉呢？

访：是因为我收到了女友的绝交信。但是，我可从没想到过自己会有那种反应。其实在我离开家乡去外地读书时，我就该知道那一刻是跟她分手的好时机，她当时已经找上别人了。我们甚至也约定了，彼此都可以跟别人约会，看看我们的关系能走到哪一步。这故事老套吧。医生试图说服我别那么想，他告诉我那不是世界末日，说我还年轻，总会挺过去的。这些道理，我见他之前也懂啊，可是，懂又有什么用呢？

治：情况有多糟？你曾经试图自杀么？

接触任何一个对生活感到绝望的来访者，很重要的一件事是，要查明他们是否正试图自杀，或者曾想过要自杀。通常，会谈可以提供机会去探询有关自杀的问题；但是假如这个话题没有被提出的话，治疗师应该主动提出，他可以问："你现在对生活的感觉如何？""你觉得你能撑下去么？"或者问："你会觉得自杀是解决问题的办法么？"不管问题是怎么措辞的，来访者通常都会很高兴终于能有人跟自己讨论这个议题了；而且这也能让他感到安心，因为他会觉得自己的不幸与痛苦正在被治疗师严肃而认真地对待。提问时措辞是否精准并不重要，重要的是提问时治疗师的态度。如果治疗师以实事求是的态度据实发问，通常都会得到诚实的回答。而如果治疗师谈到自杀的可能性时，感到尴尬、浑身不自在，那么来访者或许就会对真相有所隐瞒。比如这样陈述："你不会自杀，对么？"或者说"我说不好该怎么谈这件事，不过呢，你不会——呃……嗯……，就是说——不会想要用某种方式伤害自己，你不会的，对吧？"这样做，实际上是在引诱来访者不要去承认其状况有可能会严重到什么程度；这样问表明了，治疗师显然还没做好准备听跟自杀有关的事情。

访：没有，我猜是我太胆小了，不敢自杀吧。我倒是想过："或许把一切都了结了，就会好一点。反正一切都没有意义了。"不过呢，我只是想想而已，什么都没做过。

治：现在呢？你还会那么想么？假如你将一切都了结了，就会好一点么？

访：不。如果我想要那么做，来你这儿之前我早就做了。你知道么，就像有个小家伙在我脑袋里坐着，看着这一切，说："George，这一切都是他妈什么事儿啊？这不该发生在你身上啊！"也就这样而已。医生，你觉得我真会是那种要走极端去自杀的人么？

治：不管你曾在书上读到的是什么，你所描述的"感知觉困难"，也就是你说的，觉得自己跟周围环境、事物之间有疏离感，这不是精神分裂症的典型标志。它可能会是别的原因引起的，比如说，药品。从学生健康中心的医生那里拿来的药，你还在吃么？

访：不，那药一点用处都没有。那是一种抗抑郁药，我记不得名字了。

治：你有没有在服用任何毒品呢？安非他命之类的兴奋剂？别的镇定剂？有酒
　　精成瘾么？

　　有关药物滥用的问题，以及违法行为或自我伤害行为的问题，就像询问自
杀问题一样，应该在面询中提出来；提问的时间点，要把握在来访者能顺理成
章地作答而不觉得突兀时，在来访者能明白你求索此类信息意在帮助，而不
是评判他时。

访：你说的那些吓到我了。我倒是曾抽过一点大麻，但最近没有。偶尔我会喝
　　一杯啤酒。

治：好的，除非另有证据，否则，我就会认为你那些奇怪的感觉都是情绪压力
　　所导致的结果。你确实是遇到问题了，但不会是精神分裂症。你没有疯，
　　也不会变疯，恰恰相反，你做了一件很正确的事，就是你来寻求帮助了。
　　在拟定出一个具体的治疗方案之前，我还需要再见你一次。在我给出治疗
　　建议之后，你可以作决定，是否要跟我一道工作。还有没有任何问题是我
　　现在可以回答你的？

访：没有了。到目前为止，跟你一起工作，我的感觉挺好的。你想要跟我父母
　　谈一谈么？

治：你认为我应该跟他们谈谈么？有没有什么事是他们能告诉我，而你却不
　　能的呢？

访：没有，我只是觉得，既然我爸爸为治疗付钱，那么他或许会想要跟你谈
　　谈吧。

治：哦，那是另一回事儿了，对么？如果你爸爸妈妈想要跟我谈，他们可以打
　　电话给我；不过我现在告诉你，我将会怎么跟他们说，我会说，你是我的来
　　访者，你跟我说的话都是保密的，而且会一直保密。如果他们只是笼统地
　　在表达担心，我可以帮助他们，那没问题；但是有关你的治疗细节，你我彼

此所说的话，都会只限于在你我之间，而不会传出去。

访：你是说，如果我打算自杀，你也不会告诉他们么？

治：你之前曾说过你不会那么做，那一刻我就相信你了；所以，这不是一个需要我们去面对的真实议题。不过或许对你来说，重要的是，无论如何我该回答你这一问题。我之前已经做出了我的专业判断，即你是一个有责任心的人，尽管你和绝大多数同龄人一样，经济上还没有独立，但我会像对待任何一个有责任心的成年人一样去对待你。如果你将来直接或间接地让我了解到，你无法保证不去伤害自己，那么，就像我会为任何一个来访者所做的那样，我会尽我所能阻止伤害的发生，那么，就很可能也包括了通知你父母，征求他们的合作，来支持我采取一切必要措施帮助你。

　　保密的问题，该怎么处理呢？如果来访者说他要自杀，或要去杀别人，那么治疗师有权利用这一信息阻止其行动么？在我的临床实践中，这一点从来就不成为问题。如果一个病得很重的人快要自杀了，他来征询我的意见，那我会跟他坦诚相见，向他解释：我需要请他们的家人也参与到他的康复计划里来。一般来说，来访者都会同意我的计划，并放下心来，因为不久之后将面临的那一负担，将不再是他独自一人的责任。当然，我这里所说的情况，并不是来访者那种怒气冲冲的威胁，无论发生在治疗中还是治疗外，那种威胁的语句中通常并不带有实质性意义，只能让听到的人感到心烦意乱而已。如果区分两种不同形式的自杀表达，会发现其意图上的差别往往是非常明显的；治疗师可以向来访者诠释其愤怒威胁的意涵，而且他的怒气来源也需要去加以研究。

　　当 George 提问时，他并不是真的关心对于保密问题在医学与法律上有哪些细节的规定，也不是关心有哪些信息可以基于法律原因免于公开。从表面上看，他故意下套惹我生气，看我会如何应对——我要应付的问题是："这个场面我搞得定么？我够不够思维敏捷、随机应变呢？"而在深层意义上，在我看来，他是在跟我确认，若是情势更加恶化了，我是否真正靠得住，是否有能力照顾好他。我的回答是真诚的；我意识到了在他问话中有这样一个隐含的问题，不过，我不是太想针对他的隐含问题去澄清我的立场。对我的回答，他似乎已经感到满意了，于是我也就点到为止。但假如他继续揪住这个问题不放，并指出这跟他所期待的保密承诺之间，似乎存在着矛盾；那么我会建议他对自己做一次探索：他需要将我"逼"到这样一个进退两难的境地里，他这种需要的意义是什么？并且，我会停止采用给直接答案的方式，来处理他的提问。

访：那么，我没问题了。

治：明天下午三点半见面，你可以么？

访：没问题，什么时间都行的。我啥事都没有。

治：那么，明天见了，George。

George 显然符合抑郁症诊断里的症状标准。他有睡眠困难，无法工作或专注，感到生活无意义。但是，请注意，我没有立即就深入探查那些症状。我不想让症状成为治疗的中心，也不想让症状的消失成为治疗见效的判定标准。假如持相反的态度，就容易造成一种氛围：改善的重任落在了治疗师肩上；那样的话，治疗主题就会转向，变成了"治疗师有没有让来访者的痛苦消失"。我希望来访者要自己去承担起恢复健康的责任，而治疗所关注的则是，来访者在面询中以及面询之外，是否做了促进其痊愈的事情。所以，了解 George 的抑郁细节，就排在了我工作序列靠后的位置上。我对如下一些情况更感兴趣：比如尽管来访者已经处于青春期的晚期，但他的穿着、举止似乎都要比他的实际年龄显得更小一些；他的成长过程是怎么样的；在他得病之前是个怎样的人；他的疾病跟他这个年龄的成长任务之间有怎样的关联。一旦我找到了上述问题的答案，一个系统的治疗操作方案可能也就形成了。无论如何，获得这些答案，跟获得来访者的信任和合作一样，都需要花时间；探明这些细节，不是初诊会谈里的合

理目标。需要立刻就查明并确定的，只有一件事，即 George 是否会自杀。假如
George 的举止态度让我有理由去怀疑他对我所做的保证（即他保证不会自杀），
那么治疗就必须要改到医院里去进行。所以我澄清了这个情况，确定了在此刻
不需要去顾虑自杀问题。之后，我又明确说明，假如在未来他自我伤害的冲动
有所提升的话，我会尽我所能保护他免遭伤害。

假如治疗师将目标锁定在逐渐熟悉来访者之上，那么他就能够利用初始访
谈获得最佳效果。反之也成立，初始访谈应该给来访者一个机会，让他了解熟
悉治疗师。在我和 George 的会谈里，一旦我判定了他不会自杀，并打算以门诊
的形式跟他一道工作，那么我的提问与评论就是要让他看到：我是怎样工作的，
以及我是怎样的一个人；这跟治疗师要探明来访者的情况是一样的。和青少年
一道工作时尤其重要的一点是，不要躲躲藏藏、故弄玄虚。因为即便不必面对
一个治疗师——一个笑得神秘莫测、让他们猜不透面具背后意涵的治疗师——
他们其实也早已够困惑的了。

George 来见我的原因是什么呢？他显然抑郁了好一阵子，但是他退学回
家以来，并没有主动采取行动去找一个治疗师。他现在之所以来寻求帮助，是
因为他觉得自己要患上精神分裂症了。在会谈中，我原本能更早一点去缓解他
的恐惧：精神分裂症患者，无论其病况是初露端倪还是已经显而易见，他们都
无法以直接开放的态度跟人交谈；他们往往杂乱无章、遮遮掩掩，从不能合理
地解释自己为何要用迂回反复的方式说话。而跟 George 在一起，不消五分钟
就可以明白他并未罹患精神分裂症或其他形式的精神病。可一直到面询的较晚
时段，我才去处理他的焦虑，我之所以这样做是想要了解，他会如何独自处理
焦虑。他可以耐受没有答案么？他会不会因为全部精力都被占了，以致于无法
处理其他议题呢？好在 George 不是这种情况，这一点意义很大；他有能力跟
随我的引导。对我而言，这意味着他有着充足的信任，在治疗中这可以用来形
成治疗性的移情关系。在面询结束前，我主动对他所担忧的事情给予作答，意
在让他看到我没有忘记那些困扰他的事情，我在严肃认真地看待他的焦虑，并

且假如我有了答案的话，他就一定能得到。最后一点很重要，因为在更多情况下治疗师可能给不出一个确切的答案，所以这样做有助于让来访者切身体会到，当治疗师不说话或者不回答他问题时，那并不是某种策略或者计谋，而仅仅表明了治疗师那一刻没有什么可说的而已。

　　跟处于青春期的来访者一道工作，治疗师要及早申明自己将尊重其隐私，假如这一观点遭遇挑战则更须站稳立场；这一点尤其重要。如果是其他人在替来访者支付治疗费用，那么付费的人通常会觉得自己有权"了解钱花到哪里去了"。无论来访者是青少年还是成年人，原则上我都不会回避其家人。如果有家庭成员想要跟我谈谈，而来访者也不反对的话，那么我与其家人的合作基础是，大家都能理解并认同：来访者的秘密不受侵犯；无论其配偶、父母还是其他信息提供者，跟我所谈的有关来访者的内容，假如来访者想要知道或者我认为有必要让来访者知道，那么这些内容都有可能被告知给来访者。当然，每一个情境都是独一无二的；没有什么规则能够囊括一切意外。我所学习到的经验是，对于我所做的事情，只要我能对自己、对来访者都抱以诚实的态度，那么我差不多也就能用恰当的方式处理好其家庭成员了。

## 第 2 次面询

　　当我去等候室迎接 George 时，我注意到他看起来不那么像个小男孩了。尽管他还穿着同样的衣服——夹克和裤子都显得太短了，衬衫敞开着；他的头发梳过了，脸上稚气略脱。我跟他打了招呼，不过没有伸出手去。George 点了点头，从我身边闪过去进了诊室。

访：【用一种些微带有攻击性的语气】我本以为我会感觉好一点才对，可是我没有。
治：跟我说说看是什么感觉。

来访者似乎已经强壮了一点。他从第一次的会谈里已经有所收获，他还想要得到更多。对我来说：

1. 我不能因为他的痛苦而匆忙采取某种行动。

2. 我不会为他的不舒服而承担责任。

3. 他所想要的东西不是我所能给予的，而是需要我和他共同努力才能谋取的。

访：自从你告诉我，我不必担心自己会变成精神分裂症之后，我有一阵子感觉还挺好的，但是我还是不想做任何事。昨天晚上我老半天都睡不着，结果又很早就醒了。自从那件事后，我睡觉就没有超过四或五个小时的。【看来失眠症倒也没那么严重。】

治：你原先期望这些症状都会消失？

访：我以为我所担心的只是我会疯掉，现在我知道不会了，我猜，我的确想过让其他事情也都变得好一点。

治：我想，你现在所抱怨的事情是，你觉得我做得还不够；换句话说，如果我能帮你解决掉一个问题，那么我为什么不让其余问题也都一并消失呢？可是，你把事情顺序给弄反了，就像马车被你摆到了马匹的前面一样。就我所理解的情况来说，你对于自己会变疯的担忧，是近期才发生的，我很高兴你在那一点上消除了疑虑；但是，那些基本问题没有消失，这并不令人惊讶啊。对我们来说，需要去做一些工作，才能了解：之前究竟发生了什么以致于给你造成那些症状，以及我们要做点什么才能帮你有所改善。

访：我不是故意想抱怨。如果我说错了话，我很抱歉，我不是有意要冒犯你。

这是一个好迹象。在跟人沟通时，来访者能感受到那些未经语言表达、而"藏"在声音、语调、表情等细节里的微妙差异，和理解言语的内容相比，这一点会在更大程度上对特定讨论的成功产生影响。来访者若是只会固执地抱怨说"但你曾说过……"——换句话说，他只能在一个具象层面上做应对；那么，他在人际互动中，对所有试图向他传递复杂多重信息的行为，就都会感到迷惑。就本次会谈而言，George 是个具有概念化能力的青少年，这与其年龄相称（Basch，1977）。同等重要的是，他有能力利用这样的觉知来拉近他与我之间的距离。他没有不假思索地将成年人归为敌人，而是能接受成年人作为他潜在的帮助者和朋友。这一能力显示了他能够发展出理想化移情关系，对治疗来说这是一个重要的因素。

治：我一点也没有感到被冒犯，其实我挺高兴的。只有你把心里真正想的说出来，而不做掩藏或美化，我们才能有所收获。一切都取决于接下去你要怎么做，其中也包括了你要怎么对待你心里对我的感受和想法，以及对我们一起工作的感受和想法。

在非言语表达的层面上，我向 George 传递了一个信息："你想要赢得我的喜爱和好感么？那么你只需要按照现在的方式继续做下去就好了，从而也能让我做好我自己的工作。"这就是所谓行为的正向强化。就像我之前指出过的一样，这种技术不是行为主义心理治疗师的专利，而是关于"社会如何促进人成长"的一个立场。假如来访者的成长遭到了严重的扭曲，以致于他认为自己不值得或者得不到别人的爱、情感与欣赏，那么对他的治疗也会变得极为艰难，甚至可能无法实现。

访：可能我的确在抱怨，只是我自己不知道而已。我妈说，我说话时会带一种指责的腔调，搞得她非常恼火。

情形越来越好了。他在自发地反省，并跟他的生活经历做了连接。

治：关于你的语气和态度，刚刚我谈了点自己的想法，还做了点引申。现在你
　　是说，你的语气让你的妈妈感到困扰了？

　　刚才在治疗中，他体验到跟我有关的一些感受，而此刻，这一点联系到他
的妈妈身上；既然关于妈妈的话题已经出现了，那么接下去鼓励他谈谈妈妈，
就顺理成章了。我们会发现，假如只是平淡无奇地问他一句："跟我说说你妈妈
的情况吧。"其结果会跟现在完全不同。

访：我妈妈是那种坚定沉着、喜怒不形于色的人。她觉得一旦全身心投入的话，
　　就不会有什么事情是做不成的。我觉得，对于我这副样子回家，她一定非
　　常地失望，但她只是说，不管困扰我的是什么，只要我觉得已经受够了，
　　那么一切就都会过去。
治：我想，这对她来说是件令人震惊的事，当初你一定是很有希望获取奖学金的，
　　而现在你却退了学回家。

　　这里我犯了一个严重的错误：我站在青少年这一边去反对他的父母，想用
这个办法跟他拉近关系。实际上无论他说了什么，内心里还是会希望你能尊重
他的父母以及父母的观点，哪怕在那一刻他自己并不是这么做的。

访：我跟她一样不喜欢我现在的状态，可那又怎么样呢？还是没法帮我恢复啊。
　　你说我到底是哪里不对劲儿了呢？我是说，我的这种问题有个什么名称么？
治：我会说你得了抑郁症。
访：但是我并没有整日悲伤或者哭泣啊。就是感觉空落落的，什么都没意义。
　　仿佛什么都与我无关。以前觉得重要的事，现在也都不再重要了。
治：这种无意义感，正是抑郁症的基本情绪。有些人抑郁状态的反应是哭个不
　　停或者陷入悲伤，但也有人不是这样。

访：那么学校的治疗师给我服用抗抑郁药是对的咯。那我是不是应该试试看别的抗抑郁药呢？

治：我宁愿不急着用药，可以再等等看。根据我的判断，你的状况可以用心理学来解释并加以处理。让我们试试看，在这种假设下能治疗到哪个程度。

访：那我们怎么做呢？你说过我们要制定一个治疗方案。

治：我打算，目前每周跟你见三次面——我们的见面频率可以根据你状况的需要再做调整，增加或减少。就像现在这样，我已经开始跟你谈了；我们的治疗工作方式跟现在几乎一样。你说出心里想的事情，无论那是什么，只要它出现在脑海中就说出来，这样我们就有机会来一起来听听看，一起了解，你是在什么基础上去理解自己那些遭遇的。

访：要来很多次哦，在学校的时候我跟治疗师一周才见一次面。

治：嗯，还想到了别的什么吗？

访：那样我会不会太依赖你了？我可不想下半辈子都必须来这儿见你。对不起——你跟我说想到什么就说什么的，我想到的就是这个。

治：由于你现在把希望寄托在了我的身上，指望我去帮你摆脱束缚，且先不论是什么在束缚你，总之妨碍了你的生活；所以毫无疑问的，你会去依赖我、依赖我们的治疗工作，以及依赖治疗情境。如果这一点让你感到困扰了，那我们就要一起来看看那是什么，这跟其他情况出现时是一样的，我们都会去加以检视。可是呢，你现在一直在为自己做的某件事道歉，而那件事恰恰又是我希望你能去做的——说说看，你心里实际上是怎么想的？

访：我会担心，你不知道其实我完全没有针对你个人的意思；我还担心，你会生我的气。

治：我生气的话，会怎样呢？

访：我想，或许就不会再帮助我了吧。

治：或许这就是你担心会依赖上我的原因吧。如果你非常需要某人，那么假如那个人不再对你有感情或者有好感了，你就会感到被伤害了。

访：这就是我对女朋友——Nancy 的感觉。有一阵子我们什么话都跟对方讲，可
后来，我只是收到一封信告诉我说一切都结束了——不该是这样啊。【他开
始小声地哭泣；差不多一分钟后，他含着泪不好意思地笑了一下】我觉得自
己好像又想道歉了，不过这次我不这么做了。

治：很好。继续说说，现在还想到了什么。

访：我没有什么朋友。高中的时候我独来独往。我不怎么喜欢体育，其他孩子
都觉得我很怪，因为我喜欢阅读，成绩又好。我是在图书馆认识 Nancy 的。
她很漂亮，我本来觉得她不会跟我有任何往来，因为好像她在跟足球队的
某个人交往。事实上，是她先找我说话的。后来她一度表现出喜欢我的样子，
我才觉得自己或许有机会。我们谈了三年恋爱。我发现，她也一直很孤独，
但是一旦我们有了对方，似乎我们就不再需要任何别人了。

治：毕业后，你们进了不同的大学么？

访：我想要留在这儿，跟她一起去读州立大学，可是我妈妈说我要是放弃了去
东部学校的机会，就是个傻瓜，尤其是那里的学校似乎很想要我。我以后
是要去当律师的，从东部的大学毕业，能让我在一些全国顶尖的机构找到
出头的机会。【他已经放弃读法律的念头了么？读大学也一并放弃了么？】

治：好，我们现在来把之后的常规面询时间定一下。我想的是定在周一、周三、
周五，怎么样，你可以么？

访：我没问题。本周五我们也要见面的，对么？

治：是的，那时我们再谈谈。


　　并不是情感状态决定了来访者是否患有抑郁症。某种程度上就像我对
George 解释的那样，抑郁症的标志特征是一种觉得生活无意义的感觉或态度。
感到生活无意义是一种指征，表明来访者对自我的感知觉不再完整统一，无法
集中于任何的企图心和理想。导致的状态就是，一直以来用以统整其行为的目
标，似乎已经消失了（Basch，1975）。

抑郁症有无数种症状，它们都是为了努力规避无助感，努力获得支持和援助以重建其生活意义——换言之，是要重新找回自我的方向感。症状的本质根据来访者的性格形成以及其成熟程度的差别而有所不同。在抑郁症的治疗中，消除症状不应该成为治疗的首要目标；而且，症状和不适感得以排除，也不一定意味着疾病就此终结。

在抑郁症病人前来求助时，回应策略是要帮助他重新获得一种行为能力，其行为的目标指向自我重建，而不是自我毁灭。在临床上这意味着，来访者夸大自体与理想化自体的成长与发展，必须得到理解、被重新调动，可能还会需要被重新定向。那些与发展有关的因素（而非症状本身），必然会影响到诊断的探索与治疗的处置。

在某些非精神病型的抑郁症中，大脑执行目标导向行为的功能受到干扰，似乎有部分原因是器质性因素。这样的患者以绝经期、更年期，或者老龄人口居多，但不仅限于此类人群。通常，器质性的抑郁症跟某种特定的丧失或失望无关，它是内源性的，而不是反应性的。无论如何，治疗师在鉴别诊断中一定要考虑到，内源性的或者躯体性的抑郁，可能会由于突如其来的外界变化而促发，尽管外界变化不是疾病的根本原因。在这种情况下，如同治疗精神病性抑郁症一样，（Redlich and Freedman，1966；Freedman et al.，1975）除了心理治疗以外，还需要进行生物疗法和物理疗法的治疗。

可以做一个类比，如果问题出在计算机的硬件上，那么化学药物疗法或者电休克疗法可能就会有帮助；而如果程序本身（软件）是困扰的根源，就需要用心理治疗了，药物治疗往往就无效。我曾有过一些案例，很明显是需要实施心理治疗的，但是来访者就是无法运用会谈取得效果，直到加上化学药物治疗后才有所改善。出于同样原因，来访者由药物所获得的缓解，并不足以使其恢复有效的功能；因此心理治疗仍是必要的。

在 George 的案例中，在我看来，毫无疑问他的困难是反应性的，由其近期的丧失体验所引起——因入学而与家庭分离、因失恋而失去情感支持。因而，此刻药物治疗并非必要。

　　隔天一次的面谈，将给来访者和我提供机会建立关系，以支持他在帮助下探索造成其痛苦的那些问题。保持充分的联系，让我得以成为他的移情对象，借着这个对象，他可以尝试重建自我，变成一个独立的、成熟的人。

## 第 3 次面询

访：从上次在周三见过你以后，我还是完全不能睡觉，我想我体重也轻了不少——没胃口吃东西。

治：那你整晚都做些什么呢？

　　还是那个问题，重点应该放在他的活动上，而不是症状上。

访：大部分时间我躺在床上听音乐。我还是无法集中注意力来阅读，连读报纸都不行。

治：那你听些什么音乐呢？

访：哦，爵士、布鲁斯之类，都是些老歌。我从 12 岁起就一直在收集唱片。不过，我不喜欢那些现代派的东西。

治：你在听音乐的时候，都想些什么呢？

访：嗯，想想自己，想想发生的这些事。我和 Nancy 以前经常花大把的时间听唱片、聊天。既睡不着又吃不下，我还能做什么呢？

治：刚开始治疗的时候，可能会有一些扰动，会勾起一些往事。听上去你想了很多事情，最好的处理办法就是在这里跟我谈一谈。我认为把它们说出来会减少那些事情对你的影响，减轻对你的干扰。

访：还有一件事我也在想，那就是可能我从来没想过自己要去当一名律师。那真的不是我的想法。我的外祖父是一名律师，我妈妈觉得他是天之骄子。

而我却从来也不觉得他有那么伟大。他在我8岁的时候去世了，但我还记得他总是在批评我。天啊，我只是个小孩啊，而他却希望我具有成人般的言行举止。如果我做不到，他就冲我妈抱怨，然后我妈就会生我的气。不管怎样，我妈妈多年来一直就期待我能成为一名律师，进外祖父那间律师事务所工作。我只有一个办法能让她表现得喜欢我，就是谈论以后我要去读哪一所法律学院，要在辩论赛里获奖，或者在美国退伍军人协会作文大赛中获胜，反正就是要说诸如此类的事。我要变成一名律师，这似乎成了一件理所当然的事。

　　跟Nancy恋爱，最好的一点就是，她喜欢我自己的样子，而不是喜欢我未来能成为什么样子……【停顿】

治：嗯？

访：我正在让人把我的衣服寄回来。

治：那是怎么回事？

访：我的衣服。我留在大学宿舍的东西。离开时没有带走。那天，我搭了架飞机就回来了，什么都没拿，就身上穿的蓝色牛仔裤、T恤。我现在穿的都是旧衣服。都穿不下了，但是我现在也只有这些。昨天我给原来的室友打电话，他人不错，这件事挺帮忙的。他会把我的东西都打包了装在我的衣箱里给我寄回来。当然啦，我来付邮费。

治：所以，你打算一直待在家里了。【他这副架势听起来似乎是下决心要进行长期治疗了。】

访：为此，我妈妈很不高兴。我猜，她之前可能认为，有一天我会重新振作，搭上飞机飞回去，捡起我丢下的学业吧。她试图激怒我爸爸，说她不想看到我就这么在她眼前闲晃悠，假如我不去学校，那么就得找份工作做。她还想把你也扯进来，说治疗不可能对我有太大的用处，从我开始来你这儿起，就在走回头路。

治：那你爸爸对此说了什么呢？

访：跟他平时做的一样，试图让妈妈平静下来。不过他倒是说了，尽管他不懂心理治疗，但如果我觉得必须来这儿见你，感觉能好一点儿的话，那他就全力支持我这么做。所以啦，那样说又惹怒了妈妈。她看问题的方式总是看"谁站在了谁一边"。于是她告诉我，如果要继续住在家里，就必须要帮她多做些家务。她已经回法律事务所工作三天了。事务所在秘书不够用的时候，总会打电话请她去临时帮忙，但是这一次，她打算做全职了。我觉得这种情况下多做点家务也是合理的，就答应了；但我敢说，就这样她还是不会满意的。现在，我根本就想不出来自己究竟要做什么。而她不理解这一点。

治：好的，时间到了。那么，George，我们周一见。

# 第 4 – 21 次面询

在接下去的六个星期里，George 跟我说了他过去的生活。一个回忆唤起另一个回忆，一点一滴地，他的过去就这么呈现出来了，而我并没有试图让他按照时间顺序讲述。有时候，他讲的某件事我暂时还无法理解其意义，因为我对他的背景了解得还不够多，没法将那个事件放到一个恰当的位置上，上下贯连起来理解。无论如何，他在以他自己的方式处理着，显然他也很高兴有这个机会说出他的想法，而我大多数情况下就把自己的疑问先留着，我相信既然他在往前走着，那么，那些令我迷惑的事情很快也就会逐渐清晰起来。在我看来更重要的是，在其自由联想的行进历程中，看到他逐渐显露出来情感链接；而不是要让他的各个生活事件都显得紧凑而有序。

George 是家里的独子。妈妈因为生他而引起并发症，在分娩后不久就不得不接受了全子宫切除手术。当时恰逢战事，在 George 出生后的三年里，他的爸爸参军在海外服役，这段时间里 George 就跟他的妈妈一起生活在外祖父家里。George 对那段日子的记忆就只有一件事，就是他记得自己曾经憎恨父亲的存在——那是父亲刚回到家，出现在他 3 岁的生日派对上。

这些年来，George 常常听到妈妈抱怨，她对于爸爸退役后的行为有多失望；因为爸爸没有按照原先的计划去当一名律师。George 的爸爸觉得自己在经受过战争洗礼后，没办法调整适应再做回一名"大学生"了，而且他还想通过自食其力，日后能搬出岳父家，自己养活一家老小。他和一个朋友发现倒卖军用剩余物资是个赚钱的良机，于是就退学干了起来。最终他们创办了自己的制造公司，并获得了不大不小的成就。然而，George 的妈妈显然从没原谅过自己的丈夫，因为丈夫没有满足其愿望，实现她之前为丈夫制定的职业规划。爸爸妈妈是在外祖父的律师事务所里认识的，当时妈妈是法律秘书，而爸爸利用暑假在办公室打工做勤杂员。很显然，妈妈会欣然嫁给爸爸，是因为她认为只要爸爸一通过律师资格考试，就能加入外祖父的行列了；她觉得这是一件必成定局的事。

George 描述他的妈妈是一个常常满腹怨气的人，倾向于避免跟人有情感接触，总是用家务或别的工作把自己的时间都占满。她为自己做事效率高、工作出色而感到自豪，总期望 George 也能达到她那样的标准。George 很享受妈妈对他的嘉许，也在努力地去赢取。只要他表现得好，一切也就都好，但只要他一遇上麻烦，妈妈就会对他失去耐心，所以 George 学会了遇到麻烦不去找妈妈，而是依赖家庭之外的成年人。

爸爸偶尔会出现在 George 的描述里，在 George 看来他是个安静、正派的男人，他对儿子从来都没有太多的话，而是积极地参与 George 的各种校外活动，就像个教练、辅导员、童子军指导员，或是诸如此类的人。

George 的妈妈从不掩藏她对丈夫职业上的鄙夷，尤其是当他衣服上沾着机油味，从工厂回到家时。丈夫这番模样出现在邻居面前时，她会痛斥丈夫；因为他们的邻居大部分都是知识分子。在 George 很小的时候，对妈妈这种态度极为困惑，因为他为有这样的爸爸感到非常骄傲，不管谁有机械方面的难题都会来请教爸爸。偶尔在周末时，假如某个朋友或邻居需要爸爸帮忙，比如车没法发动了，或者火炉坏掉了，George 就会跟着爸爸一起去别人家。在那里，George 看到别人都很欢迎爸爸，很重视爸爸——因为爸爸的知识而重视他；可是在自己家里，爸爸的这些知识却被视为一种耻辱。在 George 大约十岁时，他跟爸爸提过这个矛盾的现象，爸爸只是平淡地说了句："你妈妈一直想要个律师。现在，她选中了你。"

尽管 George 被抚育照顾得很好，但家里还是有一股寒意，这让他忍不住往外跑。他还读过大量的书，因为妈妈赞成他读书，假如妈妈看到他在读书就不会批评他，反之，要是发现他在看电视或者跟伙伴们闲逛，就会对他长篇大论地说教，诸如时间的价值、自我提高的重要性之类。

跟 Nancy 相遇时，他 14 岁，Nancy15 岁。Nancy 也觉得自己找不到对象可以倾述，可以让她谈谈她自己，谈谈过去，谈谈充斥在心中的各种想法。两个人性情相投，沉醉在彼此友谊的温暖中。尽管 George 觉察到了自己的性欲，当其独处时，也有过放纵的性幻想；尽管 Nancy 曾暗示过他，就算彼此再亲密一些，她也不会介意；但是跟 Nancy 在一起时，他还是在身体接触上有所保留，只限于偶尔吻一下。

在他离家去大学的前一夜，他克服羞涩，变得充满激情，可是他们还是很快就停了下来，仅仅是很短暂的性交。尽管他们已经同意彼此都可以自由地约会别人，但进了大学之后，George 还是不想去约会别的女孩。以前，George 曾竭力挣扎想控制自慰的习惯，而现在，他发现自己不再有这种发泄的需要了，而且他的性幻想也已经消失。George 机械地读书学习，以前掌握一门新课程所带来的快乐现在却一点儿都感受不到了。Nancy 的来信是他唯一期盼的东西，而他唯一有兴趣做的事也只有给 Nancy 写信。尽管他维持着写信的频率以及书信里表达的情感强度，但是 Nancy 的回信却逐渐变少，态度也越来越含糊敷衍。灾难降临的预兆已在眼前，然而他拒绝去看。

我在这十八次的面询里，自始至终都没说什么话；除非是他迟疑犹豫、想要停下来时，我才会鼓励几句，让他继续；在他拿不准自己所说的话是否会让我感兴趣时，特别在他说话繁冗重复时，我会向他保证，我一点都不会觉得无聊。

即使没有我来做诠释，仅仅是有机会跟我谈他自己，这似乎也已经对他产生了有益的效果。他似乎忘记了最初的那些抱怨，有一天他带着几分惊讶地跟我说，他开始能正常吃饭正常睡觉了。他曾提到过正在读的书，我猜，他也能再次集中注意力了。

虽然面询的内容曾给我提供了无数次的机会，可以用来做清晰的诠释；可是，假如试图在他身上利用这些机会，那将会是一个错误。在此刻，他利用谈话使自己变得可以被人理解，让我了解他的情况。他正被带入到一种移情关系中，但是，除非移情关系的建立已经完成，并且其本质也能够被理解；否则，任何诠释都是操之过急且不成熟的。这里存在一种诱惑：似乎治疗师展示出自己具备某种能力，能够在来访者的各个生活事件之间建立起关联，这样就可以"留得住来访者"。新手治疗师尤其必须抵制得住这种诱惑。只有在来访者感到困惑，而且没法继续谈下去的时候，诠释——治疗师为他指明，他所说的话里具有怎样的意义——才会有帮助。而当诠释的条件成熟时，它应该放在咨访关系的框架内来进行，接下去它或许会（也或许不会）跟来访者的既往史资料联系在一起。在本阶段里，George 正在画一幅自画像给我看，我打算让他完成这幅画；然后我们可以往后退几步，一起去看看这幅画，点评一下各处细节，做最后的润色，或许可能还会抹掉画面上的很大一部分，重新再画。不过，所有这些，都是要放在以后去做的事。

在治疗的这一时刻，治疗师可以暗中思忖，将来访者所说的事件，按照其发生的时间，分别放置到其所对应的发展阶段背景中去；还可以仔细思考，凭借来访者当下的成熟程度，回顾、重新体验这些事件时，这些事件对他而言都意味着什么。这些反思将形成对移情关系的预判，从而让治疗师对未来可能会发生的事有所警觉，并据此做好应对的准备。

这几周，在 George 自由联想的过程里，极其清楚地显示出，他抑郁的种子在其青春期之前很久，就早已种下。虽然离家求学，以及与女友之间先是分离继而分手，这些共同促成了其症状的产生，但这些事件本身并不足以诠释其症状。我觉得，他妈妈为了她自己的喜好与抱负，似乎一心想要控制儿子的人生；同时他的生活里又相对缺少一个可供其认同的、强壮的男性形象，使得他对于自己正要进入的成熟期毫无准备。George 的抑郁症，给我留下的印象是，那像是他用以逃避一项无力承担的任务而建立起的"避难所"。若是这个假设能够得以验证，那么，治疗的任务就是帮助他识别并理解，那些成长过程中的缺憾对他而言具有怎样的重要意义。

# 第十三章

# 理想化移情关系：发展停滞的化解

## 第 22 次面询

访：医生，我一直在想，你最近都没怎么说话。一直听我说这些事，你不觉
得烦么？

治：一点也不会。在我试着理解你和你的生活时，你讲的每件事对我而言都
很重要。

访：干你这一行，日复一日听别人说他们自己的烦心事。天啊，我不知道自己
是不是能做到你这样。你一开始就想当一名精神科医生么？

治：我觉得这是我经过慎重考虑过后，唯一想从事的职业。我 16 岁时就下定决
心要做一名精神科医生；不过当时，我甚至还没见到过任何一位精神科医生
呢，也不完全清楚精神科医生到底是做什么的。我也常常感到好奇，自己
怎么碰巧就做了这个选择。对此我能想到的是，在我读过的书里或者听说
的事情里，一定有什么东西让我相信，这个职业能赋于我的生命以某种意
义——似乎那种意义就是我所匮乏的某种东西，又或者可以这么说：这个职
业里，有我一直在寻找的某些答案。我明白，在下定决心后，我是怎么一

步步学习、了解这一职业的，也明白，我在多年的努力中，是怎样将内心的信念与抱负逐渐变为现实；但是，我从来也不明白，最初促使我做出选择的那个决定性的事件，到底是什么。*

访：我猜，那就是潜意识吧。

治：是的，生命中最重要的因素常常不在意识层面，我们只能通过它们造成的影响来了解它们。

访：即使是让你来分析你自己，还是没法知道你这个决定的根源么？

治：决定的根源么？我不知道；或者说，至少不会是我现在所知道的那个根源。假如它曾经一度浮现的话，后来它又被拉回到意识深处了，因而我还是一无所知。

访：哎呀，我原本以为，在精神分析里你能够揭示一切，而且成功揭示之后，就能完完全全看透了自己呢。

治：不是这样的。你没法到达那种能够彻底看透自己的境界，或者在任何程度上接近它也是不可能的——事实上我会觉得，幸亏人们做不到这一点。

如果分析治疗的效果还不错的话，你最终所能获得的，是对自己有足够的洞察，了解到自己常常在用什么方式使自己陷入不必要的痛苦，以及自己为什么会这么做。然后，你可以拿这些洞察当工具来用，当自己又要"在老地方摔倒"之前，在自己又要按照原先的错误认知去理解事物之前，就先行挣脱，不让旧错一再重演；或者，假如你已经身陷麻烦，那么也可以借助这些洞察迅速摆脱困境，与接受分析治疗之前的结果相比，你能够减少对自己、对他人的伤害。假如说在幻想当中，我们对自己能够无限地了解，

---

*我明白，这种披露治疗师个人事件的插曲，可能会显得像个不和谐的音符，因为这个做法，与公开发表的案例报告以及课堂教学上的内容相矛盾。我会在第十四章里进一步阐述这一策略。事实上，为治疗目的而引入治疗师个人事件的相关内容，这一做法绝非罕见。我这一判断的信息来源，有的是我的来访者，他们在见我之前还跟其他治疗师一道工作过；有的是我的同事，他们在跟我讨论案例时，真诚而坦率。之所以这一做法听上去会显得奇怪，只是因为在临床治疗的互动中，许多真实发生的事，并没有被写出来，或者并没有教给学生罢了。

从而使生活变得完美无缺；那么现在说的这种结果，或许相比之下的确是逊色了很多。不过，这已经很了不起了。这足以让自己的整个世界都变得跟从前不一样。

访：我希望我能做到这些。

治：在我看来，我们现在的治疗正朝这个方向走呢。

访：你也是个精神分析师，对么？

治：是啊，你为什么会这么问？

访：我在心理学课程中读到过，治疗有不同类型和取向。精神分析据说是那里面最深入的。

治：嗯？

访：为什么我没有被分析呢？你知道，就是每周四五次、躺在沙发上的那种。

治：假如之前我认定你需要做分析治疗的话，那我们就不会采用现在这种治疗形式了。我认为当前的心理治疗方式，适于你这样的年纪以及你所遇到的问题，这一方式能达到很好的效果，尤其是到目前为止，在我了解你的性格及形成历程时，你一直都在很好地与我合作。

　　告诉你吧，我多希望我自己18岁时，也能坐在你现在的位置上呀，那样的话我能避免多少不幸呀。

　　关于治疗师应让自己保持"匿名状态"，对这个似是而非的观点我再来做几点说明（相关内容也可参见第一章）。治疗师应该维持一种对来访者而言的"未知属性"，应该做一个不显露个性特质的"无名氏"，这一观念已经变成了一种教条、一道公式，即使人们早已忘记了它的最初功能是什么，但它却依然被虔诚地当作教条在传授。（幸亏在治疗实践中，这个信条并没有被严格地遵循，只不过是嘴上信奉、说说而已。）治疗时注入治疗师的个人特色，假如这一做法看上去会是一个恰当的治疗手段，那么，治疗师就无需因过于担心而不敢有所作为。之所以治疗师的个人生活细节要对来访者保持隐秘，其目的是为了给来访者留出空间，供其尽可能自由地发挥想象，从而有可能通过他附加在治疗师个人身上的幻想，显露出来访者潜意识里的精神世界。来访者的有些愿望遭到了潜抑，而治疗师会尝试将它们重新找回来、带到意识层面里来，这时，治疗师保持"匿名状态"、对个人隐秘缄口不言，便成为治疗中的一个重要的部分。在George 的案例中，我的目的则恰恰相反。我特别不想激发出 George 对我的幻想，我想要给他一个机会，假如他愿意的话，可以来认同"历史上的我"——那个在青春期里不停寻觅探索的我。我很清楚，现在 George 在我身上看到了什么——那是青少年所需要的一位导师，一位善解人意、能帮助人、可供仰慕的良师；他此前从未遇到过这样的人。他的抑郁症已经自行化解，进一步成长的可能性也再次出现；我很乐意去承担这一角色。为此，我采用的方式是跟他一起分享我的往事回忆，跟他推心置腹；同时，我也用这个方式让他明白，他在治疗中的努力已经取得了成果——我和他的关系已经上到一个新的台阶。此外，把我自己当年的探索历程讲给他听，我希望能借此推动移情关系朝着较为成熟的方向发展；而不希望他把我幻想成一个无所不能、无所不知的"治疗师上帝"、并与我连结形成一种融合关系。

但是，假如 George 偏偏就想要把我看成一个全知全能的人，想要与我融合，情况会怎么样呢？我的评论，会不会毁掉他的发展机会呢？完全不会。就我所学到的经验来看，无论何时，一旦我偏离了治疗目标、变得不靠谱时，来访者就会以某种方式显示出，他听不进我那些话中的含义——换句话说，他会完全拒绝接收我所给的评论或诠释，而照常用对他自己有意义的方式去"使用"治疗师。通常，伤害并不会发生。假如治疗师认为，自己所说的每一句话都是极其重要的，以至于每一句表述都可能对来访者造成重大影响，来访者的生活就全部依赖于治疗师所说的话了；那就表明治疗师有着一种不切实际的自我夸大，在治疗上抱持了并不适宜的"雄心壮志"。一次错误的诠释、一句无心的评论，是无法将一切都毁掉的。不仅是我们的来访者，我们治疗师自己也必须明白：我们都不具备那样的影响力。治疗师所说的话会对来访者造成冲击，产生影响，这绝非因为治疗师本人全知全能，可能只是因为，在"正确解读来访者信息、识别来访者准备听什么"这些方面，治疗师较为敏感而已。

访：至少，你知道自己想要成为精神科医生。我过去认为，我是要当律师的，而现在呢，我甚至连自己想不想读大学都不确定。似乎一切事情都毫无意义。

　　注意，此时来访者是怎么做的：我给他讲了关于我的故事，他把这个当作促进的因素，进而在自己身上做探查。这完全合乎我的期待，是一个良好的治疗征兆。

治：此刻，一切事物都被你笼上了灰暗的色彩，就像你看待自己的方式一样。可是，似乎你一度很喜欢阅读、写作、辩论，所有这些兴趣好像都很适合学法律啊。

访：可能只是因为我妈妈希望我喜欢那些事，于是我就觉得自己是喜欢它们的吧；决定要当律师，也是这样。

　　来访者自己提出了上述的思考，真是棒极了；当然，这一结论压根儿就是明摆着的。只有在来访者无法自行完成这种明显的关联时，治疗师才不得不去帮他点明。不要把做这样的关联，跟诠释弄混了——诠释，是在移情关系中，对重复出现的模式加以澄清，来访者非经帮助则无法获得。

治：我相信在决定的过程里，会有你妈妈的因素；但是，不管决定的出发点究竟是什么，在这个领域里，恐怕你还是渐渐找到了属于自己的乐趣吧——现在这一乐趣是属于你的，而不是你妈妈的。

　　治疗师故意跟来访者唱反调，迫使来访者对相关事件，做更为彻底深入的思考与讨论；而假如治疗师只是简单认同了那些显见的解释，来访者就无法做到这些了。在此案例中，George 需要得到妈妈的赞许，这一点很可能会迫使他相信：是他自己想要复制外祖父的成功——毕竟，外祖父是妈妈推崇的人。

访：我的确喜欢读书，喜欢公开演讲，但是去年暑假，我在律师事务所打工时，我觉得我对这项工作并不是那么热衷。我不想认真投入地工作，也不想探究律师事务所究竟在怎么运作，我只是在别人需要时跑跑腿，按别人的要求打打下手。当时我想，等我对法律事务所有了更多的了解，或许就会对法庭传讯、编写案情摘要、做提案归档之类的事产生兴趣吧。不管怎样，进法学院之前我还有四年大学要读，如果能找到更适合我的事，我还可以随时改主意。而现在，我既没找到别的什么事更适合我，也不想再继续读法律预科了。

治：你生活里有过这样的时刻么——那一刻，你在做真正让自己感到快乐的事。有没有什么事是真正吸引你的？

　　帮助来访者去回忆一些他曾十分感兴趣的、有意义的活动，这样既有助于帮他摆脱对当前状态不断地穷思竭虑，同时也依然在处理他所提出的会谈主题。

访：我跟你说过么，我曾经好几年，课后、假期就到我爸爸的工厂去打工？

治：没有，据我所知，你没跟我说过。

访：真有意思，我猜我都把那些事忘光了，直到你刚才说起有什么事情"吸引"我，我才想起来。我很喜欢在那里的工作。我喜欢机械，在这方面我挺有天分的，一定是从我爸那里遗传来的。

治：你在工厂做什么呢？

访：在工厂吗？哦，我算是个助手吧。一开始，他们只是让我拖拖地、倒个垃坂什么的。后来，有些老员工就让我试试看亲手操作设备，当他们看到我干得挺好时，就会在他们休息时、有人病假缺勤时或者需要赶工时，让我来接手。

治：你爸爸对你的工作有什么看法么？

访：他从来不多说什么。只在我不能及时把事情做好时，偶尔教我一下。他多少跟我流露过，想在下一个暑假把我调离楼下车间，让我到办公室里来工作，见识一下这一方面的事务，不过，我高一之后就没有再回工厂工作了，那一年的暑假我去了律师事务所打工。

治：为什么换工作了呢？

访：那一年我上了一门社会科学的课，那个老师讲了很多关于社会正义，以及资本主义压迫弱势群体的不公现象。那让我想到很多关于劳动阶层受剥削的事。我是说，只要我愿意，终有一天我能进工厂工作，而且是做老板。但我觉得仅仅因为我是老板的儿子，就能跻身管理层，而别人却必须在机器跟前干一辈子活，这样似乎不对。哦，我想起来了，就是在那个时候我觉得或许自己做个律师也不错。有了法律学位，我就可以为社会正义奋斗了，而不只是空谈。公民自由、消费者保障、反垄断，当老师在讲述这些概念时，它们对我似乎都很有吸引力。

治：【这里似乎漏掉了些什么，George 的理由听上去似乎不那么对。事实是这样的么？】你在爸爸工厂的车间里工作时，能有机会目睹到歧视和凌辱的行为。那么，工人们的抱怨很多么？有没有对少数族群的欺压？情况严重么？

访：没有，除了司空见惯的牢骚外，我什么都没听到。事实上工人们蛮开心的，而且我不认为他们仅仅因为我是老板的儿子，而在对我作秀。他们明白，那些工作我爸爸都会干，所以理解他们在工作上的困难。我爸爸从来不歧视他们。甚至在到处都不准黑人从事技术工作的时候——至少当时我们镇上是那样；只要有黑人能胜任技术工作，我爸爸就总会雇用他们。他说，在海外，黑人们都可以跟他同一战壕里共生死，那么在国内，自然也可以与他一道来工作。

　　在工厂里，我爸爸让我跟着 AL 做事，他是个领班，黑人，身高差不多 1 米 93，体重达 210 多斤。AL 告诉我一件事，有个工会的组织人跑来工厂，想要让工厂倒闭。我猜，工会那个家伙大概是告诉我爸爸，假如不解雇黑人，改成雇用工会的人，那我爸爸就要倒大霉了。爸爸听他讲完后，就把 AL 叫进办公室来，说："AL，你好好看清楚眼前这位先生。他说我应该赶你走，换一个白人来顶替你的工作。看上去，要是不听他的，我就要倒大霉了。"然后，他转过头对工会的人说："这位先生，我们都知道你是谁，也知道到哪儿能找到你。假如我，或者这间工厂，出了任何意外的话，我会叫你负全责的。""AL，要是我出了什么意外，来不及杀了这个狗娘养的，我要你来帮我搞定他。现在，你把他带到大门口，看着他滚出我的地盘。要是他未经许可再跑来的话，我准许你照着他屁股把他踹出去。"照 AL 的描述，那个家伙矮胖矮胖的，我爸爸说那番话的时候，那家伙一直偷眼瞄 AL，脸色越来越苍白。他一言不发就离开了，后来就再也没出现过。大家也没碰上什么麻烦。

治：从你之前所说的，我还以为你会倾向于工会呢。

　　此刻，我跟他抬杠，再次唱唱反调。

访：是，可是工会也有好有坏啊。爸爸会比照工会的标准来支付薪水，而且给得更多，但是他不想有人指手画脚地告诉他，该怎么运营企业，该雇用谁。在他眼里，他跟工人们真的没有什么区别。他自己虽然是老板，但也算是个工人。

治：现在，你在说到爸爸的时候，听起来很为他感到骄傲。根据你刚才的描述，我毫不怀疑他有这样的一面。他似乎是个很不错的人，只是有点显得无足轻重。

访：他这个人平时挺随和，但在他确信正确的事上，他就会挺身而出。

听起来，似乎 George 对被剥削群众的认同，是为了便于合理化他对父亲的矛盾情感。很可能他在被两股力量撕扯着：一边是对父亲的理想化，强烈渴望自己"像父亲"；而另一边是青少年抗拒父母束缚、成为独立自我的驱动力。我原本或许可以向他指出，既然没有任何事实依据，能将他的父亲描画成一个剥削工人的吃人魔鬼，那么他离开工厂就一定有别的原因。但我没有提出这个话题，因为它与治疗的关联已经不那么重要了。George 显然很为父亲感到骄傲，而我现在更感兴趣的是，观察他在和父亲的这种关系中会怎么做；而不想让他对于发生在过去的事情，做一番事后推测。再者，他正在发展对我的移情关系，我觉得如果此刻将焦点放在他和父亲的冲突上，会干扰这一进程。

## 第 23 次面询

访：你知道么，上次你告诉我，有些重要的事情会从意识里消失掉，就比如你希望成为精神科医生那件事，当时我真的很难相信；可是后来我意识到，类似的事情，也曾在我身上发生过呢。

治：嗯。

访：我在工厂断断续续工作的那两年里，发生的一些事情就像是被我忘光了一样。当然，跟你的情况不完全一样，因为要是有人直接问，那段时间我在哪里工作，我还是能答出来的。我的情况是，从工厂离开后，我就再也没想起过那些事，或者想到那些事对我意味着什么。就比方说，我后来再没想到过，我曾跟 AL 聊过关于我爸爸；其实那对我蛮重要的。

治：你有没有想过，那可能会是什么原因造成的？

访：嗯，我妈妈从来都不喜欢我在工厂里工作。虽然她没有直接说过反对，但是我知道，在家里就不能提工厂的事。她不会直接那样说，而是会暗示我在功课上花的时间不够。其实，她能说的机会也不多，因为我的功课总是最好的，每次都在荣誉榜上。

治：尽管她没有阻止你和爸爸一起工作，但你还是觉得你没法在家谈论那些经历以及你的想法。这样，你在工厂工作这件事，就笼上了一种不真实的气氛，弄得好像这些事跟没发生过一样。你生活里很重要的一部分虽然可能并没有被忘记，但却就此失去了意义。

访：我总觉得，在家里似乎就要做些调整。有些事是不能拿出来讨论的。

治：我想，那就是为什么 Nancy 对你如此重要的原因吧。你们可以跟对方谈任何事，而且不必担心会被误解。

访：是啊，我真的很怀念那段时光。不过，真好笑，我不再那么想念她了。大约从上个月起，我都没有怎么想起过她。或许跟我到你这里来有关吧。我有机会跟你谈所有与我有关的事情，而且还谈得很彻底。不过，我不知道自己是否看错了 Nancy。我本来还以为我们是那么的亲密呢，结果她一找到别人就把我甩了，这样是不对的。她让我觉得，对她来说我不够好。

治：那会不会也是你妈妈看待你爸爸的方式？对她而言，爸爸还不够好，让人有种失望的感觉。

访：我想过这一点。我都不知道这么多年来，爸爸是怎么适应这一切的。妈妈的希望破灭了，这的确很糟糕；可是，天啊，爸爸总不能为了妈妈而活着呀。真不懂，为什么这么多年了，到今天我才看清楚这些。

治：你需要爸爸妈妈，也关心爸爸妈妈，你希望他们是结成一体的。对孩子来说父母就是一对儿，在情感上要用两套方式去感受他们，这实在是太难了。常见的结果是，在孩子的感受中，那些不愉快的部分会被分离出去，通过分裂剥离的方式，孩子就不必在意识层面上应对那些不愉快了。要等到年龄大一些之后，你才会学到如何处理那些具有冲突性的情绪。你现在能够看到父母身上也存在着某些缺点，同时，又不会因为看见了缺点而全盘否定父母。

访：是啊。真的，我现在更多的是在为他们感到遗憾，而不是为我自己。至少，在我的未来里，还有漫长的人生路要走呢，可是他们却没有。【进一步证实了，其抑郁症已有所改善。】似乎这一切都毫无意义嘛，为什么他们就不能让自己快乐一点呢？不能说全都是妈妈一个人的错。的确，她对很多事感到不满意，这些她都清楚地表达出来了；可爸爸呢，他其实也可以捍卫自己、为自己多说说话呀。如果能那样，或许妈妈就能在现实面前清醒过来，意识到做个商人的妻子根本不丢脸，更何况爸爸还是个成功的商人呢。

治：或许吧。不过我倾向于认为，她需要在专业帮助下才能认真着手处理她的固着依恋问题——似乎那是她青春期里对父亲的依恋。我认为，即便是没有被战争干扰，即便你爸爸顺利地当了一名律师，恐怕她还是无法满足的。毕竟，你爸爸无法转世化身，变成你的外祖父。

访：你是说，这里是一种俄狄浦斯情结之类的东西在作怪。她想将丈夫变成她的父亲？哦！所以，这也是她为什么想让我当个律师的原因！我觉得好恶心。

治：这个想法令人痛苦。

访：是令人作呕。

治：这是生活的另一面，我们平时不会这么去看它；但是，所有的这些，也都是每个人生活里的一部分。

访：这让我有受骗感。我要成为我自己，而不是成为一具人形模特，穿戴着用她的幻想制成的衣服。

治：说得好。

访：爸爸的感觉一定会更加糟糕。他根本没法赢嘛。他唯一赢得妈妈的方式，就是不要成为他自己。

治：我们知道你在心里是怎么想的，不过，我们并不知道你爸爸或妈妈的想法。比如说，听起来你爸爸似乎就没有那么不开心。我能理解，所有这些念头

一下子涌向你，不免让你心神不宁，但是退一步讲，你的感觉和体验，你
　父亲的感觉和体验，在这两者之间是没法儿画等号的。

访：我觉得你说得对。我父母之间并没有那么不快乐。妈妈的确是不喜欢爸爸
　的工作，但我从没听她说过她不喜欢爸爸。


　　在治疗中，情况往往会跟 George 所遇到的一样，来访者的父母无可否认
存在某些心理上的问题，而这一点会给来访者的个人成长造成严重冲击，在
治疗师帮助来访者去面对其父母所具有的问题时，这样的面质绝非是让来访
者转向去反对其父母，而是为了引导来访者更好地理解父母，从更富同情心
的视角去看待爸爸或妈妈。这样做有助于来访者加深对事物的理解，哪怕他
所面对的，是无可改变的、看上去既无必要也不公平的事情。当然，治疗师
不能太过于小心谨慎了，他不需要确认是否所有的事情都表里如一；在认同来
访者的过去历史或现在状况时，治疗师感受到了某些愤怒与谴责，治疗师也
同样无需苛求自己对这些感受的所有诠释都必须澄澈无疑义。其实，当治疗
师觉得有必要跟来访者诠释此类事情时，他应该去认同的是那些有问题的父
母；不过此刻治疗师要假设，这些父母对他们自己都已经具有了必要的领悟，
可以让别人理解自己、理解自己的动机；治疗师对来访者说的话，是这样的父
母想要对他们的子女说的。


# 第 24 次面询

访：昨天晚上我做了个噩梦。你想听听么？

治：当然。那是你在想的事情，不是么？

访：我不知道梦里那些人都是谁，我能记得的就是其中有某个女人。她在吻我，
　一开始还蛮好的，直到后来她变成一个男人。接下去我就醒了，觉得很恶心。
　你觉得这是不是意味着我是个同性恋呢？

治：说说看，你想到了什么？

访：我从没想过自己会是同性恋。我只听说过，有一些小伙子会玩在一起，或者被年长的男人搭讪，但是类似事情从没有发生在我身上。如果发生了，我想我会因为这件事而感到心烦，一点儿都没兴趣。

治：女人变成了男人。这件事让你还想到过什么吗？

访：没有了，除了我刚才说的同性恋以外，就什么也没有了。

治：想到过上次的会谈么？那时候我们曾提到过，你以前跟 Nancy 聊天时的自由感觉，跟你现在与我谈话的感觉有点类似。

访：我已经忘记那些了。

治：那些跟你现在的梦没有关联么？

访：我之前曾经担心过自己会依赖你，你记得么？

治：我记得。

访：嗯，或许梦里发生的事情，就是我总在担心的事情。由于我现在更加地依赖你了，如果这时我梦到了那些感觉，那就说明我可能是一个同性恋，不是么？


注意，来访者正逐渐发展出从心理学角度来思考自我的能力。


治：不，你还会是你现在这样——一个担心与别的男人太亲近，就意味着自己是个同性恋的年轻人。

访：是这样么？

治：在一般情形下，每个男孩都会对父亲有爱慕的情感，对母亲也是，而且他会用身体接触来表达。这种亲密，将成为日后他与男性之间关系的基础；比如和朋友、导师，或者与自己儿子之间的关系。你对父亲的爱，不会让你成为同性恋。

访：嗯，我也从不认为你刚才提到的这些关系属于同性恋。不过，在梦里，我正在吻一个女人，结果她就变成了男人。吻一个男人——那就算不上友谊关系了，不是么？

治：那要看情况。在很多文化中，男性之间也会用吻来表达友情，就像我们文化中女性的做法一样。不过，在你的梦里，可能重点在于要表达一种与父亲连结的渴望，从你童年起就有这种渴望。

访：我父亲可不像那样，他通常不是一个能用肢体语言表达情感的人，我更不记得他曾这样对过我。临睡前我会亲吻妈妈，但不会亲吻爸爸。他只是冲着我挥手说声"晚安"而已。

治：我认为，在你无须刻意觉察时，依然会渴望与父亲之间有更多的身体接触。所以，现在跟我一道工作，当你觉得跟我亲近时，你体验到的，是想要亲近父亲的强烈渴望。

访：我不记得这些在梦里是不是真的发生过，不过你跟我说话的时候，我的感觉就像是梦中那个男人在跟我说话一样，声音听上去也像。

治：由于你已经成人，自然会倾向于从成人的角度去表达内心的渴望；但是，我猜在你内心里翻涌着的，却是一个小男孩的心愿——想要得到父亲的爱与亲密。

访：我曾跟你说过，在我3岁前爸爸不在家，他在战场上作战；我说过这些，对么？

治：是的，我记得很清楚。

访：那件事可能一直在影响着我跟爸爸的关系。

治：你曾提到，你最初的记忆（或者是最初记忆之一）是，对于爸爸出现在你三岁生日聚会上，感到怨恨。这可以理解，在他出现之前，你一直享受着和妈妈之间的特殊关系，爸爸的出现可能会被你视为对这一关系的侵犯，而爸爸则是一个入侵者。你对爸爸的反应如此负面——这或许跟爸爸之前的设想截然不同，可能会使他变得心灰意冷、犹豫不决，不愿跟你有更多的身体接触。

访：很难弄清当时都发生什么了。不过我爸爸倒的确是比较腼腆，假如他觉得自己不受欢迎，就很快会退缩。我见过这种情形的。

治：当然啊，在3岁前，你亲近的是外祖父，有很多机会做亲密的身体接触呢。

访：开玩笑吧？到现在还有人在讲外祖父的段子呢！外祖父是绝不沾小婴儿的，他觉得那就是个脏兮兮的小东西。即使只是在家附近露个面，外祖父也要穿着得非常体面时尚，所以他总怕自己会被婴儿或宠物之类给弄脏了。在他自己的孩子长大到五岁前，他也是绝不沾手的，所以我确信他不会为我破例。而且我也确定，我没有任何跟他有过身体接触的回忆。

治：那么，或许我们可以做个推测——说是推测，其实很可能情况就是这样——你的外祖父反感与自己的子女有身体接触；或许这就解释了为什么你妈妈会那么专注于法律；可能那个方式，让她能试着靠近她的父亲吧。

访：有道理，不过此前我们绝想不到这一点。天啊，一个人不仅会被自己的潜意识摆布，还有可能被父母的潜意识影响，而父母又处在祖父母（外祖父母）的影响之下。这要回溯到猴年马月才是个头呀？说不定我还受到了中世纪里某个人的影响呢。

注意，来访者越来越能富有创造性地推测与想象了。我将谈话内容移转到了幻想层面上，去假想过去可能曾发生过什么，其目的并不在于要证实过去事件的真相，而在于要为他示范，看一个人可以如何运用其想象力，以及可以如何游走于自己的各种想法之间。

# 第 25 次面询

访：我发现了一些很有趣的事儿。上次会谈后我回到家，决定拿我们讨论过的一些事去问问父母。我尤其感兴趣的部分是，爸爸战后返家时，我对他是什么反应。结果他们告诉我，在他返家的最初几周里，我骄傲地端着架子，简直是"目中无人";渐渐地,我允许他稍微靠近我一点了,但假如他要把我抱在他膝盖上的话,我就会尽力扭动、想跑掉;如果他试着拥抱我亲吻我,我就会变得非常生气,大声尖叫,发出刺耳的声音,憋住气直到脸涨得青紫。临睡前不亲吻,原来这一招儿不是我爸爸发明的,而是我。我坚持要他"像外公一样说晚安"。就像我上次说过的,外祖父不愿意我靠近他,怕我弄脏了他的衣服,所以我上楼睡觉前,他就在房间的另一头冲我挥挥手道晚安。我觉得,你所说的"重建过去",这里面还真是蛮有名堂的。

治:是啊,之前我们曾做过一些假设,现在能这样证实它,这也蛮有趣的。通常,真实发生的事件与我们所重建的部分,这两者之间并不会那么精准地吻合。无论如何,我们不是要找到一些画面,将它们连贯地放映出来,似乎这样就能如实呈现你过去的发展历程。我们需要的是把你当下的生活态度,放到过去的历史背景中加以理解。我们需要了解的,并不完全在于过去曾真实发生过什么,而在于过去发生的那些事,能够如何澄清你今天的遭遇。

访:接下去做什么呢?

治:接下去做什么,你这样说是什么意思呢?

访:我们弄清楚了我的梦意味着什么,那么接下去我们该怎么办呢?

治:我们弄清楚的是,你的梦不意味着什么,你的梦不意味着你有同性恋的潜在倾向,这就已经是收获了。

访:或许我担心自己是同性恋,原因之一是我还从没跟女孩有过真正的性行为吧。我常怀疑自己是不是不太正常。其他小伙子在我这个年龄早就已经有各种经验了。可是,就像我之前跟你说的那样,跟Nancy之间我似乎从来就不想跨过亲吻和拥抱的界限。我的性生活总是更多地停留在我的想象之中,在想象中我是一个出色的情人,但幻想对象总是我不认识的成熟女人,比如街上见过的某个人,或者杂志图片上的某个人。

治:你最近又开始有性幻想了么?对性的兴趣又回来了?

访:是啊,从过去几周开始的。

治：在性幻想或者自慰时，你是幻想舞台上的主角，在那一刻，会出现什么特
　　定剧情么？

访：我必须说细节么？

治：不，你不必。至少在你没有准备好之前，不必如此。

访：哦，其实那也无所谓了，反正其他所有事我也都说了。在幻想中，我遇到
　　一个女孩，通常是比我年长的女人，她会让我知道她喜欢我。之后我们会
　　交谈，她明确表示想跟我做爱。我们就去了她住的地方，那儿有点像我在
　　电影里看过的高档公寓，接下来，她会脱光我的衣服。通常在这一刻，我
　　就到达高潮了。有时我也试着要继续幻想下去，可是做不到。我猜那是因
　　为我从没有真正的性经验吧，我并不真的了解那会是种什么样的感觉。

访：在我听来，似乎这是一种融进了成人性欲的早期需要。更确切地说，未被
　　满足的早期需要居于主导位置，而性欲本身则占次要位置。我觉得在你的
　　故事中，显示出的基本主题是：你被需要，你值得被拥有。在你的梦里，
　　你被一个男人亲吻；在你的幻想中，你被一个女人脱掉衣服，而此前她会
　　让你知道她想要拥有你；在现实生活里，你回忆道，唯一跟你亲近的女孩
　　Nancy，在图书馆主动接近你，而且让你知道她喜欢你。

　　　　我猜想，或许在你爸爸返家之前，当妈妈完全属于你一个人的时候，
　　亲吻、拥抱以及温柔地脱衣，这些都是妈妈为你做的事。这些记忆依然以
　　某种方式恒久地固着在心中，它们象征着重返早年的慰藉；当现实生活似乎
　　无法给予你温暖和接纳时，这些记忆便乔装成另一番模样出现，这是你适
　　应此类情境的方式。

　　　　被搂在怀里、被人拥抱以及被人亲吻，这些方式都让小孩子感受到自
　　己有价值，是父母的心肝宝贝。由此形成了健康的自我，当然你也可以
　　称它为：认同、自尊或者自重。假如在确认自己真正有价值这一点上，我
　　们无法获得满足，那么我们可能会穷其一生，在所做的每一件事中寻求
　　这样的肯定。这个隐藏的动机会渗透在我们的一举一动中，并发挥作用，

且不为我们所知。我们必须首先满足这层需要，然后才能继续往前走，去追求其他的情感目标。

　　所以，我们姑且大胆猜测一下，试着解答关于你性欲的问题。这不是一个同性恋倾向对抗异性恋倾向的问题，而是一个跟优先权有关的问题。意思是说，在你满足自己的成人需要之前，还有一些事情必须要先完成。你必须先妥善处理好的议题是："自己是否有价值、是否值得被拥有。"要解答这一问题，你要去观察，当你面对某个人（无论男女）的时候，自己正处于一个怎样的境地。由于价值感这一议题来自久远的过去，所以你会希望自己按照当年对这一议题的需要模式来做解答。你会想：他们会拥抱我么？会把我搂在怀里么？会抚摸我、亲吻我么？或者，在他们的眼神里会不会至少让我看到，我对他们而言至关重要呢？又或者，他们会不会任由我独自苦苦挣扎、自生自灭呢？无论在字面意义上还是象征意义上，当我孤苦无依时，他们会不会依然无动于衷呢？

访：【笑了】对不起，我不是在笑你说的话。

治：我知道；都说中了，对么？从婴儿时期开始，当混乱或迷惑的事情逐渐明朗起来，变得可以被理解时，我们就会愉快地笑起来。

访：从进大学的那一天起，我就讨厌大学。大学里有那么多的人，却没有人关心我发生了什么。没有人说："George，我们一直在等着你来呢。"当我陷入麻烦时，系主任才说"我们需要你"，可是那一刻已经太晚了。没法让我感到温暖。Nancy是我拥有的全部，我需要她的关心来帮我渡过那些日子。可是她没有这么做，那是我最后的一根救命稻草——不过，我觉得大学的背弃在先，她的打击在后。除非有人让我觉得自己被需要，否则我就是没法振作。

　　现在一切清楚多了。我也感到轻松多了。

治：我也很高兴。你很努力。

很多似乎并不具有同性恋倾向的人会提出，担心自己变成同性恋。对他们而言，同性恋只是他们能想到的最可耻的事情罢了，他们在说的其实是，他们担心会有某些东西在治疗中冒出来，他们害怕自己遭到别人严厉的拒绝。像George 一样，通常他们所害怕的，是对亲近和情感的需要，此类需要在过去曾让他们遭受过深深的失望，他们处于极大的压力之下；内心的渴求有那么多，而实际得到的却又如此之少，这让他们感到羞耻。他们觉得自己的需要不被接受，感到极度孤独；在以后的生活中，"同性恋"就成了他们这种状态的象征。这或许是因为，至少迄今为止，同性恋所处的典型情境，就是必须要隐藏内心难以抗拒的强烈冲动，他们只能隐秘地获取满足，并同时伴有恐惧、羞耻和罪恶感。目前，社会对于同性恋的态度似乎正有所改变，而这是否会导致来访者创造出一个新的集体象征（collective symbol），用以表达他们因感到羞耻而面对的压力呢；这将会是一个很有意思的现象。

George 已经努力地为我澄清了他患有抑郁症的原因，以及为什么青春期的挑战对他而言会如此沉重；因此我假设：只要他觉得自己不被需要、不被接受，他就难以继续往前走。他还住在家里时，每天在父母身边，规律的日常生活让他有归属感，感到自己在被照料着。而一旦离家去了大学，他之所以会感到孤单和隔绝，并不完全因为离开父母这件事本身，更多的是因为他没能从父母那儿获得一种被爱着的感觉、一种有价值的自体感。

一旦离开了家，离开了 Nancy，他就感到自己不再"被抱在怀里"；还感到自己不再是完整的——在某些重要的层面上看，他还是个小孩子。在他和我的关系中，倾诉与倾听，对他而言相当于"被抱在怀里"，于是他可以在这样的情境里去检视自己，并得以成长。

# 第 26 – 55 次面询

在接下去的会谈中，George 根据对自己新的认识与了解，开始兴致勃勃地重新审视他的生活与行为。我们得出一个结论，在他真想表现出友善时，反倒会保持隔离和冷漠，因为他很快就会发现良好的人际关系也存在局限，并感到失望。他会妒忌朋友的其他友人，朋友不能专注于只爱他一个人，这让他感到受伤——或许，这要追溯到他对母亲的期望上去，他曾期望母亲所有的爱都专属于他。

我跟 George 讨论，共同探索这样一种可能性，当父亲战后返家时，他或许是把父亲看成了一个新冒出来的兄长，这个竞争对手成熟而老练，横在了他和母亲中间，而他那严厉的、令人生畏的外祖父则站在一个代理父亲的角色位置上。更加助长并延续这一局面的是，母亲对父亲的轻视——父亲选择不回大学攻读法律预科，引发了母亲的不满。再加上母亲明显表现出对外祖父的崇拜，这就使得 George 很难将自己的理想化需求寄托在父亲身上。更进一步想，George 渴望取悦母亲、想当一名律师，这些似乎都是为了成为母亲最喜爱的"那个孩子"，而不是从俄狄浦斯情结的意义上说，试图从父亲身边赢走母亲。

尽管这样的重建，其精准性是难以确定的，因为这并不是基于对移情关系的临床表现加以诠释；然而，这样做的意义在于，它能促进 George 不断内省，促使他反思自己所处的情势。他意识到：多重因素共同决定了他当下的感受与行为，而他可以对牵涉其中的各种因素加以充分思考，直至最终得出结论或找到解决办法；这使得他有了一种掌控自我的感觉，同时也前所未有地认识了自己。

此时 George 的症状实际上已经消失了，我们的面谈仍在继续，同时他也开始重新接触高中时认识的一些人——那些小伙子都在读大学，现在回家来度暑假。他跟他们一起去游泳、远足、打高尔夫球。于是我和 George 便有了很多机会一起来观察，在这样的情境中，他如何应对那些无可避免的压力。在过去，一旦有迹象表明他或他的意见没有得到优先照顾，他就会觉得自己受到了伤害。而现在，在我的帮助下，他能比较好地去观察自己，而不是像过去那样，从让他感到焦虑的情境中退缩。通常，我会让他知道我理解了他的感受，而同时，我又会将他的烦恼放到他的过往经历中，结合更大的背景来加以看待——这一做法可以缓解他的痛苦，使他避免过度反应。

他开始偶尔约会了——他的新朋友在为他做安排。不过，对于介绍给他的那些女孩子，他也没有完全放在心上，他跟那些女孩子约会只是为了能融入朋友圈而已。暑假临近结束，很快他的同伴们都要返校了。George 也考虑过回大学读书，或许可以转到同伴们的学校去，不过后来他打消了这个念头，因为他还是不想重回法律预科读书，也不想换别的专业。由于不想无所事事，他最终决定重回父亲的工厂工作。George 已经很熟悉工厂业务了，所以父亲就给他在早班安排了一个辅助监督的工作岗位，负责检查成品、更新每天的产量记录。他每天凌晨 4:30 左右起床，去工厂途中在一家 24 小时营业的餐厅吃早饭，然后早上 6:00 做值日报告。午后下班，之后回到城里。他跟我的面谈在继续进行。

## 第 56 次面询

治：George，你穿的这套衣服真不错。是新的么？

访：不是的，我去年离开家乡前就买了，只是你之前没见过罢了。今天会穿这套衣服，是因为我爸爸要我陪他跟几个客户一起吃午餐。

治：是怎么回事啊？

访：我觉得，他是想用这个方式把我介绍给销售厂商吧。我在车间和办公室都呆过了，但对销售这部分的业务还比较陌生。

治：进行得怎么样呀？

访：非常好。我爸爸从没让我觉得自己像个多余的人。他总是对我非常好。今天见面的那两个销售商，他们的销量占了我们公司业绩的 10%，假如我们的交货进度能令他们满意，他们就打算扩大在我们这里的业务量。我爸爸在介绍到我时说，之所以派我跟他们见面，是因为我现在比他更靠近生产第一线，可以更好地回答他们的问题。不过，事实不是这样的。我爸爸其实非常清楚每一个部门的工作状况，不过他还是那样跟别人介绍了我。他真的太好了。吃午饭时，谈到预期产量等问题时，他会不时转过头来征询我的意见。

治：在工厂工作，也让你渐渐地更了解父亲了，而不仅仅是熟悉业务，对么？

访：是的，我从不知道有那么多东西需要学习，也不知道爸爸到底在做哪些事情。不过，我还有别的事情想说：我很高兴能在今天见到你，因为我遇到新的问题了。

治：假如能帮上你，我很愿意的。

访：你还记得么，我跟你说过的，在我上班途中吃早饭的那家餐厅，有个女招待？

治：哦，她是叫 Becky 还是 Betty 来着，她的长相你挺喜欢的，你还认为她在跟你调情，你说的是她么？

访：嗯，她叫 Betty。其实她的名字叫 Beatrice，不过她喜欢别人叫她 Betty。

治：她怎么了？

访：嗯，你知道，我到餐厅的时间真的很早，那时候没什么顾客，所以我们会有机会聊上几句。她只比我大几岁，不过已经结过婚又离了婚。她会跟我聊她现在交往的男友。听上去那个人挺精明圆滑的。之前她休假了一周，他们去了墨西哥度假。现在 Betty 回来了，他们一定是吵过架了，因为她告诉我在墨西哥他们分手了。

治：然后呢？

访：我们常常会闹着玩儿，我半开玩笑地说过，我可以当她的替补男友。结果她认真了，还说明天下班后可以跟我碰个面。

治：做什么呢？

访：之前跟她聊天时，我曾说过，暑假里我跟 Chuck、Pete 去动物园野餐，感觉棒极了。那时她说，听上去很好玩，她也想去。后来我就常逗她说："什么时候我们也去动物园玩儿吧"，或者"怎么样，明天晚上我们就在狮子馆碰头吧"。当时她正跟 Harry 交往呢，所以我只是在开玩笑而已。

治："一起去动物园吧"，你这样提议，半开玩笑半认真，掺杂着一种性暗示的味道。

访：现在她反过来将了我一军，打算明天跟我去那里了。其实，我的意思真的只是去游园而已。

治：没那么可怕，不是么？你显然挺喜欢她，也被她的容貌所吸引，跟她聊你也怪享受的。

访：那也就是每天在餐厅里，跟她耍耍嘴皮子嘛，跟现在说的是两回事吧。

治：听起来你给吓到了。

访：是啊。在她眼里，我是个挺自信的人，有份不错的工作，知道自己在做什么，知道自己要到哪里去。但是呢，你我都知道，其实满不是这么回事。她阅历那么丰富，跟她在一起我觉得自己就是个小孩子。她终究会发现，跟她以前交往过的男人们一比，我就是个蠢货而已。

治：你之前也去过动物园嘛，为什么现在你带她去，自己就会变成个蠢货了呢？

访：但是游完动物园之后呢？万一我们再去她住的地方呢？我要怎么做？假如她发现我还是个处男，会笑话我的，那我只得逃出她的公寓了。那会丢死人的，我就再也没脸去见她了。

治：你把很多事都当做必然了，似乎有点过于浮想联翩了。毕竟 Betty 刚刚跟男友分手，或许她没那么急于想跟另一个人上床呢。或许她只是觉得你是个挺好的人，跟你在一起很快乐，能让她躲开一些烦心事。很可能她只是想去动物园玩玩，仅此而已。

访：那么，万一她还想多做点什么呢？是你一直说，我应该发挥想象力，考虑"如果这样该如何，如果那样又该如何"。好了，现在这些就是我的想象呀，我被吓得什么都不敢做了！

治：你还记得吗？你爸爸让你负责早班工作时，你曾有过各种各样的担心。那时，你担心自己少不经事，在业务上又是个生瓜蛋子，因此肯定会闹出笑话来，记得吗？你担心，一切可怕的事情都会发生，那样在大家看来，你就会像个傻瓜一样，还记得吗？

访：我记得。

治：那么，结果怎样呢？你记得我们是怎么讨论那一段的么？你当时怎么应对
那个局面的？

访：我知道，我所担心的事情都没有发生。可是，现在不一样啊，同样的方法
不适用了呀。

治：不，其实都适用的。你那时发现，如果自己不自作聪明，不要表现得那
么防御，而是睁大眼睛去看、打开耳朵去听，找到自己可以在哪些事情
上去学习，然后遇到不懂的就问，大家就会给你机会。事实上，大家也
的确是这么帮你的。

　　我觉得，这一点在 Betty 的事情上也同样适用。你不是别人，既不是
Harry 也不是 Larry，你就是你自己。你不是开一辆名车跟她去拉斯维加斯
度周末。你只是一个让 Betty 印象挺好的人，她愿意跟你一起去动物园玩。
你为什么不给自己一个机会呢？即便她提了什么要求，而你觉得自己并没
有准备好，那么你礼貌地拒绝她，这算不上是一种耻辱。

访：好的，我现在感觉好多了。谢谢你。

治：不客气。我很高兴能帮得上你。祝你玩得愉快。


　　所谓的性问题，往往是跟生殖本身无关的。在我看来，George 似乎正在担
忧，一旦发生了性关系，就会暴露出他的缺陷。我觉得他有些过于焦虑了，如
果直接做诠释的话，对他来说并不会有什么帮助。所以我放弃了诠释，而是帮
助他认识到，其实他多半不会被要求发生性关系，而且即便被要求了，只要他
自己觉得并没有为此做好准备，就完全可以不必遵从对方；我选择用这个方式，
来给予他一定的支持。我希望这样的干预方式，可以实现以下目的：

　　1. 缓解他的焦虑，恢复他的调适能力。

　　2. 让他能有所准备，去应对、处理在任何领域或情境下有可能出现的、潜
　　　在的无能感；换言之，教导他：在退缩之外，其实还有很多方式可以来

保护他自己。

3. 向他示范：就像其他问题可以得到解决一样，"性"的问题也可以妥善应对。

4. 增强他的信心，相信我有能力帮助他，从而深化我跟他之间的移情关系。

# 第 57 次面询

访：你说对了。

治：嗯？

访：我之前还觉得会发生什么事情呢，这真傻呀。就像你说的那样，她真的只是想去动物园玩玩而已。我们一直呆到动物园闭馆打烊。你知道么，她从来没去过这么大的动物园。她就像个小孩子一样开心。所有游乐设施我们都玩了两遍，还一起吃了热狗，喂了大象。有趣极了。

治：真好。

访：我开车送她回家，看得出她真的很感激我。就像你之前说的，她很感激我让她不再牵挂着之前那些烦恼，让她觉得自己又能开心起来了。在她家门口，我跟她道别，还吻了她一下，她似乎也不介意。

治：真不错。

访：我还是觉得自己好傻，之前怎么会那样想呢？

治：当幻想遭遇现实时，我们往往会感到自尊心受挫。我只能说，我们大多数人都会经历这些。很庆幸，你有个很好的伙伴。

访：我们又约了下周六见面，我打算带她去看一场演出……

尽管 Betty 只比 George 大两岁半，但她从 15 岁开始就离家自力更生了，她要比 George 成熟很多。更重要的是，她没有 George 那样僵硬的人格结构。George 从小被教导得事事追求完美，是个努力想获得赞许的恭顺的小男孩，待到成年后，他一旦无法获得赞誉、得不到他人专宠，内心就会充满愤怒与羞愧。而 Betty 则随遇而安，在各种情境中自得其乐。跟 George 不同，她没把自己看得那么重，也不会把每一种情景都当成一面镜子，觉得事事都映照出自己是否会讨人喜欢。

随着他们继续交往，George 学会了让自己稍微放松一点，学会了自得其乐，而无需始终要去证明自己的能力。他觉得跟 Betty 在一起很舒服，因为显然他的才智与谈吐，让 Betty 感到很钦佩。

好几个星期过去了，他们之间在身体上的接触还是极为有限；只是牵牵手、临别时在房门前亲吻一下道声晚安，差不多也就这个限度了。George 没有主动表示过想要在性的方面有更大尺度的亲密，不过据他告诉我，在性幻想时，他常常会把自己当作是 Betty 的情人。

## 第 66 次面询

访：我一直在跟你说我与 Betty 之间的事，但是你对这件事的评论一直也不多。你觉得我应该怎么做？

治：哪方面该怎么做？

访：没跟她在一起时，我总是"性"致盎然。我跟你说过的，我在想象中，都跟她做爱无数回了；可是呢，当我真的跟她在一起时，我却更像个好朋友，而不是男朋友。我们在一起很愉快，可是更像是一对姐弟。要是我不试着做点什么，恐怕她都要觉得我会不会是哪里不正常了；但是，我们在一起时，我偏偏又没那种感觉。

治：你关注自己的感受，同时也不强求自己立即做决定，在我看来，你这样做非常正确。无论如何，你们在一起时双方确实都很快乐，这个感觉你们是一致的。

访：尽管我觉得自己性欲挺强的，嗯，或者至少在性的方面算是个有潜力的人吧，可是，我怎么会在那样的关键时刻就没了兴致呢？

治：真实情境中，当出现了强烈的性欲、你即将有所行动时，很可能有某种担忧突然出现在了你的脑海里，它干扰了你对 Betty 在性方面的感觉。

访：有时候我会怀疑，我是否真的对她有性的欲望。会不会这种欲望只存在于我的想象中呢？

治：我们的一切感觉和体验，都会最终落在头脑中。性，在头脑中，而不在生殖器官上。你的性念头在关键时刻被一些其他的念头阻塞住了，它阻碍了性的欲念转化为生理上的兴奋。不过，我们别忽略了这样一件事，这可是第一次，你性幻想的女孩跟实际交往的女孩是同一个人。你在过去曾经更加害怕，对么？以致于那时候你只能信赖在自慰中想象出来的伴侣。

访：说得对，我现在还是像过去那样害怕，我怕自己假如真跟她做爱了，或者哪怕只是试图去做呢，恐怕我都会把事情搞砸的，会让自己看起来像个傻瓜。我多希望自己能够把这些担忧给赶走啊。

治：假如你真要这么做，反而会出现麻烦。将忧虑赶出头脑，不等于化解了这些忧虑。无论你所忧虑的是什么，它们会乔装成另一种形式继续存在。"性"仍然不能免于被干扰，只能让你感到痛苦，更有甚者，还会多出一重麻烦——你甚至还无法感知自己在害怕。现在，至少你知道最迫切的问题是什么，这就有了机会去检视它，研究其成因以及运作方式。

　　不要在头脑中驱赶那些忧虑，恰恰相反，我们可以利用你的这一感知。或许，我们能更加了解你这种忧虑的本质与形式。

访：我很害怕跟她有任何的新进展，因为我怕自己会做不来。万一到了关键时刻我却无法勃起，那该怎么办？

治：你害怕自己没法和她做爱，然后呢？

访：假如我自己想象在跟她做爱，关键时刻却无能为力，我就仿佛听见了她在嘲笑我，我顿时觉得不寒而栗，浑身冒冷汗，就好像那些真的已经发生了一样。

治：你怎么那么肯定会发生什么呢？当别人首次尝试做某件事，结果却发现自己做不到的时候，你会嘲笑他什么？你总告诉我，Betty对于那些在你看来司空见惯的事情，却往往一无所知，比如音乐会，比如博物馆。如果她不了解那是怎么一回事，或者在一个全新的情境中不知道如何应对，你会嘲笑她么？

访：当然不会啊。那一刻，我会帮她去了解，而且看到她明白之后变得很兴奋，我自己也觉得很高兴。

治：所以呢？

访：这不一样啊。

治：我曾说过，唯一的不同只是这一回你扮演了新手的角色，而不是教导者；而且吓到你的不只是性这件事本身。让别人看到你也有什么事情是不懂的，这会让你的自尊心受到打击。你觉得Betty会嘲笑你，那个笑声是你放到她嘴里去的，那是你的一种投射，是你在鄙薄处于这类情境中的自己。

　　很多时候，你的害怕是一种可以为你所用的资源。还记得么？当初你刚进工厂工作的时候，你把操作手册带回家研读，利用周日去工厂练习操作。就跟你在高中语法学习上所遇到的情况一样，自尊心会驱策着你去赢得好成绩，获得周遭的赞许。然而，自尊心也有其限制。有些事情你自己一个人就足以掌控，而其他一些事则会需要别人一起参与。比如，获得真正的性满足，就是一个最好的例证；当然，此刻我所指的绝非只是跟生殖器有关的交媾。在过去，你对于自己的无知或能力不足，会有一套惯常的办法去应付，然而在获得真正的性满足这件事上，那些办法失效了，所以你也开始慢慢相信：自己就这么一无是处、一无所有。你没有办法相信，别人能够理解你所处的困境；似乎这才是问题所在。

访：我从来没有从这个角度来看我的问题。我想，我可能觉得别人都会用我妈妈的方式来对付我。在我犯迷糊的时候，她对我从来就没有过什么耐心。我想，她准是指望我天生就知道该怎么把事情做好吧。

治：从你说的看，你的外祖父也是个相当没耐心的人。

访：但我爸爸就不会那样。他平时话不多，但从来不会在我不懂得该怎么做事情的时候，冲我发脾气，或者让我难堪。我之前说过，他是怎么做童子军辅导员的。在我们去露营的时候，他总是很和善。不仅仅是对我，他对所有的孩子都很好。只要我们自己干得还不错，他就任由我们自己来，一旦我们做不到了，他就会来帮我们解困，一句批评怨言都不会有。就这样，我们都学到了很多技能。别的孩子都觉得，我太幸运了，有这样一个爸爸。

治：的确是这样的，而且我认为他对你的影响，确实对你在其他方面所经历的消极影响会有改善作用。不过在你生命最初的三年里，他不在你的身边；而就在他没出现的那几年中，你已经形成了概念，认定了这个世界是在按照什么方式运行。坦白地说，鉴于在你记忆中，妈妈和外祖父都是那样的完美主义者，因而让我困惑的事是，为什么你没有变得更加糟糕呢？你其实根本不缺乏对别人的信任。毫无疑问，在跟我建立关系上，你也没有什么大的问题。事实上，从一开始你就能给我机会，让我来了解你，也给我们机会来共同工作。所以这就表明，你的信任基础其实早已奠定了——你和我的关系就建立在这一基础之上。

访：我从来没跟你说起过我的外祖母，对么？

治：没有，你没提过。

# 第 67 - 70 次面询

George 与其外祖母的关系，是他生活中的另一个重要领域，而这一部分却又一直为他所否认。先前在他叙述童年记忆时，对外祖母只字未提。之前所说的一切，都围绕着外祖父和妈妈给他造成的压力：外祖父对小孩子的童年成长，毫无耐心；而妈妈对孩子有着种种要求，希望他获得成就。George 现在回忆起，在他整个童年生活里，外祖母既是他幼年情感沙漠中的绿洲，而当其他成人的愤怒风暴降临时，外祖母也是他的避风港湾。

他的外祖母是个安静谦和的人，有着肥胖温和的外形；尽管当她还是个小姑娘的时候就已经来到美国，但她依然还带着明显的德国口音。她生活在丈夫专横跋扈的阴影之中，常受到丈夫的威胁和羞辱。对此，她的应对之策是，在他们居住的大宅子里找个房间躲起来，让自己淹没在无尽的家务琐事中，就仿佛那些家事永远做不完似的。每当这一时刻，还是个小男孩的 George 就会挨个房间地找到她。一旦他们有机会独处，外祖母就像变成了另一个人似的——心情愉悦，常哼着歌曲，甚至变得健谈。George 去找外祖母，他知道如果自己说话，她就会倾听；如果自己心情不好，她就会抚慰。现在，George 能够自发地回想起很多幼年往事，这些记忆清楚地证明了他对外祖母的依恋，以及外祖母对他的意义。在他大约九岁之前，他俩之间一直维系着这种特殊的关系。外祖母会在他生日时，为他烤一个特制的生日蛋糕；在感恩节时，会关心外孙拿到的那块火鸡是不是他自己喜欢的部位。当他和父母搬离了外祖父母家之后，回来探望时外祖母会为他讲故事，为他读他喜欢的书。而他，则会得意地去跟外祖母展示自己在幼儿园里刚学到的阅读技能。他们会按照只有他们两个才懂的规则下跳棋，他们的规则确保了 George 是常胜将军；当外祖母每次被外孙的高超棋艺"击败"后，都会装作又惊讶又懊恼。

在 George9 岁生日之后不久，外祖母中风了，之后就再没康复。一夜之间，这位行动敏捷、精力旺盛的女士就变得老迈无能。在她被安置到养老院之后，George 曾要求家人带他去探望外祖母，可是，那一刻老人已经认不出自己的外孙了。在那以后，George 再没提出过探视的要求。George 回忆道，四年后老人去世了，在她的葬礼上 George 一点感觉也没有。

当我们谈到这段关系，以及这段关系对 George 一定曾有过重要的意义时，他能感受到自己对外祖母的去世，有一种迟来的哀悼。在我看来，很明显，从在养老院里外祖母认不出他的那一刻起，对 George 而言，外祖母实际上已经去世了；我把这一点诠释给他听了。在本次讨论之后的一段日子里，George 发现自己变得动不动就会生气，甚至有一次还发展到寻衅打架的地步，而那不过是等红绿灯时别人挡了他的道而已。我向他诠释，他现在所表现出的愤怒，是因为外祖母中风后"丢下"了他所激发出的愤怒；我的解释是，当小孩子所爱着的成人患病或丧失能力之后，小孩子会将成人的这种变化，当做是对自己需求的一种抛弃和拒绝。George 再次经历了一个哀悼期，这一次是为了他自己，也为他失去了一个曾确实接纳他的、且似乎非常理解他的人。

又过了一段时间，我告诉 George，在一个月后我要休假了，为期两周。他似乎平静地接受了这个讯息。

# 第 73 次面询

访：【迟到了 10 分钟，对他来说这有点不寻常】该死的停车场都停满了，我花了好长时间才搞定。那些该死的家伙们都把车开到市中心来，到底要干什么！

治：你在生气。

访：嗯，交通这么烂，假如你不得不一个劲儿来回兜圈子，好不容易才能找到一个空位，你难道会不生气么？得花一大笔钱他们才会让你停车，可在你赶时间的时候，甚至连这样贵的车位都还找不到。

治：是啊，不过我感觉你的愤怒超出限度了，像是在挑衅一样，此外，你说话的方式，听上去似乎是在生我的气，不像是针对停车场管理员。

访：我最近总是这样易怒。为什么别的班次出了问题，偏偏要我来负责收拾烂摊子？你该看看那些考勤表乱到了怎样一个程度，简直令人难以置信！他们就那么一股脑儿地堆到我桌上，还指望我要按时造表做出工资清单。这种破事要说的话，还有一大堆呢。我也不想来这里——感觉就像又多出来一件不得不做、却又没有时间做的事情。

治：你知道，之前你也曾处理过类似烦人的事情，那时你可没有变得这么生气啊。

访：是啊，那我现在为什么会有这种感觉呢？

治：我觉得，你的愤怒，或许是对我即将度假的反应。

访：什么度假？

治：我上周跟你说过。

访：哦，我想起来了。我一定是把这个给忘了。

治：我认为，你把这个讯息丢到了意识层面之外，你必须借用这个方式来否认它给你造成的影响；不过呢，已经激发出的情绪，又会从其他的行为中表现出来。你不让自己觉察到，你对我离去所感受到的愤怒；于是就找了别的事情来表达愤怒。

访：但是我没有对你生气呀。跟所有人一样，你有权去度假。

治：从你是一个成人的角度来说，我相信你所表达的想法都是真诚的。不过呢，我们永远都不会完全长大、完全成熟。在你我每个人的心里都还住着一个小孩子，他会提要求的——对你来说，就是对我要离开你而感到愤怒、失望。

【在面询结束时，George 走到门口，突然停住，拍了拍衣服口袋】

访：见鬼了，我本来想要付钱的，但是我把支票忘在家里桌子上了。

治：【微微笑着说】但是你没有对我生气呀。

访：【咧开嘴笑了，有点不好意思，冲我挥挥手，离开了】

# 第76次面询

访：【看起来非常生气】我今天根本就不应该来。

治：为什么？

访：你肯定知道你做过什么！

治：我能看得出你非常生气，但是你最好还是解释一下你指的是什么，因为我确实不知道你在说什么。

访：之前我冲你挥手，大声跟你打招呼，而你呢，坐在那儿一动不动，好像我是透明的一样，你看我时眼神都不带停的。我说的就是这件事，你知道的！

治：我没做过这样的事呀。你觉得我真的会那样对待你么？

访：你开的是不是一辆蓝色别克车？

治：不，我没有。

访：噢……那时我停在法院边上的信号灯前，我发誓，你当时正坐在一辆蓝色别克车里等信号灯。那不是你么？

治：不是我。

访：我真的以为那是你。好吧，那么，我想，我恐怕欠你一个道歉。

治：其实你欠的是给自己一个解释。你认为发生了什么事，会让你那样认错人呢？

访：我想我必须承认，你之前关于愤怒的讲法是对的，我一定是在找一些其他借口来冲你发火。

治：你当时很生气。

访：尽管我相信你说的，的确不是你坐在那辆别克车里，但是，我还是能感觉得到，我对你仍然抱有某种愤怒。

治：当然。我要去度假这件事，让你生气了；刚才的误会消除了，可是这件事却没有改变。

访：我为什么就不能认清这一点，然后好好面对它呢？我真荒谬。你已经为我做了那么多，应该休息一会儿呢。

治：在你的愤怒里所表现出的强烈粗暴，以及你完全沉浸在愤怒里的样子，仿佛都打着一个时间印记；当我们还是小孩子的时候，我们就是那样去做反应的，我们完全被"那一刻"以及"那一刻的感受"所吞没。我相信，你我之间的关系，以及现在出现的中断，已经触及到了你童年里的某些感受——这些感受你现在正在重新经历和体验。

访：但是，当我还是小孩子的时候，为什么就不能面对自己的愤怒呢？

治：我想到有两种可能。童年时，要处理自己的愤怒，对你来说是极其艰难的；

何况愤怒指向的，还是某个你所依赖的人。按照"以牙还牙、以眼还眼"的原则推想，假如你对我这个治疗师发火，随后我就也会冲你发火，而且不愿再帮助你了。由于你的确需要我、也在意我，所以你不能冒险这么做，便只好尽力掩藏愤怒，就像你小时候做的那样；然而，我们都看到了，其实愤怒一直在从封印的边缘偷偷地往外溜。

另一种可能：当你还是小孩子时，假如觉得自己被人遗弃了，由此感到失望，可能还会觉得自己愤怒到了极点，几乎让你想要杀人——此刻，你就会被自己愤怒的强度所吓到。当然，你也就只好用其他方式来发泄愤怒了。

访：在我刚收到 Nancy 的绝交信时，我把房间里的家具踢了个稀巴烂。差点把一根脚趾踢骨折了。假如那一刻在我面前的不是桌椅板凳，而是 Nancy，估计她就活不成了。

治：或许吧。你被自己愤怒的强度吓到，再加上你担心自己说不定真的会付诸行动，这些都使得你必须要采取提防的态度，不让愤怒冒头。如果对于愤怒的幻想是如此的可怕，以致于它们不能出现或停留在意识层面中，那你就永远无法借由成人的理性，来处理和抒泄内心怨愤了。

访：你去度假，为什么也会让我内心如此烦乱呢？你还是会回来的呀。

治：的确，我会回来。但是，对小孩子来说，他们是没有"未来"这个概念的，他们只有"当下"。小孩子没法怀念一个人并期待他的归来。他们只会觉得自己被抛弃了，某些自己所需要的人、事、物就这么丧失了，这让他们感到绝望而愤怒。所以，假如你童年时在这一层面上出了问题，而且没得到解决，那么现在你也会碰上麻烦。你现在表现得就好像我要抛弃你了，留下你独自一人处理你的问题。我要外出度假，而在你的感受里，我像是在拒绝你，好像我要扭头不再理你，也不再管你的需要了。这时候你的反应和表现，跟之前是一样的，之前你说过"别克车里的男人"，在那件事里你也把我认成了另一个人。我认为，尽管外祖父始终在你的生活中，但他不能回应你，你就好像被当时生活中最重要的、事实上也是唯一的男人抛弃了一样。当你把我"放"在那辆别克车里时，我就像你的外祖父一样，人坐在那里，但却跟你无关。这个感觉，也跟我外出度假带给你的感觉一样。

访：但是，当 Nancy 离开我之后，我并没有一直保持对她的愤怒啊。我变得抑郁了。

治：抑郁症就像是一种撤退，或者像是关闭了设备。假如没有办法处理难题，你就只好中断掉自己原先的机能。你既无法挽回 Nancy，也无法借由意识层面上的努力来处理自己的愤怒，于是你就停工，不再发挥功能——有点像是冬眠一样。

访：你让我不再抑郁了，从冬眠中醒来。我最初感觉糟透了，那时还是我第一次见到你，不过我还记得，当时我想，或许你能理解我吧。这一念头本身并没有帮到我什么，不过它却促使我能来坚持跟你见面，直到有所改善。

治：现在我即将离开你，你再次感到自己陷于孤独，感觉不到自己被理解。你的第一反应是产生愤怒。就像婴儿感到饿了、尿布湿了，假如没人能赶来帮他，他就会踢会闹会尖叫一样，我们倾向于用某种形式的愤怒来做回应。这是在传递一个讯息："你不能这样对我。你必须为我呆在这儿。"

访：当愤怒过去之后，我会再度抑郁么？

治：关于这一点，你是怎么看的？

访：这跟我与外祖母，不，我是说这跟我与外祖父之间的情形不一样，因为现在我不再是小孩子了。而且，也跟我与 Nancy 的情况不一样，因为那时候我在大学里孤零零的，感觉很失落，而现在我有工作，还有 Betty。所以，或许即便是你真的离开了，我也不会是以前那种反应。我希望不会是。

治：除了你刚才提到的，还可以再补充一条；现在，愤怒已经不再是潜意识里的东西了。我们在讨论愤怒，以及你可能会有哪些其他反应；所以对你来说，当你的感受催生出焦虑时，你不必再兜那么大的圈子来回避它了。你不再需要采用抑郁的方式来做应对，我们可以用洞察和理解的方式来替代它，洞察和理解是更有效的解决方式，而且不会让你自我伤害。还有，你注意到了么，当你想说外祖父的时候，却说成了外祖母。

访：是的，我注意到了。是否这意味着什么呢？它是一种弗洛伊德式的口误么？

治：或许你当时想要告诉我们，在讨论被遗弃后的反应时，别忘了那些你跟外祖母之间的故事。

访：你的意思是说，当她去世时，她遗弃了我？

治：就像我之前所说的，我认为在她年老昏愦、认不出你时，你就觉得自己已经失去了她。从你内心感受的角度来说，她拒绝了你，转身离你而去。而她是唯一一个你觉得是一直真正理解你的人。

访：但是就我能回忆起的情况看，那时我并没有觉得愤怒或者抑郁呀。

治：不过，我还是怀疑这让你在情感上付出了代价，你把那一部分生活从生命里切除掉，硬生生地不再去想起。我猜，那让你变得脆弱，让你不再愿意跟人建立关系。

访：我跟你提过，我在高中时独来独往。

治：直到 Nancy 出现，而后她又让你失望。我想，那是压倒骆驼的最后一根稻草。你觉得再度敞开心扉，只是换来再次被遗弃。无路可退了，只有退到无助的状态里，表现出抑郁症的症状。

访：蛮有道理的，对不？你会不会觉得，我不跟 Nancy 发生性关系，是因为我没有把她当成别的人，而只当她是一个能让我找回跟外祖母在一起时的美好感觉的人？

治：我还没有想到这一点，不过，George，我觉得你这么说切中要害了。

## 第 77 - 84 次面询

在我去度假之前，我们还有好几次面询，这让我们有机会继续讨论我的离开对他具有什么意义。我在各种情境下向他解释了，一个人的自体概念，尤其是在生命早期，很大程度上依赖于他从周遭的人那里所获得的各种讯息。

在孩童期，一个人如果被孤单地丢下，就意味着他要独自面对那些看起来严峻且难以应付的任务，即他要独自维持其自我的完整感、凝聚感，要独自一人完成此前皆由别人为他做的事情。他会面临焦虑，因为他在疑惑："我真的做好准备了吗？"

　　尽管 George 在衣食住行等方面从未被疏于照顾过，但是，当外祖父表示他无法忍受孩子用身体接触的方式来表达情感需要时，在心理层面上，George 依然感受到了自己就像是被遗弃了一样，因为他在某种意义上是不被人接受的。而跟妈妈在一起时，妈妈对他的赞许和喜爱则取决于他在特定时刻里的表现，这一做法带给他的感觉干扰了他，使他难以发展出一种积极的、延续的自体感，以支撑他渡过艰难时刻。

　　在我离开之前的这段时间里，他拉近了跟 Betty 的距离。他们一周不止约会一次，在身体接触上也变得更为亲密。经过我们讨论，他理解到，这跟我的离开给他带来的失落感有关。

　　在我度假前的最后一次面询里，George 问了我要去哪里。我告诉了他，还主动留了地址和电话，以便他在未来几周里假如需要或者愿意的话，可以找得到我。

　　在我外出的这段时间里，他并没有找我。

　　对于治疗师放假后，要不要告诉来访者自己去了哪里，回答这一问题并没有标准答案。如果你确信，来访者由于不知道你去了哪里而产生的焦虑，对他而言是一种具有建设性的促进因素，那么向他提供真实信息就会是一种错误的做法，那会扼杀掉这种可能性。对 George 来说，我觉得最重要的一点是，让他明白我不在，并不意味着他就无法获得帮助。尽管他只是笼统地问了一下我要去哪里，我还是向他提供了详细的联系方式，并欢迎他在需要我时联络我。但是有些时候，告诉来访者你要去哪里，那会是对来访者独立能力的轻视；有些来访者可能会误解你告诉他这类信息的用意，以为你在依赖他们。此外，随着治疗进程的发展，你可能需要用到不同的方式，来处理来访者对你离开的好奇。

某次休假你曾经告诉过来访者你要去哪里，但并不因此就意味着，另一次休假的详情他也应该知道。两岁孩子的担心，在于他把你的离开看成是对他的自我完整性构成了威胁；而在六岁孩子心里所唤起的恐惧，则在于他害怕你离开时他自己产生的幻想，而不是他处在自体崩解的危险中。这两种恐惧要用不同的方式去处理。就像治疗中的其他议题一样，你要在特定情境中去评估，什么是来访者发展议题中的焦点；这决定了在事涉治疗师的个人信息时，在遇到诸如度假问题等其他的事务时，你应该如何处理。

# 第 85 次面询

这是我度假归来第一次与 George 碰面，我在会客室迎接他，主动向他伸过手去，他用劲地跟我握手。

访：你晒黑了，看起来气色不错。

治：谢谢。我这个假期挺愉快。你看起来也晒黑了呀，George。

访：是啊，我也休息了几天。我想，在你外出的这段时间里，我不如也放自己几天假。我爸爸觉得这没问题，他给了我一周的假，找了人来顶替我的工作。

治：你出远门了么？

访：是啊，我……我们出去了。

治：哦？

访：事情是这样的，Betty 原本就打算去南方探望她的兄嫂，我提出开车送她去。此前她从没去过山区，所以我们就特意多安排了几天，绕了远道走。

治：情况怎么样？

访：什么？哦，车程是吧，蛮好的。对了，医生？

治：嗯？

访：我想我应该把全部情况都告诉你。发生了一件事……嗯……我们睡在一起了。

治：睡在一起？

访：嗯，你知道的，就是说我们做爱了。

治：那可是个重要时刻，是吧，第一次嘛。

访：我还担心你会生我的气呢。我是说，我没有事先跟你讨论。我很高兴你能
　　理解我，不过我也一直都知道，你会理解我的。

治：如果你想现在来谈这件事，可以啊。

访：在你去度假之前，我曾经告诉过你，当时我们已经非常亲密地拥吻亲热了。
　　不过，我没告诉你，有好几次这样亲热的时候，我们都已经脱掉衣服了。可是，
　　不知怎么地，我总是鼓不起勇气来做爱。我发誓，一起去旅行的时候我真
　　的没想过可以有什么进展。其实，我没觉得自己在受煎熬，旅行本身就很
　　有趣，而至于其他方面，我觉得我还没有做好准备。

　　　　在路上，还没到旅馆的时候，我跟 Betty 提过，我打算订两间相邻的客房，
　　不过她说不要，说订一间就够了。

治：当时你什么感觉？

访：我吓到了。并不是怕做爱，而是担心在旅馆用某某先生某某太太的名义订房，
　　我从来没这么做过。我立刻想到，旅馆服务员会知道我们没有结婚，会拒
　　绝给我们一间房……

治：旅馆大堂里就会回响起服务员响亮而轻蔑的声音……

访：就是你说的这种感觉。当然，这些没有发生；不过我得说，其实我记不得当
　　时具体都发生了什么。我当时一定还算举止得当吧，只是那一刻我紧张极了，
　　搞得我现在什么都想不起来了，只记得最后我们进了一间能看到很好景观
　　的客房，关于景观这一点，我还是后来才注意到的。直到我们洗完澡下楼
　　吃晚饭时，我才稍稍有点平静，不过也只是稍稍而已。一切对我来说都是
　　陌生的。我不知道该做什么，也只有摸着石头过河了。

　　　　到临睡前，我一直在揣想、担心"性的问题"，不知道要怎么才能克服

障碍，这搞得我筋疲力尽的。我对于即将要发生的事情一点兴奋感都没有。我觉得，Betty 一定看出来我怎么了，她非常体贴，上床后一直抱着我。我们拥抱接吻，一会儿就睡着了。我们在接近清晨时醒来，我不记得具体是怎么发生的，反正最后我们做爱了。第一次的时候，我很快就高潮了，不过之后再做爱，就一切都很顺利了。

在之后的日子里，我们过得非常好。

治：听起来，你的成人性生活有一个很好的开端。

访：当时一定是很明显，能看得出那是我的第一次，我觉得自己就像个笨拙的傻瓜，可她却没有这样看我。【脸红】她说，我是个好情人。

治：她是个体贴的女人，你很幸运。

访：真的是棒极了。我很高兴听到你这样评价。我没有事先跟你讨论这件事，你真的不生我气么？

治：这是属于你的决定，而且你的确也做出了自己的决定。或许，在潜意识里，你就是要等到我离开了，才往前走出这一步，因为你明白同时也感受到，这是必须由你自己承担责任去做的事情。

访：经过这些事情后，我的确觉得自己更像一个成年人了。就像是我已经通过了某次考试一样。我愿意要跟你说这些事，不过我并不想像个小孩子似的来征求许可。

治：生活里的某些关卡，是一定要自己独自去跨越的。

　　在 Betty 探望兄嫂的这三周里，George 似乎在很多方面都成熟起来了。这倒不在于他做了什么前所未有的重大事情，而是他能够以更加成人化的态度，去应对其日常生活事务了。跟我会谈时，他在汇报想法和感受之余，能够以对自己更加负责任的态度检视那些想法和感受。不难理解，很多的时间都花在了讨论他与情人的关系之上。他在质疑 Betty 对自己的意义。尽管对于两人一起经历过的事情，他一直很感激 Betty，但他也曾担心过，Betty 或许会在情感付出上对自己有更高的期待，会超出了自己的准备。然而，旅行归来后，他发现自己开始在投入程度上对 Betty 有了更多的要求，会希望 Betty 只属于他自己一个人，可是 Betty 则不想这样。他们继续保持着性关系，并且都感到很满意，很享受彼此的陪伴；但是，只要有任何迹象表明 Betty 对别的什么人感兴趣了，且无论那种兴趣是多么的单纯无邪，他都会感到嫉妒，进而觉得自己的兴致被破坏了。在治疗中，我向他指出，在他的感受中存在着一种平行的关系：一边是现在的感受；而另一边则可能是他在童年里体验到的感受。——当时，刚从战场上归来的父亲，有着对 George 妈妈的情感需求。

然而，我认为，最终消除了威胁、避免陷入棘手局面的，主要是时间与环境，而不是治疗中所获得的洞察。Betty 觉得，如果她一直当个女招待的话，前景会极其受限，所以她决定恢复学业，以便将来能做一名护士。为了能支付学费，她决定离开这座城市，在读书期间搬去与兄嫂一起住。在 Betty 做这个决定的时候，George 一直很鼓励也很支持她，尽管这意味着他们要分隔两地了。面对 Betty 即将离去，George 一度半开玩笑地说，他可能爱上 Betty 了，甚至考虑过结婚。然而，他后来意识到自己之所以会那么想，更多的是因为对于孤单以及不得不跟他人另建一段新关系而感到焦虑，并不是出于情感上对 Betty 的专一与投入。在这段时间里，他能够准确而有效地监测自己的感受；尽管他体验到一种失落感，但他还是觉得，经受这样的痛苦，显然要比 Nancy 离去时他感受到的愤怒与抑郁要好。

在他度过这个阶段后，他提出将治疗会谈的频次减少到一周两次，最终一周一次。他的大多数决定都由他自己独立做出，不过这些决定对于他以及他的未来会具有怎样的重要意义，在这一点上他依然会重视我的意见。他不再需要把我当作他的父母，现在他把我当作一个值得信赖的老朋友。最终，他决定重返学校攻读商业管理，以便未来可以接管父亲的事业。他决定不离开家乡，而是就在本地选了一所大学，那里的商业管理系科很棒。他已经能用一种完全不同以往的眼光去看待父亲了，他不想离开父亲。他们都很享受父子携手、在家族事业上达成共识的感觉。他的社交活动活跃起来，建立起一个同龄的社交圈，这里有男生也有女生。他偶尔会有性伴侣，不过他表示对此很满足，他决定暂时不建立恒久的依恋关系，这一部分待到未来的某个时段再说，目前不给自己设限。在持续治疗了两年之后，他觉得自己有能力独立处理生活了。他提出要求，只在有需要的时候再回来寻求咨询帮助，我欣然同意了。我们结束了会谈，彼此带着良好的感觉，George 深切地表达了，我与他的关系对他而言意义重大。

对于 George 治疗的完成，我有一些问题，其中有两个尤其突出。他选择了留在家里，加入父亲的企业，这个做法是一种从独立中的退缩呢，还是一种向前的跨越？站在这两种立场上，都可以找到论据得出一些结论；对此我曾跟 George 一起讨论过。这似乎是一种成熟的标志，跟父亲亲近的时候，他不再觉得受到威胁，反而能够享受这种亲密，并在某种程度上补偿了他在幼年里的匮乏。他真心想要参与到工厂的工作里去，在工作上他精力十足，且具有创造性，这实际上证明了他的生涯选择不具有病态的味道。

比较不确定的是，他跟 Betty 的关系。他需要 Betty 来爱他，而在他的需要之外，Betty 在他心里并没有太多的存在感。并不是说 George 不友善、无情或者别有用心。恰恰相反，在 Betty 选择了职业进修时，对 George 来说，他往前跨出了一步：他让 Betty 离去，同时不觉得自己被拒绝；事实上 George 甚至在帮助 Betty 作出促使两人分离的决定。可是一旦 Betty 离去，在某种程度上她似乎就像是从来不曾存在过一样。这让我想起 George 在面对其外祖母生病和死亡时的处理方式。在 George 能达成更成功的、更有意义的亲密关系之前，他与 Betty 的关系，是否就像一块虽必不可少却又有着瑕疵的垫脚石？或者，George 的早期经历已经限制了他爱的能力，以致于解决这一问题尚需做更进一步的治疗？此刻要分辨上述两者，恐怕还为时过早。假如是后面一种情况的话，那么在 George 自己做好了准备去处理它之前，治疗师硬生生地将这个议题拉进治疗，恐怕是毫无意义的。必须要假以时日，让 George 在未来日子里不再依赖与心理治疗师的关系，而自行探索，并渐入佳境。

George 的案例说明，尽管来访者所呈现出的症状样貌，可能会合乎所谓"抑郁症"的分类，而就这个病症分类本身而言，它很难让我们知道，来访者的问题有可能会是怎么一回事，即"是什么原因导致了他的抑郁"。 如果已经探明了来访者的抑郁症是对情境的反应，而不具备器质性基础，那么还需要弄清楚其症状样貌的造成原因，是"内在冲突"（神经症），还是"发展上的停滞"（自体客体关系障碍）。George 原先一直无法独立发挥社会功能、迈进成人阶段，直到后来，他第一次与某个理想化他人建立起关系，并从关系里获益，他才有了变化；理想化他人让 George 得以证实其自身价值，因而促使他修正原先阻碍其进步的防御模式。一旦他能感受到眼前的治疗师就是他原先一直在渴求的那个人时，他的抑郁也就很快消失了。接下来，治疗要做的事情就是，在各种压力情境下，当他的内在结构处于崩解威胁中时，帮助他维持统整的自体概念。在实际操作中，爱，是我们的一种存在状态；在爱中，我们把别人看得比我们的自尊还要重要。治疗性移情就是这种状态的一种表现形式。一旦治疗性移情关系建立，它就使得治疗师能够对"来访者的自我"说话，也可以为"来访者的自我"做辩护，可以鼓励、安慰来访者，而有时候，当来访者尝试整理自己的遭遇却又面临失败风险时，治疗师还可以去引导来访者。

George 的治疗案例也表明了，在来访者渴望一个理想化移情关系时，我们便可以预期，治疗过程将会比较容易，且具有相当的代表性，最终会富有成效，让来访者从中获益。青少年由于未能成功迈进其下一个发展阶段，导致抑郁症随之而生，这通常是他们前来就医的典型原因，而他们的典型特征往往是：过去曾获得成就，具有一定调适的能力，对于完美不懈追求，以及渴望取悦他人。

# 第十四章

# 归纳与结论：心理治疗的理论基础

前述章节的焦点，主要集中在心理治疗的方法和临床原理之上，而本章则要将这些原理汇聚在一起，赋予一个理论基础。我也希望，用这种方式来解释原理能够帮读者记住那些或已遗忘的部分，并在未来能够更有意义地将其付诸应用。

尽管心理治疗师有时候被看成是"关心问题的医生"，然而，"解决问题"绝不是心理治疗师该做的一件事——至少在大多数场合里不是。在我所举的临床案例中，治疗师做的事情是增强来访者解决问题的能力。这样，来访者便不仅能针对其问题，采取相应措施加以改善；（通常，是这些问题把他带到了治疗室里来的。）而且，在面对生活的其他领域时，也能做好充分的准备——既在生活中有更多收获，又能为生活付出更多。

无论一个人的驾驶技术有多好，假如他无视交通标志信号，反向驶入单行道，那么结局恐怕就会是灾难性的。向心理治疗师寻求帮助的人，在某种情况下就像是这样的司机。来访者所提出的主诉，通常只是一种最终的结果，出现这一结果是因为他既不能理解、也无法整理他不断接收到的一连串讯息。来访者会遇到困难，这一点也不令人感到惊讶；真正令人感到惊讶，也令人更有兴趣加以探索的是：他为什么没有变得更加糟糕？当来访者谈论着他相信是什么原因造成他的不快乐时，他也在不知不觉地提供线索，帮助我们了解其困难的真正根源。治疗师必须对来访者所提供的信息保持警觉，也必须为这些信息最终得以呈现，留出足够的时间。有时来访者会提出要求，希望治疗师能采取某些措施，帮他处理其主诉中那些迫切的痛苦，但治疗师却不能因此扛起责任，匆忙采取行动。他必须向来访者传达以下观点：治疗师的首要考量，必然会跟来访者的主张有所不同。通常在心理治疗中，最好的也是最容易的处理方式，就是对此直接加以说明。担心来访者会对这一真相做出负面的回应，其实反映了治疗师害怕接触失望。事实上，我不记得自己曾有过这样的经历：仅仅因为我承认了自己无法扭转一桩不幸的婚姻，或者我承认自己无法通过专业引导来帮助某人发现自我，又或者我承认无法去缓解另外一个什么人的难过心情；于是来访者就此离我而去。似乎人们都很容易接受：治疗师之所以能够帮助来访者，是基于来访者能够允许治疗师去了解他。人们也能够理解，来访者的症状只有放到其生活（过去的与现在的）的大背景中加以审视时，才能显现出意义。

通过让来访者明白，他的问题在于他一直以来都不了解自己，也无法被别人了解；（这一点来访者常常并不清楚，但他身上又确实存在这个问题。）治疗师实际上就给了来访者希望，并向来访者做出了承诺：来访者在治疗中的积极配合，将为自己赢得一个更为丰厚的回报，而不仅仅只是满足其最初的需要——让症状得到缓解。这是来访者愿意安下心来跟治疗师一道工作的理由。事实上，一旦来访者意识到，自己无需陷在绝望的困境中，无需牢牢抓住治疗师的关注不放；并开始探索在他的痛苦中包含了怎样更为广泛的意义；那么，在这时候，促使其前来就诊的主诉问题，就会逐渐退居幕后了。

这种工作方式之所以被称为"领悟洞察"、"精神分析取向"，或者"深度"心理治疗，是因为它基于弗洛伊德的一个发现；弗洛伊德认为心理问题都与个人发展有关，只有对引发问题的相应发展过程加以深入洞察，才能解决问题。

然而，除非治疗师能够先根据当今临床经验，对弗洛伊德的结论做一番修正，将弗洛伊德的发现与当前对心理成长变化规律的认知加以整合；否则，弗洛伊德在生命发展特征上的推断，对我们来说并不会有太大的帮助。毕竟他的结论源于他那个时代对神经症所做的研究，那是依照当时的生物学、物理学的观点所做的描述。

我认为使用"心智"、"精神生活"以及"思考"这样的词语，来称呼那些意在解决问题的活动，是正确而有实际意义的；为解决问题而实施的活动，贯穿在生活的各个领域里（Basch，1975，1976a）[*]。我所说的"解决问题"，指的是来访者需要持续且有条理地处理来自内部和外部的刺激，从而让他能够对刺激做出恰当的反应。基于以上认识，所谓精神疾病或者情感问题，实际上是形成秩序感的功能经受扰乱后的一种表现。在倾听来访者讲述其前来治疗的原因时，治疗师应该问问自己：在突发的危机事件中，是什么干扰到了秩序感的形成过程，以致于让来访者产生焦虑？

不同的器官组织发出功能障碍的讯息，会有不同的方式；这让医生能够定位问题所在，有可能的话，还可以进而解决问题。肚子痛表明肠胃系统有问题，关节痛表示肌肉骨骼系统有麻烦。当大脑无法执行秩序化的功能时，这种特定的主观状态被称之为焦虑。焦虑的体验通常被描述为一种含糊笼统的恐惧，担心有某件可怕的事件即将发生；而假如那个所谓的"某件事"无法被辨识时，焦虑则会进一步有所提升。然而除此以外，对于混乱与失序，还有一些其他的回应方式。比如说，来访者会用一些跟行为有关的词语去描述其体验：他无法集中注意力；他发觉自己容易激动、紧张、发怒；他难以入眠。换句话说，大脑

---

[*]这里所提出的理论框架，是我多年以来研究成果的一些细节。此处，我不想赘述更多的细节或论证过程，以免让本篇归纳变得冗长不堪；我建议读者去参考我或他人的论文，从而对特定议题以及所引用的相关文献，有更为深入的了解。

不能再有效执行秩序化的功能*。当事人用化学药品来钝化、镇静大脑，试图获得暂时的秩序幻觉时，也会出现焦虑。他有时会难以自控地暴食、酗酒、滥用药物；出现焦虑，意味着过度摄取的行为引起了当事人对自己的关注，而不能倒因为果地来看问题，认为焦虑的原因是过度摄取。当事人所体验到的此类焦虑，无论显示为功能上的缺陷，还是以症状化的行为在传达讯息，它们都是当事人无法达成自身和谐，无法在刺激中维持自身惯有秩序的结果。来访者前来寻求治疗师的帮助，其原因并不是他表面上的问题——哪怕他自己是这么想的；而是因为他在更深层次上感受到了威胁：担心自己或多或少会出现永久性的崩解，并随之失去整合感。换言之，来访者的自体感受了极大的威胁，致使他怀疑自己要是得不到帮助的话，会不会就难以继续有效地发挥功能了。

举例来说，在 Clark 的案例（第七章）中，不单纯是因为妻子的去世，让他变得焦虑不安，前来寻求帮助；而是因为失去了妻子这个缓冲，他感到自己直接在面对挑战，无力应付，由此而生的焦虑促使他前来接受治疗。在 George Gerard 的案例（第十二、十三章）中，当事人认为使自己罹患抑郁的罪魁祸首，是女友的背叛；然而，很快我们就发现，之所以"失去女友"会让他觉得受到如此大的威胁，是因为他在潜意识中相信，失去了恋爱关系中的情感支持，他可能就无法面对其初为成人的要求。他从焦虑状态撤退到抑郁中去，暂时获得了某种稳定，可是回到家乡后，焦虑又再次发作，其表现形式是他"觉得自己就快要发疯了"，这使他前来寻求治疗。

在上述案例中，以及在我曾讨论过的其他案例里，促使来访者前来治疗的突发性危机事件，都具有特殊的重要意义，因为此类事件会让来访者面对某种特殊的任务：这个任务是来访者在潜意识中期待面对、而实际上却又力所不能及的。不过，事实上一旦来访者逐渐意识到自己在回避什么，以及自己为什么

---

*失眠、易怒，以及无法集中注意力，这些通常在精神病学的书中被列为抑郁症的指标。由于抑郁症是对焦虑的一种反应，所以丧失目标以及随之而生的绝望（抑郁的基础）会跟症状融合在一起，成为判断的先决条件，这一点也不奇怪（Basch，1975）。

要去回避，那么治疗也就会产生疗效，他就能采取必要措施改善自己的生活。在每一个案例里，问题都不在于他们没有能力恰当地发挥功能；而在于他们在潜意识中相信自己不具备这种能力，换言之，他们觉得自己没法变成"另一个人"，只能按照其旧有模式来行事。

当然，也有些来访者无法在帮助下理解，是什么在阻碍他们面对并处理其困难；比如 Elbogen 太太（第九章）就是这样的人。他们所能做的只是四处遍寻，找到一些特定的情境，能允许他们在继续忽略其焦虑根源的前提下，仍能执行日常功能。无论如何，积极寻求心理治疗师帮助的人，或者因转介前来治疗从而获得纾解的人，大多会明确表示，不再甘于让生活中充斥着自己的各种潜意识困扰；而 Elbogen 太太则不属于以上两种人中的任一个。

然而，什么是潜意识的困扰呢？它们实际上就是那些既不能通过反省得到化解，也不会因为成熟而得到制约的观念、态度、信念、记忆与内心影像。它们就像停滞发展的孤岛，使得人无法有效解决问题。Arianes 先生（第三、四章）有责任心，事业上有一定的成就，能够合理满足、回应他人；但是当他的妻子忙于她自己姐姐的问题、不再迎合他的需要时，他觉察不到自己潜意识的困扰，因而变得就像个受伤的小孩子。当听到他的故事时，我问自己：我在类似情境中会有怎样的感受？我们都有过类似 Arianes 这样的生活体验。我们所依赖的配偶、挚友或者同事，假如突然之间忙得没空理我们，或者没法关注到我们的困难，我们当然也会感到受伤，或许还会觉得愤怒，我们可能会搞点小动作报复一下。但是，这样的不愉快很快就会收场，因为我们会恢复理性，会意识到要求别人眼里只有我们自己是多么的荒谬，会为自己没有更多地替他人着想而感到不好意思。可是 Arianes 做不到这一点，他的举动让他跟妻子的关系变得更加恶劣；而关系的恶化反过来又加重了他的心理压力和身体症状。

我想，其他人处在 Arianes 的处境里，未必会比 Arianes 做得更糟；然而，倘若他表现得更糟的话，我会假定在他的发展历程中，一定有什么东西在阻碍他把其他领域中所具有的成熟能力，拿来适用于眼前的难题，以致于让他行为举止都变得像个小孩子一样。当然，假如有其他证据显示我的上述判断有误，那再另当别论。通常，来访者情绪上的烦乱，与其领悟洞察的程度成反比。小孩子会听凭自己被情绪所摆布，是因为就其生活经验而言，他们尚不足以本着客观的立场去面对情绪。要是一个成人在发展上停滞了，即便别人要求他（他也这样自我要求）以成人方式来为人处世，但他依然会像个小孩子。这会引发一种恶性循环。任何人处在此类困境中，都会发觉自己的困难在逐步升级。他表现得越不成熟，就越会被周遭的人排斥，他也就越会觉得自己糟糕。一个人无法自我审视、看不到自己行为的真实本质——这是缓解其痛苦的一种不成熟的方式——他就会合理化自己的处境。他不是用成人的理性来对问题施加影响，而是以一种巧妙世故的、表面上具有说服力的方式，证明自己的感受和行为具有某种正当性和合理性；于是，他在解困上的努力，会变得越来越不见成效、越来越自我挫败、越来越南辕北辙。他所遭受的痛苦往往尤为令人感到辛酸，因为他的不成熟，往往都指向那些对他意义重大的人，与他的幸福紧密关联的人。

来访者初次前来治疗时，非常期待能够继续保持他对自己的合理化，期待能让治疗师相信，自己确实就堕入到了这般田地，他所遭遇的一切都是无可避免的；然而，治疗师的态度会让他渐渐地发生改变，无需再这么做。治疗师认为，尽管来访者的某些行为让他自己陷入一团麻烦，但毫无疑问，他这么做一定有其某种理由。治疗师或直接、或隐晦地让来访者明白，他不会因为自己对生活失去控制而遭到治疗师的谴责。借由这一方式，治疗师得以帮助来访者将注意力集中到当前主诉事件中的情感部分上来。一旦来访者能够感受到治疗师的关心，并能自由地谈论感受，那么他总能发现，在自己的当前情境与其过去经历之间，存在着某种关联。婴儿期间所经历的情感体验是一个人形成自体概念的基础，所谓探索一个人的情感，也就是弄明白他是如何发展成今天这个样子的。

婴儿没法从逻辑分析的角度去认识发生在自己身上的事件，他们不具备这种理性；但是他们确实能够在互动中，从情感层面上响应父母以及身边的其他人。婴儿并非没有意识，或者无法做出精细的反应；相反的，这表明了婴儿从出生开始，其"不随意性神经系统"或"自主神经系统"的选择性响应就非常活跃（Basch，1976b）。在 Spitz（1946）观察一岁前婴儿的抑郁现象中，能非常清楚地看到这一点，与他人交流是婴儿赖以维生的手段之一，这跟他们对水、食物、空气的需求是一样的。他们不是一味地被动接受眼前所发生的各种刺激，而是会积极寻找其所处环境中的新奇事物，会主动跟人交流（Basch，1977）。婴儿的活动，加上由其活动所引发的回应，奠定了婴儿在感知觉上的非言语非影像的感觉运动模式，塑造了他的行动与回应模式，并在此基础上孕育出其长大成人后的人格。在此后的一生中，我们需要与别人保持某种程度上的沟通，即使自己能够被别人理解，并由此感受关心、体会安全、得到激励以及获得赏识；这种需要一直是我们行动取舍的主要动力，尽管通常我们不会主动地觉察它。对婴儿的直接观察，无疑证实了 Kohut 在其回顾性精神分析重建（retrospective psychoanalytic reconstruction）（见第十一章）中所关注的部分：在儿童与照顾者之间，持续、恰切、协调的情感互动，具有重要的意义。从婴儿成长到儿童，其标志性特征是孩子能够自我觉察；换言之，成长到学步阶段的孩子，在心理上开始能够"退开一步"观察自己，把自己看成众人中的一员。不过他对自我的认识，依然在很大程度上依赖周遭的人给予他亲切而恰当的回应。精神分析取向的心理治疗有一个内隐的假设：只有在塑造自体概念的过程里，情感互动出现了严重的欠缺、极度的失望或者重大的缺陷，才会引发性格方面的缺陷，或造成孩子长大成人后无法依靠理性和（或）经验来化解缺陷；因此，他才会需要专业治疗的帮助。

　　以 Arianes 来说，在治疗中他有机会反思自己的过去与现在，在其生命的大背景下看待自己遇到的困难，因而他很快吃惊地发现，是自己早期关系中的某些因素使得他现在变得尤为脆弱，所以他才会将妻子的行为看成是一种对他个人的伤害。同样的，一旦 Banks（第五、六章）的愤怒得以充分控制后，她谈到了自己在过去某个发展阶段里，得不到恰当的情感支持，而且还处在一个必须（或者，至少表现得必须）挺身而出维系整个家庭完整的处境中。当我们看到她担心历史会重演、担心自己会再如小时候一般遭人忽视时，就发现她那些看似不合理的愤怒，以及对人目空一切的傲慢与轻蔑，都显得顺理成章了。她这种担心遭到忽略的预期，在第一次到访时就表现出来了，尽管当时她自己还意识不到；她看起来像是突如其来地攻击了治疗师的可信度，而她的一切表现，仅仅是为了求得治疗师也反过来对她态度恶劣，甚而去拒绝她。

　　如果以为来访者的主诉内容，就是心理治疗需要处理的问题，那就错了；同样的，如果指出需要解决的议题，就是来访者的童年情境本身，那也是错误的。治疗中常常会有这样一种具有误导性的做法，就是试图在治疗情境中向来访者提供所谓"具有矫正性的情感体验"，以替代他们早期生活中所缺失的部分。无论如何，治疗师不可能用"爱"来访者的方式让他变得健康。首先，治疗师不是来访者的父母。其次，来访者也不再是个婴儿或儿童，在来访者的生活里已经发生了太多的事情，使他的情况变得相当复杂。最后，假如爱、关注或者理解就是来访者所需要的全部，那么他完全可以在治疗情境之外去寻求，而不需要治疗师来向他们供给这些。此外，治疗师也遇过有类似童年问题并承受痛苦的人，甚至有些人会比他的来访者更痛苦，可是那些人并没有堕入跟来访者相同的困境。因此，治疗师不应该把注意力集中在来访者提出的主诉上，也不要放在来访者的早期创伤上，而应该关注来访者对于降临在自己身上的不幸所做出的反应。换言之，那些持久性的损害，不是受了情感创伤本身的影响，而是创伤后随之出现的发展停滞，在影响一个人解决问题的能力，对这一方面的处理才是治疗应该关注的。*

　　同一概念可以从不同的角度来加以审视，以下所指都是一回事：能够发挥功能形成秩序感，有解决问题的能力，在沟通中能有效传递并接收讯息，自我，发展，成熟。人的成长发展，永远不会臻于完美。在早年成长阶段里，有父母、老师以及其他的指导者来引领我们；我们成年之后，在社会为此提供的框架下，由自己来承担责任，使自己不断地趋于成熟。从本质上讲，每一个新来访者所说的内容，都是在表达：他害怕自己无法完成这一职责。治疗师的工作或职责，并不是去完成这一成熟进程；而是要帮助来访者去识别并确认，达成这一目标存在着什么阻碍，帮助他认识到，他经过努力可以克服那个障碍。治疗师无法让时光倒流，让来访者变回婴幼儿去重走一轮人生；但是来访者却可以将自己早年的恐惧、失望、未达成的心愿，通过移转到治疗师身上这一方式，得以再次体验、重新审视。情感的移情是一种正常现象，一生中，只要发觉自己存在对他人的依赖，就会发现这里发生了情感的移情关系。只要治疗师不去破坏或误解它，移情关系就可以拿来用于治疗工作，成为咨访关系中不可或缺的一部分。至于如何去处理移情关系，则倚赖于它的本质与表现形式。Gedo（1973，1979）和 Goldberg（1973）曾指出治疗师的功能是：抚慰（pacification）、整合（unification）、恰到好处的觉醒（optimal disillusionment）和诠释（interpretation）。这些都有可能最终达成来访者的自我觉察（self-awareness）。以上每一条，对应的都是有共情能力的父母在婴幼儿早期生活的某个阶段里所发挥的功能；而在

---

　　*例外的情况是，当领悟洞识无法奏效时，替代性疗法是唯一可行的方案。举例来说，尽管 Elbogen 的丈夫不是她的正规治疗师，但他却能为 Elbogen 提供爱与关怀，能够全情投入、随传随到，他的所作所为在本质上就像是在满足一个婴儿的需要。通过 Elbogen 的反应，我们看得出丈夫的这种态度就是她一直在等待的东西；她先前的经历也已经证明了，这种不吝于将她重新当作婴儿的做法，使她得以在自我毁灭的道路上止步。类似匿名戒酒会这样的组织机构，可以为那些明确知道自己的问题所在、同时在面对生活压力与退行诱惑时又无从获得帮助的人，提供终生的情感支持。替代性和（或）支持性治疗的适用人群是这样的一种来访者：他们在发展的最初阶段里，曾遭受过巨大伤害，以致于形成健康的自我概念的能力，已经被破坏到了难以修复或无法挽回的地步。

移情关系中，这些暂时由治疗师向来访者提供。正如之前所说，治疗师不要因为来访者一直以来承受着痛苦，就试图去补偿他，或者试图帮他挽回往事；而应该为他提供机会，让他能够清除妨碍其成熟的障碍，是这一障碍促成了来访者的疾病，并让他前来治疗。

**抚慰**：具有安抚的功能。治疗师以此暂时吸收来访者在移情关系中指向治疗师的过度情感（正向或负向），让这些情感逐渐消释，以免压垮来访者；这类似于母亲为受到过度刺激的婴儿所做的事。这在治疗过程里，可能会很早就出现，比如 Banks 的情况；也可能会比较晚发生，就像 George Gerard 那样，直到治疗师外出度假时才表现出他的愤怒。当然，治疗师无法像对待小婴儿一样去拥抱抚慰他的来访者；但是治疗师愿意去倾听，不以惩罚的方式回应来访者的挑衅，这就相当于是一种母性行为了。

**整合**：治疗师暂时接管了来访者形成秩序感的功能。Clark 的治疗师在某一阶段里就起到了这个作用，当时他通过倾听 Clark 重温跟妻子一起做的那些日常事务，帮助来访者完成了对自我的重组。而在我治疗的案例中，我告诉 George Gerard，我怎样苦熬自己的青春岁月并最终获胜，这也是为了能够达成整合的目的，即帮助他看到，秩序如何从青春期的纷乱与迷惘中产生。

**恰到好处的觉醒**：这指的是当来访者无法识别自己的某些性格要素时，或者其性格的某些要素引发他产生对人、对事的误解时，治疗师必须针对相应的性格要素予以面质。举例来说，Banks 相信，自己对于男人的态度，其推动力源自她拒绝被男人贬低，以及现代女性乐于自我肯定，要求女性的智慧与成就应得到尊重。一旦有可能、时机也成熟的话，她愤怒傲慢的言行，以及在这些行为中表达出来的破坏意图，都需要被加以面质。尽管在面质的时候，治疗师通常也能够对来访者的某一行为，从源起的角度给来访者一个解释；但是，这样的面质总是令人感到痛苦的。对来访者而言，面对自己过去曾如何遭受伤害是令其感到痛苦的；但是，发现自己也成为一个曾伤害他人的人，会更加令其感到印象深刻。我们都会承认自己有错，但是我们不会接受别人归咎于我们身上的那些错。比如，Clark 的治疗师，当他对来访者自以为是时，这一态度便掩盖了反移情关系上出现的问题，当他不得不去面对这一点时，他觉得我的督导令他感到痛苦。这种痛苦确实免不了。但是，往往只有当自己行为中有问题的那一部分被加以面质时，他才会明白：尽管别人看到了自己最糟糕的一面，但是彼此的关系并没有就此终结。有些人常常忍不住要竭尽全力地否认在自己的人格中存在负面因素，对于他们来说，重要的一点是，要学会"凡事恰到好处即可，不必追求完美"。

　　**诠释**：这涉及到根据过去或现在的关系，来解释行为的意义。精神分析向来强调起源的诠释，将来访者当下的行为，与其过去重要情感事件联系起来。（这样的诠释贯穿于本书的各个章节。）不过，诠释的概念还应该包括对来访者"此时此刻"（here and now）关系的深层意义加以澄清。比如说，治疗师向 Arianes 解释：他对于自己的侄子 Bobby，具有怎样的一种重要意义；这也是一种诠释，因为来访者在帮助下，得以用一种新的眼光去看待那一关系的意义。

　　治疗干预不具有固定的层级性，在治疗过程里治疗师不需要遵循或沿袭他人的做法。通常，治疗师并不遵循某种既定的指导方针；他使用治疗技术的方式，要根据来访者的不同而有所变化，针对某一具体来访者，在每一次面询里，假如情况有变，技术的使用也会随之而变。也不是说，根据病理程度的不同，就必然会有某种可供选用的治疗技术与之相对应。以 Farwell（第九章）的治疗为例，尽管我们认为她合乎边缘型的病理特征，但是她的治疗主要还是通过诠释这一技术来展开的。她在辨识其过往史与当下的联系时，持相当开放的态度，能够清晰地回忆起早年生活事件的细节。一旦她理解了过去的生活对自己当下的行为具有哪些重要意义，她似乎就有能力去做出改变了，这让她能够更加令人满意地发挥自身功能。在她的治疗案例中，似乎并没有其他必要的或可行的治疗干预，可加以实施。

来访者的**自我觉察**，加上他富有成效地运用自我觉察的能力（尽管这一点还没在治疗中以某种方式讨论过），就是领悟疗法所期待出现的结果。当来访者展现出自我觉察的能力时，这往往标志着治疗接近尾声了。完美并不是治疗的目标。自我审查（self-scrutiny）的能力也不是治疗上的一个绝对目标。来访者经过治疗后依然存在认知盲点或者还不够成熟，这无非表明了他身上所具有的人性而已。对成功的治疗来说，一个更加可靠的指征是，来访者有能力从那些依然残存着问题的事件或领域中，学习经验吸取教训。对于某个促发焦虑的事件或者一次退行的举动来说，如果来访者能够理解其意义，继而能够使自我挫败的过程发生逆转，那么这就意味着，他已经通过治疗掌握了一项有用的工具。

在动力取向的心理治疗中，移情关系的调动，使得当下再现出的情境，类同于来访者童年经受创伤时的那个情境。但这一次跟童年时不一样，因为来访者现在已经具有了成年人的能力与经验，而另一方面治疗师也准备好了去理解此刻正发生的事情；所以创伤不再如童年时那么强烈，也不会造成跟以前一样的后果：停滞和退行。相反的，再次体验创伤会加速成熟。通过理解自己曾在过去经历过什么，来访者能够为自己面对困难、解决困难做好准备。治疗师并不会出手替来访者解决问题，来访者抚养过程中所匮乏的东西也不会由治疗师来直接提供——来访者所错失的东西，只有他自己能够弥补。治疗师只是像个助产士一样，帮助来访者的自尊得以分娩，帮助他发展形成一个更为恰切的自体概念。

尽管我一直认为，与一个匹配的来访者一道工作，恰当地实施治疗，在这个过程里情感的移情关系就会自然地兴起；但是，移情关系真的是自发兴起的么？或者，其实是治疗师的暗示在起作用，促成了它的出现？对我来说，似乎这两种情况并不彼此互斥。当然，治疗师对来访者的态度，以及治疗师提的问题、评论的指向方式，都会让来访者倾向于从横向与纵向两个角度，关注其情感联系——也就是说，来访者会关注，在当前所有关系的横剖面上，他的情感需要是如何贯穿于其间的；以及他的情感需要又是如何将其过去与现在连接在一起的。如此说来，似乎的确可以认为治疗师做了某种暗示。然而，就像弗洛伊德在梦的连结中所指出的那样，治疗师可以暗示来访者做梦，但是无法暗示其做梦的内容。同样的，在我所讨论的每一个案例中，移情关系的本质，以及它对来访者过去关系所揭示出来的内容，这两者一旦得以呈现，都会让来访者和治疗师双方感到惊讶不已；这些信息，以及在此基础上有可能获得的洞察，也并不是治疗师原本预期并促使来访者加以"发掘"的那些东西。事实上，根据我的经验来看，在来访者当前所遭遇的困难与他对于过去生活有意识的记忆之间，任何在表面上能做的连结，要么是无足轻重的，要么就索性是错误的。只有经受了移情关系的严峻考验，在被再度唤起的情感的幽光里，治疗的参与者才能逐渐了解，过去是在如何地影响着现在。

最后一个问题涉及的是，在我的治疗方法中，我如何协调、统整各种不同的治疗方式。其他治疗师会强调这取决于来访者的行为，比如根据来访者的意愿去决定治疗方式；根据来访者的情绪表达（由其当前困难所激发的），来决定治疗方式；在特定问题所处的情境中，检视咨访互动的影响，并由此决定治疗方式……这些治疗师确实也能够取得良好的治疗结果，他们不仅常常利用这样的结果宣扬他们的治疗形式，而且还得出结论说，采用并强化精神分析取向的治疗是不必要的，甚而认为它会给治疗师和来访者双方带来不必要的负担。而我的看法则是，这些其他治疗学派所宣扬的治疗方法，在很大程度上是一种实施得宜的动力取向的心理治疗。在我所描述的案例中，有很多例子都证明了这一点。举例来说，对 Clark 的治疗处置中，治疗师就利用跟来访者讨论日常活动的方式，来强化其行为，促使来访者朝着自给自足与独立自主去发展。在 George Gerard 的治疗中，就大量地运用了认知取向的方法，帮助他看到自己正在如何解决问题，协助他发展出做决定时更为有效的技巧。对所有来访者而言，情绪抒发都是不可或缺的重要部分，这种心理疏泄的益处是不容否认的。人际关系的本质也同样没有被忽略：来访者试图无视这样一个事实，即他生活在众人之间，他的行为会影响到他人。而治疗师则会指出这是一种防御手段，并对此加以恰当地处理。与其在各种治疗方法中做取舍，我倒宁愿向精神分析取向的治疗师提一个建议：我们应该去学习其他流派所强调的观点，那很可能会是我们忽略的部分。我们之间的差异，更多地只是存在于命名上，而不是治疗实务上。不同取向的治疗师可能在做同样的一件事，只是称呼它的方式有所不同罢了。比如说，我就无法想象一个有经验的行为主义治疗师，会只关注来访者的局部，而忽略掉完整的人；在这一点上，他不会比我跟我的同事们做得更差。我们不会忘记，来访者今天所处的情境，是由其过去行为的方式所创造的；同样，我也很难相信一个行为主义的治疗师会忘记来访者今天的行为里，有着他过去的历史。我认为移情关系作为一种治疗工具，一样也存在于动力取向治疗以外的其他治疗形式中。我觉得，一个成功的非心理分析取向的治疗师，很可能也在熟练地运用移情关系，只是不敢用这个名称去称呼它罢了；正如我的一些精神分析取向治疗师同事，也不愿意承认他们在影响其来访者时，用到了一些起源诠释以外的方法。

在我看来，派别之争既无必要，也无建设性。我写这本书，希望能够让学习、运用精神分析取向心理治疗的人觉得，它不再那么神秘而难于理解；同时也希望，他们在看了这本书之后，会觉得治疗工作不仅可为，而且还可以乐在其中。我还希望，这本书可以帮助正在接受不同学派训练的学生明白，在我们的工作里存在一个共性——让人与人的沟通，变得可行而且值得向往。

# 译后记：心理治疗随想

译《心理治疗实战录》的历程对我来说，就像是走了一段长长的路。虽然在更早的时候，我借由其他机缘读过此书；然而，待到自己亲身参与翻译时，我依然觉得像是在读一本全新的书，这种感受很奇妙。我想，这也许因为书常读常新；同时，或许也意味着，我这些年来，在心理治疗工作上未曾停下过脚步吧。

在 Basch 的引领下，从初诊规范到评估诊断，从初始访谈中接触来访者，到逐渐熟悉来访者，发展出成熟的移情关系，并利用移情关系开展工作；跟随着作者对心理治疗工作实践与原理的阐述，我有一种很奇妙的"在场感"。

翻译过程中，我不时回忆起自己在心理治疗工作中的点滴经历。我愿意在其中选取几个片段与读者分享，这既是对本书所阐述的治疗原理的呼应，也是我对本书作者 Basch 的致敬。严格说来，我的感悟与思考尚且还谈不上是"片段"，这些点滴充其量是闪着微光的思想碎片而已，既不成系统也缺乏深度。然而，我觉得，手中握有一小把碎片也不啻为一种财富；至于在未来，我能否利用这些碎片铸炼成一个什么器物，就只任由造化决定好了。

我热爱心理治疗这一工作，愿意以诚挚的心去面对它，面对我的来访者，也面对在这条路上一道跋涉的同行与前辈。在这里，我视自己的点滴感悟为美芹自珍，就教于方家，请益于广大读者。

在我刚开始学习心理咨询时，有老师告诫我说："干这一行，就是做个垃圾桶，来访者会把他的种种不快都倒给你……"后来，这句话反复地出现在我的脑海里。

它既让我感到自己挺崇高，同时也不免让我疑虑：假如我无法处理这些"垃圾"，任由它们堆积在我心里，那我又会变成一副什么模样呢？

在学习精神分析的初期，我透过来访者的描述，"看到"他们孩童时所遭到的种种不幸。那些童年的不幸，在咨询室呈现得如此真切，仿佛历历在目。当时，我觉得自己拥有着与众不同的洞察，常挂在我嘴边的话是：

"由于你的母亲早年……对待你，导致了你现在性格变得……；

"由于你父亲……，使得你今天对男性的态度……；

"他们之所以会这样对待你，是因为他们也未曾获得过必要的父母关爱；所以说…………"

现在想来，当时我如此振振有词，"坚定"地表达某种确定的因果，实则是掩饰在那一刻自己所深切体会到的无力感。

有一天，一位来访者对我说："当我把痛苦根源，都归咎于父母失败的养育时，我并不会感到轻松，而是感到更加沉重了。"

来访者继续说道："想到这些，想到我今天会变成这般模样，都是因为他们有问题，这只会让我感到更加无力。当想到他们对我的种种不好时，我还会感到内疚；就好像我不该这样去想他们。他们无论如何都是我的父母啊，并非一无是处啊。把责任都推给他们，让我原本就伤痛的心里，又增加了内疚和无力感。"

来访者体会的内疚感，有一部分源于人们无法忘却、也不能背叛心底里与父母之间的那份美好。我一直认为，无论在一个人经历过怎样的痛苦，在他的心中，依然会有一分爱，那是他成长的基础，哪怕这分爱的分量极其微弱。即便是一个从小就生活在暴力中的孩子，内心里一样会存留着美好；哪怕只是单身父亲在酒醒后，带给孩子的片刻温存，其力量都不可忽视。

曾有一位母亲向我求助，她说：

"我的家庭比较贫寒，由于没有文化，我也一直无法去改变自己的命运。为了不让儿子重蹈覆辙，我希望他能好好读书，考上重点大学。

"在初中的时候，儿子成绩还算不错，但就是喜欢贪玩。上了高中后，为了监督儿子的学习，并在生活中全方面照顾他，我也就辞掉了'鸡肋'般的工作，专门在家陪读，为儿子创造最好的学习环境。连周围的邻居也都说：'天底下哪有像你这么关心孩子的。'其实，我觉得只要儿子能考上重点大学，这一切都值得。

"可能是希望越大，失望越大。儿子今年高考发挥失常，成绩居然比平时的水准还差一大截，分数勉强达到二本线。得知这样的结果，我觉得天仿佛在瞬间轰塌了，感觉衰老了很多。这三年来，我付出了多少心血，每天都要六点起床做早餐，晚上一直陪儿子看书到12点。可到头来不仅没能帮到儿子，反而拖了后腿。

"现在的我整天昏沉沉的，不想吃，不想喝，只想躺在床上，任由家里狼藉一片。我更没有勇气走出家门，怕别人嘲笑，怕别人说某某考上了大学……虽然看到疲惫不堪的丈夫下班回家后还要照顾我，我会感到自责，可是心里更多的是恨，是愤怒。我无法忍受自己的事业、家庭和子女教育都如此失败，有时甚至想一死了之……"

这样一位母亲，出身贫寒，没有太多文化，曾抱着美好的梦想，做出极大的努力；在挫折面前，她虽不愿安于现状，却又不是只巴望着孩子能自行走出困境；她虽然期待着自己能有所改变，却又遍寻不见出路，以致于灰心丧气。她觉得"一直无法改变自己的命运……"，却又为了照顾儿子，辞掉"鸡肋"般的工作。

我看到，在这个母亲的内心里有着一种力量，一种可以"突破什么"的力量。虽然她为照顾儿子而辞职，这看上去似乎有点"缺乏自我"；但是，放弃工作，毕竟是她自己做出的决定，仅这一点，恰恰又体现出她对自己的命运依然有所掌控。

我想，即便在这位母亲的人生里，98%的部分都"无法改变"，但至少还有2%是属于她自己的。帮助她，或许就要从这2%开始。

我经常见到，在描述来访者的案例时，治疗师总能详细地描述来访者的悲惨经历；似乎在治疗师的训练中，我们更多地在强调去共情来访者的痛苦，似乎治疗师们也更习惯于理解悲伤。

可是，品味悲伤的过程也往往让人深陷在糟糕的、绝望的感受中，就好像在跟来访者一起，摸索着走一条狭长而漆黑的通道。我常常怀疑，这样走下去究竟会通向哪里？这就是我们通往彼岸的路么？

曾有一位德国的创伤治疗师跟我分享他的治疗案例。他的来访者是一个40岁的男人，童年曾经历过种种虐待。在咨询中，治疗师问他："当你每次被父亲打了以后，你用什么方式去对抗这种糟糕的感觉呢？"来访者回答治疗师说："我每次挨完揍，就会跑到阁楼上，在那里坐着，晒着太阳，我感觉这样很温暖。"

这位治疗师对我说："我相信，这个男人虽然从小经历了那么多创伤，但假如没有一点点好的感觉留在他心里，他是不会活到现在的。"

我的一个治疗师朋友也曾说过类似的话："一个人的成长，并不依赖于他所经历的挫折，而是依赖于那些帮助他应对挫折的资源"。

我每次想到这些话，心里都像有一缕阳光照了进来。那种感觉与曾经被教导做一只"垃圾桶"的感受，完全不一样！我相信，这缕阳光不仅能让我感到温暖，充满力量；也能照亮来访者的心。

当然，除了"垃圾桶"这个名词以外，治疗师的角色常常还被形容为"容器"、"子宫"、"镜子"等；还有人会认为，治疗师这一职业角色应该是多变的，他应该随着来访者的需要进行变化。可是，我觉得这些描述只能是一种理想境界，因为听上去，这样的治疗师太像一尊神祇了，或者索性变成了上帝。

坦率地说，当我的来访者告诉我他年薪百万时，我是不会无动于衷的；当来访者告诉我他所获得的荣誉与成就时，我是会感到羡慕的；当来访者告诉我她虽不貌美、但并不乏异性追求时，我是会有一丝嫉妒的……

体会这些感受时，我真切地明白，作为一名治疗师，我首先是一个普通的人，无法跳出人性的局限。重要的在于，作为治疗师，我愿意以"人"的模样为底色，去建构工作态度，从而进入咨询关系，达成人际关系的沟通。

归根结底，心理治疗不是完成对另一个心灵的救赎，而是人与人之间的一次真实相遇。

薛畅